1

MANUAL INTRODUTÓRIO DE REVISÕES SISTEMÁTICAS DE LITERATURA E METANÁLISES.

JOSE ARNALDO SHIOMI DA CRUZ

BRENO CORDEIRO PORTO

JOSE PINHATA OTOCH

EVERSON LUIZ DE ALMEIDA ARTIFON

PREFACIO

Escrever um livro é sempre um exercício de síntese e de generosidade intelectual. Sintetiza-se porque é preciso organizar, de forma clara e acessível, conhecimentos que foram construídos ao longo de anos de estudo, pesquisa e prática clínica. E é um gesto de generosidade porque compartilhar esse conhecimento significa abrir caminhos para que outros possam aprender, aplicar e avançar ainda mais.

Este livro nasce em um momento em que a medicina baseada em evidências se consolida como pilar fundamental da prática clínica. Em meio à avalanche de artigos publicados diariamente, torna-se cada vez mais difícil para médicos, estudantes e pesquisadores interpretarem criticamente os achados e aplicá-los de forma segura. A revisão sistemática e a metanálise surgem como instrumentos indispensáveis para transformar dados dispersos em conhecimento organizado, confiável e útil para a tomada de decisão em saúde.

Trata-se do primeiro livro em português inteiramente dedicado a metanálises. A proposta é ambiciosa: apresentar os conceitos fundamentais e, ao mesmo tempo, apresentar técnicas avançadas como a análise sequencial de estudos, a meta-regressão, a metanálise de rede e a metanálise bayesiana. Tudo isso sem perder de vista a didática, o exemplo clínico e a aplicabilidade prática.

Mais do que ensinar estatística, este livro busca mostrar o raciocínio por trás da metanálise: por que ela é necessária, como ela deve ser conduzida e de que forma pode influenciar a prática médica. A obra não se limita a apresentar fórmulas ou gráficos; ela procura contextualizar cada conceito com exemplos do mundo real, especialmente em cenários clínicos familiares aos profissionais de saúde.

Aos leitores, o convite é claro: não apenas aprender sobre metanálise, mas aprender a pensar de forma crítica diante da literatura científica. Que cada capítulo sirva de guia e, ao mesmo tempo, de provocação para novas perguntas, novas revisões e novos caminhos de pesquisa.

Tenho a convicção de que esta obra se tornará uma referência importante para estudantes, residentes, pesquisadores e professores que desejam compreender e aplicar a metanálise em suas áreas de atuação. É uma contribuição necessária, escrita em nossa língua, para que a ciência seja mais acessível e inclusiva.

Desejo a você, leitor, que este livro seja não apenas um manual técnico, mas também uma fonte de inspiração para produzir ciência de qualidade e, sobretudo, para praticar uma medicina mais crítica, consciente e transformadora.

Sobre os Autores

Beatriz Taveira Constantinou
Acadêmica do Curso de Medicina da Universidade Nove de Julho – Campus São Bernardo do Campo.

Bianca Caroline Benedicto
Acadêmica do Curso de Medicina da Universidade Nove de Julho – Campus São Bernardo do Campo.

Bianca Namie Abe Takahasi

Acadêmica do Curso de Medicina da Faculdade de Medicina da Universidade de São Paulo.

Breno Cordeiro Porto
Acadêmico do Curso de Medicina da Faculdade de Medicina da Universidade de São Paulo.

Bruno Damico Terada
Acadêmico do Curso de Medicina da Faculdade de Medicina da Universidade de São Paulo.

Prof. Dr. Everson Luiz de Almeida Artifon
Mestrado, doutorado, pós-doutorado e livre-docência pela Faculdade de Medicina da Universidade de São Paulo.
Docente responsável pela disciplina de Introdução a Revisões Sistemáticas de Literatura e Metanálises no programa de pós-graduação stricto sensu em Anestesiologia, Ciências Cirúrgicas e Medicina Perioperatória – FMUSP.

Felipe Giraldo Alvarez Gonçalves
Acadêmico do Curso de Medicina da Faculdade de Medicina da Universidade de São Paulo.

Giulia Veneziani Zogaib
Acadêmica do Curso de Medicina da Universidade Nove de Julho – Campus São Bernardo do Campo.

Henrique Laurent Lepine
Acadêmico do Curso de Medicina da Faculdade de Medicina da Universidade de São Paulo.

Ingrid Mattos Duarte
Acadêmica do Curso de Medicina da Universidade Nove de Julho – Campus São Bernardo do Campo.

Dr. José Arnaldo Shiomi da Cruz
Mestrado, doutorado e pós-doutorado pela Faculdade de Medicina da Universidade de São Paulo.
Professor Titular do Departamento de Cirurgia da Universidade Nove de Julho – Campus São Bernardo do Campo.
Médico urologista e estatístico.
Docente responsável pela disciplina de Introdução a Revisões Sistemáticas de Literatura e Metanálises no programa de pós-graduação stricto sensu em Anestesiologia, Ciências Cirúrgicas e Medicina Perioperatória – FMUSP.

Prof. Dr. José Pinhata Otoch
Professor Titular da Disciplina de Técnica Cirúrgica e Cirurgia Experimental da FMUSP.
Mestrado, doutorado, pós-doutorado e livre-docência pela Faculdade de Medicina da Universidade de São Paulo.

Juan Victor Nabhan Martinez
Acadêmico do Curso de Medicina da Universidade Nove de Julho – Campus São Bernardo do Campo.

Matheus Proença da Silva
Acadêmico do Curso de Medicina da Pontifícia Universidade Católica.

Nathalie Cordeiro Hobaica
Acadêmica do Curso de Medicina da Pontifícia Universidade Católica.

Pedro Averbach
Doutorando em Cirurgia Translacional na Faculdade de Medicina da Universidade de São Paulo.
Médico cirurgião do Aparelho Digestivo pela Faculdade de Medicina da Universidade de São Paulo.

Richard Dobrucki de Lima
Médico residente em Cirurgia Geral na Faculdade de Medicina da Universidade de São Paulo.

Roberto Nogueira Santana
Acadêmico do Curso de Medicina da Universidade Nove de Julho – Campus São Bernardo do Campo.

Soraya Hussein Orra
Acadêmica do Curso de Medicina da Universidade Nove de Julho – Campus São Bernardo do Campo.

Tamires Batistini Pissaia
Acadêmica do Curso de Medicina da Universidade Nove de Julho – Campus São Bernardo do Campo.

Yasmin Peregrino Ribeiro
Acadêmica do Curso de Medicina da Faculdade de Medicina da Universidade de São Paulo.

Sumário

Capítulo 1. Conceitos iniciais: o que é uma meta-análise? Para que serve?

"Initial concepts: what is a meta-analysis? What is it good for?"

Beatriz Taveira Constantinou

Bianca Caroline Benedicto

Introdução

Vivemos na chamada "era da informação", em que somos constantemente expostos a uma enorme quantidade de dados científicos. Na Medicina, essa realidade impõe um desafio: como identificar informações realmente confiáveis para embasar a prática clínica?

É nesse cenário que surge a Medicina Baseada em Evidências (MBE), cujo princípio é integrar a experiência clínica com a melhor evidência científica disponível, oferecendo segurança e qualidade no cuidado ao paciente.

Mas, diante de tantos estudos, como avaliar a robustez das evidências? Para responder a essa questão, utilizamos a hierarquia das evidências científicas.

Hierarquia das evidências

Podemos imaginar a hierarquia das evidências como uma escada (Figura 1). Nos degraus inferiores, estão os estudos mais simples, porém com maior risco de vieses. À medida que avançamos, a confiabilidade aumenta, culminando nas revisões sistemáticas e metanálises.

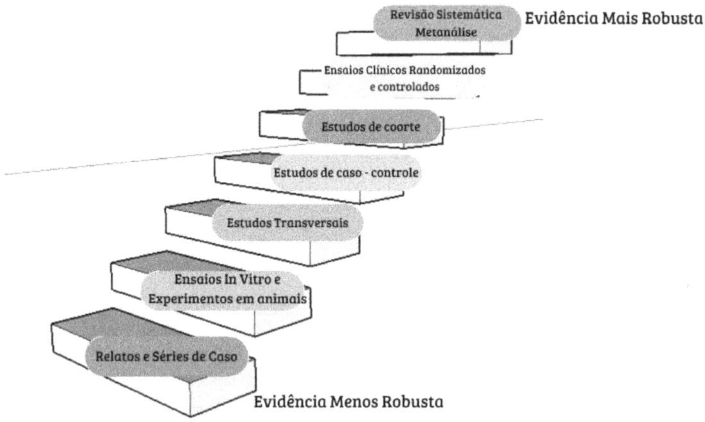

Figura 1. Hierarquia da evidência científica

Revisões da literatura: narrativa x sistemática

Diante da diversidade de estudos sobre o mesmo tema, torna-se necessário sintetizar os resultados. Para isso, utilizam-se diferentes tipos de **revisão da literatura**:

- **Revisão narrativa**: abordagem descritiva, sem critérios rígidos de busca ou seleção. Pode deixar de incluir parte da literatura relevante e está mais sujeita a vieses.

- **Revisão sistemática**: segue métodos padronizados e transparentes, com critérios explícitos de inclusão/exclusão. Minimiza vieses e fornece uma visão abrangente da literatura sobre determinada questão de pesquisa.

O que é meta-análise?

Agora que já discutimos o conceito e a importância da revisão sistemática, vamos explorar o que é de fato uma meta-análise? A metanálise é a etapa **quantitativa** da revisão sistemática. Consiste em combinar estatisticamente os resultados de estudos independentes que investigaram a mesma questão clínica, produzindo uma estimativa mais precisa do efeito. Ela expressa os resultados por meio de medidas padronizadas chamadas **tamanho de efeito**. As mais conhecidas são o risco relativo (RR) e a razão de chances (Odds Ratio - OR):

- **Risco Relativo (RR):** compara a probabilidade de ocorrência de um evento entre grupos expostos e não expostos.
- **Razão de Chances (Odds Ratio – OR):** compara a chance de um evento em indivíduos expostos versus não expostos, ou seja, é a razão entre as chances de ocorrência do evento em dois grupos.

Iremos aprofundar esse conceitos nos próximos capítulos.

Vale ressaltar que, embora frequentemente usados como sinônimos, os termos "revisão sistemática" e "meta-análise" têm significados distintos. A revisão sistemática é um delineamento do estudo conduzido com uma descrição objetiva dos resultados encontrados, enquanto a metanálise é o método estatístico aplicado.

Etapas essenciais de uma meta-análise

Para garantir qualidade e reprodutibilidade, uma meta-análise deve seguir etapas claras:

1. **Formulação da Questão de Pesquisa:** definir problema e objetivos;
2. **Definição da Amostra:** identificar a população-alvo e estratégias de busca (bases de dados, descritores, período);
3. **Seleção de Estudos:** nesta etapa, selecionamos os estudos utilizando critérios claros de inclusão e exclusão, avaliando a qualidade de cada estudo. Devemos listar as características de cada um e seus resultados de forma clara;
4. **Extração e comparação dos estudos:** reunir características dos estudos (idade, população, intervenções, desfechos etc.);
5. **Avaliação da Heterogeneidade:** investigar as causas das diferenças entre os resultados dos estudos;
6. **Cálculo da meta-análise:** combinar estatisticamente os achados;

7. **Interpretação dos resultados:** analisar magnitude e consistência das evidências;
8. **Apresentação dos Resultados:** divulgar conclusões de forma clara e acessível.

Exemplo prático

Um exemplo de aplicação: revisão sistemática e metanálise sobre a eficácia da **nefrolitotomia percutânea (PCNL)** em comparação com a **cirurgia retrógrada intrarrenal (RIRS)** no tratamento de cálculos renais > 2 cm (Figura 2).

REVIEW

PCNL *vs.* two staged RIRS for kidney stones greater than 20 mm: systematic review, meta-analysis, and trial sequential analysis

Figura 2. Título e subtítulo da revisão da literatura

O processo foi conduzido em etapas claras:

1. **Busca inicial:** 3.477 artigos identificados que incluem os dois tipos de tratamento de nefrolitíase, em bases de dados como Medline, Embase, Scopus, Cochrane e Web of Science.

2. **Aplicação de critérios de inclusão e exclusão:** estudos duplicados, irrelevantes ou com metodologia inadequada foram descartados.

3. **Seleção final:** 31 artigos elegíveis permaneceram para análise (Figura 3).

4. **Extração de dados:** coletaram-se variáveis como idade dos pacientes, índice de massa corporal (IMC), tamanho dos cálculos e tipo de estudo (Figura 4).

5. **Síntese dos resultados:** os dados foram combinados em uma metanálise.

6. **Achado principal:** a PCNL apresentou **maiores taxas de complicações** quando comparada à RIRS (Figura 5).

Esse exemplo evidencia como a meta-análise organiza, filtra e integra milhares de informações dispersas, transformando-as em um **resultado único, claro e clinicamente relevante.**

Figure 1. PRISMA flowchart.

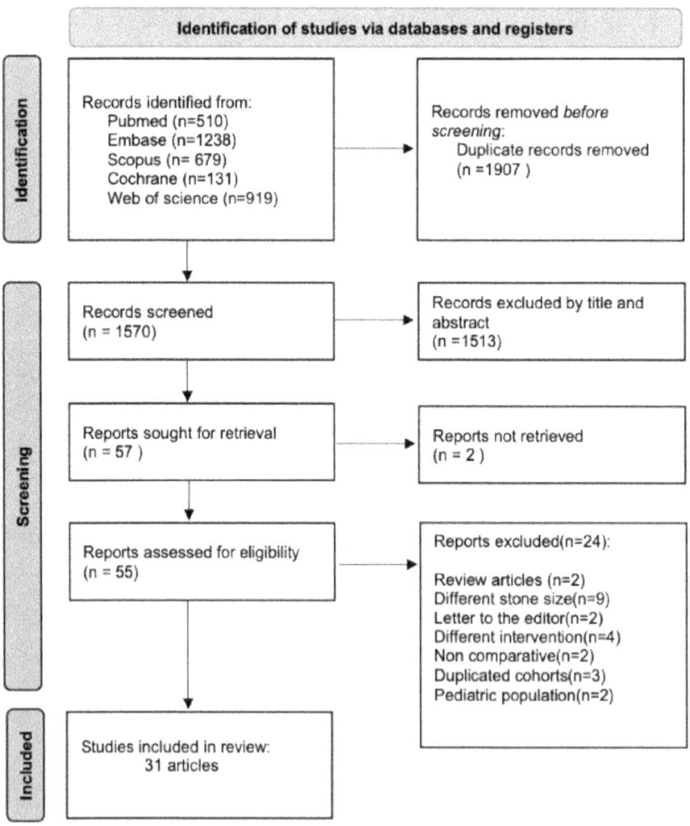

Figura 3. PRISMA flowchart

TABLE I.—*Baseline characteristics of the included studies.*[11-13, 19-46]

Study	Design	Patients - PCNL/RIRS	Age, years - PCNL/RIRS	Male, % - PCNL/RIRS	BMI, Kg/m^2 - PCNL/RIRS	Stone range, cm	Stone burden, mm - PCNL/RIRS
Akman[12]	**NRCT**	**34/34**	**45/45**	**47/53**	**26/26**	**2-4**	**270/268†**
Albayrak [19§]	NRCT	223/59	42/46	66/68	26/28	2-4	2282/634‡
Artiles [20§]	**NRCT**	**38/20**	**58/59**	**42/40**	**NA**	**>2**	**27/29**
Atis[21]	NRCT	146/146	46/47	71/67	NA	2-4	28/25
Bai[22*]	**NRCT**	**60/56**	**52/49**	**73/66**	**NA**	**>2**	**30/28**
Bryniarski[23]	RCT	32/32	52/53	50/47	27/28	>2	24/22
Çakıcı[24]	**RCT**	**50/50**	**49/50**	**66/56**	**27/28**	**2-4**	**31/26**
Cosmin[25]	NRCT	125/125	57/55	NA	NA	2-4	26/29
Fayad[26]	**RCT**	**60/61**	**42/42**	**68/69**	**27/26**	**>2**	**29/28**
Freitas [27§]	NRCT	32/6	NA	NA	NA	2-3	25/22
Giusti [28§]	**RCT**	**20/20**	**41/38**	**NA**	**26/27**	**2-4**	**710/690†**
Guzelburc[11]	NRCT	30/30	53/49	47/60	29/29	>2	33/31
Hamidi[29]	**NRCT**	**40/42**	**53/53**	**48/48**	**36/35**	**2-4**	**25/24**
Hyams[30]	NRCT	20/19	48/56	55/58	26/31	>2	NA
Karakeçi[31]	**NRCT**	**86/57**	**47/44**	**62/65**	**NA**	**2-4**	**29/25**
Karakoyunlu[13]	NRCT	67/27	50/47	70/67	25/25	>4	47/46
Koyuncu[32]	**NRCT**	**77/32**	**39/41**	**58/63**	**NA**	**>2**	**25/23**
Kucukdurmaz[33]	NRCT	44/46	40/38	55/50	25/25	>2	287/243†
Li [34§]	**RCT**	**50/50**	**NA**	**NA**	**NA**	**2-3**	**NA**
Minguez [35§]	NRCT	113/52	NA	NA	NA	2-4	26/25
Mrabti [36§]	**RCT**	**39/39**	**NA**	**NA**	**NA**	**2-3**	**NA**
Palmero [37§]	NRCT	36/106	NA	NA	NA	2-3.5	NA
Pieras[38]	**NRCT**	**54/54**	**54/49**	**41/54**	**26/26**	**2-3**	**25/25**
Rao[39]	NRCT	33/29	38/38	NA	NA	>2	NA
Sari[40]	**NRCT**	**254/185**	**47/48**	**61/60**	**27/26**	**>2**	**26/24**
Shi[41]	NRCT	43/43	51/52	53/53	25/24	>2	445/475†
Ucer[42*]	**NRCT**	**50/52**	**46/50**	**66/67**	**25/23**	**2-4**	**29/26**
Yıldızhan[43]	NRCT	361/450	44/50	80/64	NA	>2	27/26
Zeng [44§*]	**NRCT**	**63/63**	**NA**	**NA**	**NA**	**>3**	**NA**
Zengin[45]	NRCT	74/80	46/48	46/48	30/32	2-3	26/23
Zhang[46*]	**NRCT**	**42/34**	**40/40**	**60/59**	**23/23**	**2-3**	**26/24**

RCT: randomized controlled trial; NA: not available; NRCT: non-randomized controlled trial; BMI: Body Mass Index.
§Conference abstracts; *studies only with solitary kidney; †mm^2; ‡mm^3.

Figura 4.Características dos estudos incluídos

Study or Subgroup	PCNL Events	PCNL Total	RIRS Events	RIRS Total	Weight	Risk Ratio M-H, Random, 95% CI
4.1.1 Randomized trials						
Bryniarski 2012	14	32	9	32	5.2%	1.56 [0.79, 3.07]
Çakıcı 2020	10	50	4	50	2.6%	2.50 [0.84, 7.45]
Fayad 2021	21	60	15	61	6.6%	1.42 [0.81, 2.49]
Giusti 2020	5	20	3	20	2.0%	1.67 [0.46, 6.06]
Li 2016	6	50	2	50	1.4%	3.00 [0.64, 14.16]
Mrabti 2020	3	39	1	39	0.7%	3.00 [0.33, 27.60]
Subtotal (95% CI)		**251**		**252**	**18.5%**	**1.68 [1.16, 2.42]**
Total events	59		34			
Heterogeneity: Tau² = 0.00; Chi² = 1.74, df = 5 (P = 0.88); I² = 0%						
Test for overall effect: Z = 2.76 (P = 0.006)						
4.1.2 Non randomized trials						
Akman 2011	5	34	4	34	2.1%	1.25 [0.37, 4.26]
Albayrak 2019	20	223	1	59	0.9%	5.29 [0.72, 38.62]
Artiles 2019	6	38	2	20	1.5%	1.58 [0.35, 7.12]
Atis 2017	10	146	5	146	2.8%	2.00 [0.70, 5.71]
Cosmin 2023	21	125	23	125	6.9%	0.91 [0.53, 1.56]
Freitas 2013	8	32	1	6	1.0%	1.50 [0.23, 9.90]
Guzelburc 2016	7	30	1	30	0.9%	7.00 [0.92, 53.47]
Hamidi 2022	4	40	8	42	2.5%	0.53 [0.17, 1.61]
Karakeçi 2015	13	86	2	57	1.6%	4.31 [1.01, 18.38]
Karakoyunlu 2019	6	67	2	27	1.4%	1.21 [0.26, 5.62]
Koyuncu 2015	5	77	3	32	1.8%	0.69 [0.18, 2.73]
Kucukdurmaz 2018	8	44	6	46	3.1%	1.39 [0.53, 3.69]
Minguez 2022	15	113	10	52	4.8%	0.69 [0.33, 1.43]
Palmero 2016	7	36	7	106	3.1%	2.94 [1.11, 7.82]
Pieras 2017	15	54	14	54	5.8%	1.07 [0.57, 2.00]
Sari 2017	25	254	14	185	5.8%	1.30 [0.70, 2.43]
Ucer 2022	4	50	4	52	1.9%	1.04 [0.27, 3.93]
Yildizhan 2021	93	361	40	450	10.0%	2.90 [2.06, 4.09]
Zengin 2015	10	74	7	80	3.4%	1.54 [0.62, 3.85]
Subtotal (95% CI)		**1884**		**1603**	**61.1%**	**1.45 [1.06, 1.98]**
Total events	282		154			
Heterogeneity: Tau² = 0.19; Chi² = 35.94, df = 18 (P = 0.007); I² = 50%						
Test for overall effect: Z = 2.34 (P = 0.02)						
4.1.3 Non randomized trials with solitary kidney						
Bai 2017	19	60	14	56	6.2%	1.27 [0.70, 2.28]
Shi 2018	23	43	16	43	7.7%	1.44 [0.89, 2.32]
Zeng 2013	10	63	5	63	2.9%	2.00 [0.72, 5.52]
Zhang 2018	11	42	6	34	3.6%	1.48 [0.61, 3.60]
Subtotal (95% CI)		**208**		**196**	**20.5%**	**1.44 [1.04, 1.99]**
Total events	63		41			
Heterogeneity: Tau² = 0.00; Chi² = 0.60, df = 3 (P = 0.90); I² = 0%						
Test for overall effect: Z = 2.19 (P = 0.03)						
Total (95% CI)		**2343**		**2051**	**100.0%**	**1.51 [1.24, 1.83]**
Total events	404		229			
Heterogeneity: Tau² = 0.07; Chi² = 38.75, df = 28 (P = 0.09); I² = 28%						
Test for overall effect: Z = 4.15 (P < 0.0001)						
Test for subgroup differences: Chi² = 0.47, df = 2 (P = 0.79), I² = 0%						

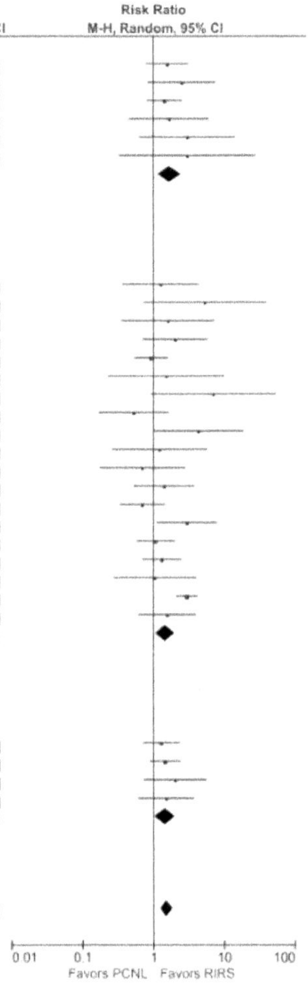

Figura 5. Maiores taxas de complicações no grupo PCNL

Teste seus conhecimentos

1. **Qual a principal diferença entre revisão narrativa e revisão sistemática?**

a) A revisão narrativa é quantitativa e a sistemática é qualitativa.

b) A revisão narrativa é descritiva e mais suscetível a vieses, enquanto a revisão sistemática segue critérios explícitos, busca abrangente e métodos reprodutíveis.

c) A revisão sistemática é feita apenas em livros-texto.

d) A revisão narrativa sempre utiliza meta-análise.

---

2. **Na hierarquia das evidências, em que posição se encontram as revisões sistemáticas e meta-análises?**

a) No mesmo nível dos estudos de coorte.

b) No degrau mais alto, acima dos ensaios clínicos randomizados.

c) Entre os estudos transversais e caso-controle.

d) No penúltimo degrau, abaixo das séries de casos.

---

3. **O que é meta-análise?**

a) Uma forma de revisão narrativa, sem critérios explícitos de busca.

b) O processo de leitura crítica de artigos selecionados.

c) Um método estatístico que combina resultados de diferentes estudos, aumentando a precisão da estimativa do efeito.

d) Uma simples descrição dos achados encontrados na literatura.

---

4. **Quais são algumas medidas de tamanho de efeito utilizadas em meta-análises?**

a) Apenas p-valor e intervalo de confiança.

b) Risco Relativo (RR), Razão de Chances (OR), Diferença de Riscos (RD) e Diferença de Médias (MD/SMD).

c) Número necessário para tratar (NNT) e tempo até evento.

d) Apenas médias e desvios-padrão dos grupos.

---

5. **Qual das alternativas apresenta corretamente o passo inicial para conduzir uma meta-análise?**

a) Seleção de estudos duplicados.

b) Escolha da ferramenta estatística a ser utilizada.

c) Formulação clara da pergunta de pesquisa e definição do objetivo.

d) Construção imediata do forest plot.

Gabarito comentado

1. **b)** – Revisões narrativas são descritivas e menos rigorosas; as sistemáticas seguem protocolos rígidos, com critérios de inclusão/exclusão bem definidos.

2. **b)** – Revisões sistemáticas e meta-análises ocupam o topo da hierarquia das evidências.

3. **c)** – Meta-análise é a síntese **quantitativa** dos estudos incluídos em uma revisão sistemática.

4. **b)** – RR, OR, RD e SMD são exemplos clássicos de medidas de efeito em meta-análises.

5. **c)** – O ponto de partida é sempre a formulação de uma **questão clara e estruturada** de pesquisa.

Referências:

1. Belkovsky M, Passerotti CC, Maia RS, de Almeida Artifon EL, Otoch JP, Da Cruz JAS. Comparing outcomes of single-use vs reusable ureteroscopes: a systematic review and meta analysis. Urolithiasis. 2024 Feb 28;52(1):37. doi: 10.1007/s00240-024-01537-8. PMID: 38413490.
2. Bramer Wichor M. Serving Evidence Syntheses: Improving literature retrieval in systematic reviews. 2019 Oct 29. ISBN: 978-94-6380-541-4.
3. Constantinou BT, Benedicto BC, Porto BC, Belkovsky M, Passerotti CC, Artifon EL, Otoch JP, da Cruz JA. PCNL vs. two staged RIRS for kidney stones greater than 20 mm: systematic review, meta-analysis, and trial sequential analysis. Minerva Urol Nephrol. 2024 Feb;76(1):31-41. doi: 10.23736/S2724-6051.23.05577-5. PMID: 38426420.

Capitulo 02. Análise de Viabilidade

"Feasibility analysis "

Richard Dobrucki de Lima
Henrique Laurent Lepine

Quantos estudos são necessários para que a minha meta-análise seja viável? A minha ideia deve ser inédita?

Considerações iniciais

Grande parte dos nossos leitores já se perguntou sobre o número de trabalhos necessários e necessidade de uma ideia inédita para a confecção de uma meta-análise. A realidade é que não existe um número certo, escrito em trabalhos ou em protocolos, que nos guiam na escrita de revisões sistemáticas e meta-análises - inclusive o PRISMA (2020)[1] não fala sobre a existência de um número padrão.

Quando a literatura envolvendo meta-análises é abordada, o mais comum é que seja observado o uso de pelo menos 3 estudos para efeito de comparação de seus resultados.

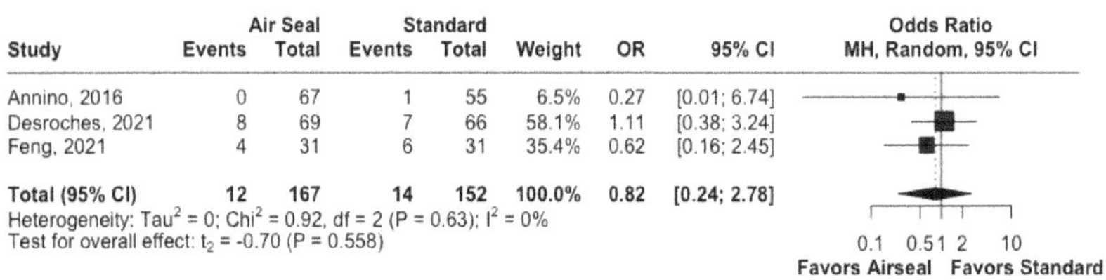

Figura 1. Forest plot avaliando pneumomediastino como complicação de uso de métodos para confecção de pneumoperitônio em nefrectomia parcial robótica (compara o método padrão com o uso de um dispositivo conhecido com Air Seal).

O Forest Plot demonstra a comparação do resultado de 3 estudos, apresentando Odds Ratio de 0,82 com intervalo de confiança entre 0,24 - 2,78, de maneira que não há diferença entre os dois métodos no quesito pneumomediastino como complicação do uso de insufladores para pneumoperitônio em pacientes submetidos à nefrectomia parcial robótica. Essa análise mostra que o mínimo de 3 estudos para a realização de uma meta-análise é um número capaz de trazer informações relevantes e plenamente aplicável no desenvolvimento desses trabalhos.

Análise de viabilidade

O estudo meta-analítico apresenta como objetivo a descoberta do benefício ou malefício de uma intervenção de maneira precoce, isto é, com o menor número necessário de estudos; e com confiabilidade nestes resultados. A atualização recorrente desses trabalhos, quando da publicação de novos estudos, é o que torna essa metodologia tão robusta.

Além do número de estudos para o desenvolvimento de seu trabalho, a análise de viabilidade vai muito além. O conhecimento prévio sobre aquilo que vai ser estudado tem grande valia no desenvolvimento de trabalhos, embora não seja fundamental. No curso Intensivo de Metas, do Professor Rhanderson Cardoso, é utilizado como exemplo o possível desenvolvimento de doença reumática como complicação da exposição ao Streptococcus do grupo A. A partir disso, é possível avaliar que o desenvolvimento de um estudo sobre um tema pode ser feito através de várias maneiras, desde que se conheça a base daquilo a ser estudado. No exemplo em questão, você pode estudar apenas a taxa de exposição ao Streptococcus, mas pode avaliar quantos pacientes desenvolveram infecção pelo germe, quantos apresentaram febre reumática aguda e ainda, quantos apresentaram como complicação doença reumática cardíaca.

O embasamento teórico pode vir através de capítulos de livros, artigos de revisão, diretrizes ou aplicativos como o UpToDate. Esse conhecimento, embora não obrigatório, colabora para a formulação de novas ideias, estruturação de hipóteses com maior valor e seleção criteriosa de estudos a serem avaliados.

Afinal, o que torna uma meta-análise viável? Acreditamos que a viabilidade de uma meta-análise seja, basicamente, a presença de 3 estudos comparáveis entre si e que, juntos, são capazes de fornecer um resultado inédito. Mas como saber se os estudos são comparáveis entre si? Quais parâmetros devemos analisar?

PICOTT

Como forma de avaliar a viabilidade de uma revisão sistemática, o mnemônico PICOTT[2] apresenta grande importância na organização da pergunta de pesquisa. O mnemônico, originalmente utilizado para o desenvolvimento de ensaios clínicos, atualmente também é utilizado para a confecção de meta-análises. A pergunta PICOTT é composta dos seguintes componentes:

P: População
I: Intervenção
C: Grupo controle
O: Desfecho (outcome)
T: Desenho de estudo (randomizados, observacionais, terapêutico, diagnóstico...)
T: Tempo de seguimento

Pergunta da metanálise

P: pacientes com cardiopatia reumática

I: antibioticoterapia profilática

C: ausência de antibioticoterapia

O: progressão de cardiopatia reumática

T: terapêutico, estudos randomizados ou observacionais

T: ≥ 1 ano

Figura 2. Imagem retirada do curso Intensivo de Metas. Observa-se a pergunta PICOTT de um estudo que avalia o uso de profilaxia com antibióticos em pacientes que apresentam cardiopatia reumática.

Resgate de viabilidade

O termo se refere à estratégia de transformar uma ideia inviável em uma ideia que seja viável. Essa estratégia pode ser feita de duas maneiras: através da mudança da pergunta PICOTT ou por meio da adição de novos estudos.

A modificação da pergunta PICOTT pode ser realizada através do enfoque em uma população diferente da apresentada em outro trabalho; por meio da seleção exclusiva de um determinado desenho de estudo; da abordagem de novas tecnologias; ou da avaliação de subgrupos de forma inédita.

A adição de novos trabalhos é um fator que colabora para o desenvolvimento de uma nova meta-análise. Por exemplo, há revisões que estão publicadas sobre um determinado tema, as quais, no entanto, foram desenvolvidas a partir dos estudos primários que estavam disponíveis até então. Quando se demonstra a criação de uma nova meta-análise com atualizações e estudos recentes sobre o tema, há uma tendência de que esse estudo seja viável. Neste caso, temos o retorno do fator "inédito".

Como exemplo, temos o artigo do Professor Dr. Rhanderson Cardoso[3], que comparou o uso de crioablação versus cateter de radiofrequência para ablação de fibrilação atrial, assim como fez Cheng[4] em seu trabalho publicado anteriormente. A estratégia usada por Rhanderson foi a seleção e adição de mais artigos em sua meta-análise além da abordagem das complicações relacionadas ao procedimento, fato que não foi abordado no estudo de Cheng (figura 4). Isso tornou o trabalho de Rhanderson viável e rendeu uma publicação no Journal of Cardiovascular Electrophysiol no ano de 2016 (figura 3).

Cryoballoon versus Radiofrequency Catheter Ablation in Atrial Fibrillation: A Meta-Analysis

RHANDERSON CARDOSO, M.D., RODRIGO MENDIRICHAGA, M.D., GILSON FERNANDES, M.D., CHRIS HEALY, M.D., LITSA K. LAMBRAKOS, M.D., JUAN F. VILES-GONZALEZ, M.D., JEFFREY J. GOLDBERGER, M.D., and RAUL D. MITRANI, M.D.

From the Division of Cardiology, Department of Medicine, University of Miami, Jackson Memorial Hospital, Miami, Florida, USA

Figura 3: Artigo publicado por Rhanderson Cardoso no Journal of Cardiovascular Electrophysiol em 2016.

The long-term efficacy of cryoballoon vs irrigated radiofrequency ablation for the treatment of atrial fibrillation: A meta-analysis

Xiaocheng Cheng [a,*], Qiongwen Hu [b], Changyue Zhou [a], Lin qiong Liu [a], Tong Chen [a], Zengzhang Liu [c], Xuewen Tang [a,*]

[a] *Department of Cardiology, People's Hospital of Chongqing Banan, Chongqing 401320, China*
[b] *Department of Clinical Laboratory, The Third People's Hospital of Chongqing, Chongqing 400014, China*
[c] *Department of Cardiology, The Second Affiliated Hospital/The Second Clinical Institute, Chongqing Medical University, Chongqing 400010, China*

Figura 4: Artigo publicado por Cheng no International Journal of Cardiology em 2015 (utilizado como base para o desenvolvimento da meta-análise de Rhanderson).

Como fazer?

1º passo: Escolha do tema

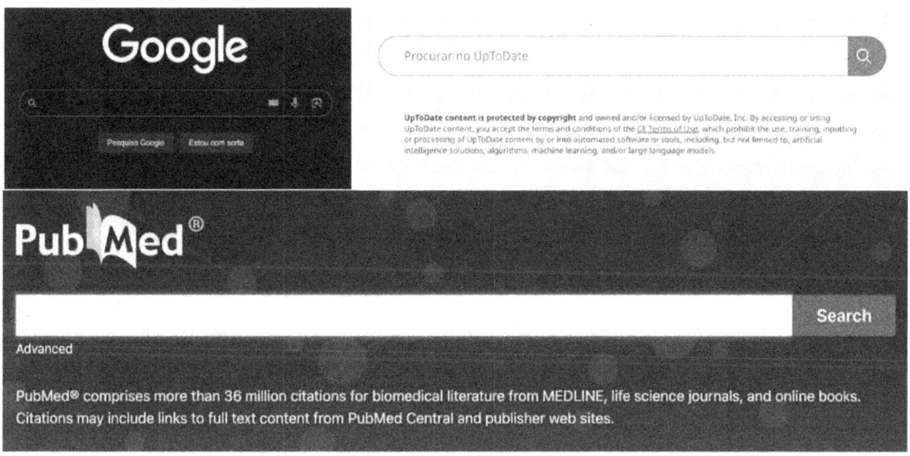

Figura 5: Bases de dados para pesquisa de trabalhos científicos ou embasamento teórico

2º passo: Faça sua pergunta PICOTT (exemplo)

P: Tumores renais estádio T1a

I: Crioablação renal

C: Nefrectomia parcial robótica

O: Função renal, complicações e prognósticos oncológico

T: Randomizados e não randomizados

T: Sem limitações quanto a tempo de seguimento

3º passo: Desenvolva sua estratégia de busca (exemplo)

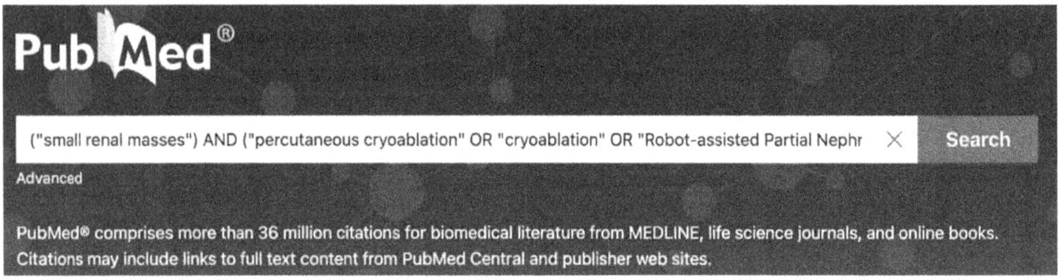

Figura 6: Uso de estratégia de busca na base de artigos do PubMed

4º passo: Seleção e análise de viabilidade através do Zotero[5]

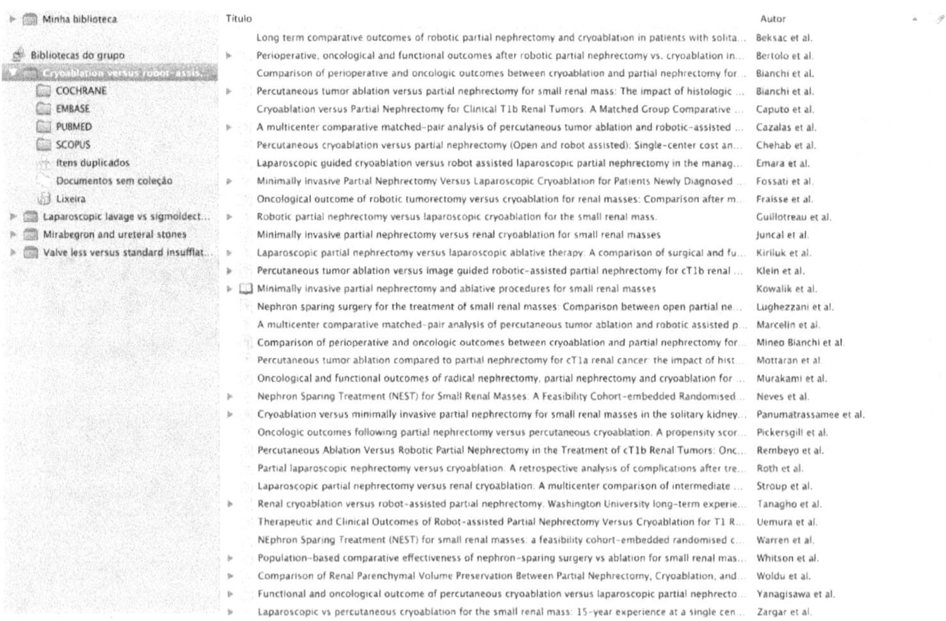
Minha biblioteca
Bibliotecas do grupo
Cryoablation versus robot-assis...
COCHRANE
EMBASE
PUBMED
SCOPUS
Itens duplicados
Documentos sem coleção
Lixeira
Laparoscopic lavage vs sigmoidect...
Mirabegron and ureteral stones
Valve less versus standard insufflat...
Título
Autor
Long term comparative outcomes of robotic partial nephrectomy and cryoablation in patients with solita... Beksac et al.
Perioperative, oncological and functional outcomes after robotic partial nephrectomy vs. cryoablation in... Bertolo et al.
Comparison of perioperative and oncologic outcomes between cryoablation and partial nephrectomy for... Bianchi et al.
Percutaneous tumor ablation versus partial nephrectomy for small renal mass: The impact of histologic... Bianchi et al.
Cryoablation versus Partial Nephrectomy for Clinical T1b Renal Tumors: A Matched Group Comparative... Caputo et al.
A multicenter comparative matched-pair analysis of percutaneous tumor ablation and robotic-assisted... Cazalas et al.
Percutaneous cryoablation versus partial nephrectomy (Open and robot assisted): Single-center cost an... Chehab et al.
Laparoscopic guided cryoablation versus robot assisted laparoscopic partial nephrectomy in the manag... Emara et al.
Minimally invasive Partial Nephrectomy Versus Laparoscopic Cryoablation for Patients Newly Diagnosed... Fossati et al.
Oncological outcome of robotic tumorectomy versus cryoablation for renal masses: Comparison after m... Fraisse et al.
Robotic partial nephrectomy versus laparoscopic cryoablation for the small renal mass. Guillotreau et al.
Minimally invasive partial nephrectomy versus renal cryoablation for small renal masses Juncal et al.
Laparoscopic partial nephrectomy versus laparoscopic ablative therapy: A comparison of surgical and fu... Kiriluk et al.
Percutaneous tumor ablation versus image guided robotic-assisted partial nephrectomy for cT1b renal... Klein et al.
Minimally invasive partial nephrectomy and ablative procedures for small renal masses Kowalik et al.
Nephron sparing surgery for the treatment of small renal masses: Comparison between open partial ne... Lughezzani et al.
A multicenter comparative matched-pair analysis of percutaneous tumor ablation and robotic assisted p... Marcelin et al.
Comparison of perioperative and oncologic outcomes between cryoablation and partial nephrectomy for... Mineo Bianchi et al.
Percutaneous tumor ablation compared to partial nephrectomy for cT1a renal cancer: the impact of hist... Mottaran et al.
Oncological and functional outcomes of radical nephrectomy, partial nephrectomy and cryoablation for... Murakami et al.
Nephron Sparing Treatment (NEST) for Small Renal Masses: A Feasibility Cohort-embedded Randomised... Neves et al.
Cryoablation versus minimally invasive partial nephrectomy for small renal masses in the solitary kidney... Panumatrassamee et al.
Oncologic outcomes following partial nephrectomy versus percutaneous cryoablation. A propensity scor... Pickersgill et al.
Percutaneous Ablation Versus Robotic Partial Nephrectomy in the Treatment of cT1b Renal Tumors: Onc... Rembeyo et al.
Partial laparoscopic nephrectomy versus cryoablation: A retrospective analysis of complications after tre... Roth et al.
Laparoscopic partial nephrectomy versus renal cryoablation: A multicenter comparison of intermediate... Stroup et al.
Renal cryoablation versus robot-assisted partial nephrectomy: Washington University long-term experie... Tanagho et al.
Therapeutic and Clinical Outcomes of Robot-assisted Partial Nephrectomy Versus Cryoablation for T1 R... Uemura et al.
NEphron Sparing Treatment (NEST) for small renal masses: a feasibility cohort-embedded randomised c... Warren et al.
Population-based comparative effectiveness of nephron-sparing surgery vs ablation for small renal mas... Whitson et al.
Comparison of Renal Parenchymal Volume Preservation Between Partial Nephrectomy, Cryoablation, and... Woldu et al.
Functional and oncological outcome of percutaneous cryoablation versus laparoscopic partial nephrecto... Yanagisawa et al.
Laparoscopic vs percutaneous cryoablation for the small renal mass: 15-year experience at a single cen... Zargar et al.

Figura 7: Uso de aplicativo (Zotero) de organização de gerenciamento de artigos para organização de trabalhos e seleção + análise de viabilidade de estudo.

Teste os seus conhecimentos

1. **De forma geral, quantos estudos são necessários para produzir uma metaanálise, no mínimo?**

a. 2 estudos com a PICOTT de interesse, independentemente dos desfechos.
b. 5 estudos com a PICOTT de interesse.
c. 3 estudos com a PICOTT de interesse, independentemente dos desfechos.
d. 3 estudos com a PICOTT de interesse, que compartilhem pelo menos um desfecho em comum entre si.

2. **Qual o objetivo de determinar a "viabilidade" de uma ideia?**

a. Determinar se a estratégia de busca precisa ser modificada.
b. Poupar tempo e evitar trabalhar em uma ideia inviável por um longo período de tempo.
c. Determinar os resultados finais da meta-análise de forma antecipada
d. Incluir mais pessoas no grupo de pesquisa.

3. **Você leu um ensaio clínico randomizado publicado recentemente sobre o uso de betabloqueadores na insuficiência cardíaca, mas percebeu que já havia uma meta-análise publicada sobre esse tópico do ano passado incluindo estudos observacionais e randomizados. Este novo estudo não foi incluído na metaanálise anterior. Qual dessas opções é viável?**

a. Realizar uma meta-análise com subgrupos de interesse.
b. Realizar uma meta-análise atualizada com o novo estudo.
c. Realizar uma meta-análise apenas com estudos randomizados.
d. Todas as opções acima são viáveis.

4. **Como resgatar ou modificar de um modo significativo uma pergunta PICOTT publicada previamente em uma meta-análise?**

a. Incluindo apenas estudos observacionais.
b. Analisando subgrupos, implementando novas tecnologias e acrescentando relatos de casos.
c. Analisando subgrupos é a única maneira de modificar a PICOTT de uma meta-análise já publicada.
d. Considerando os desfechos clínicos, analisando subgrupos, incluindo apenas estudos randomizados (se o estudo anterior tiver estudos randomizados e observacionais) ou implementando novas tecnologias.

Gabarito

1. **Resposta Correta:** D

Comentário: São necessários pelo menos 3 estudos para gerar um forest plot. Cada forest plot diz respeito a um desfecho em específico. Então, precisamos de 3 estudos que reportem o mesmo desfecho para viabilizar uma meta-análise.

2. **Resposta Correta:** B

Comentário: É melhor saber se uma ideia é inviável ao início do projeto. Caso contrário, podemos perder tempo trabalhando numa ideia que não poderá ser levada adiante.

3. **Resposta Correta:** D

4. **Resposta Correta:** D

Comentário: Existem várias maneiras de modificar a pergunta PICOTT significativamente. Alguns exemplos: - Análise de subgrupos; - Analisando populações específicas (ex.: pacientes hipertensos com diabetes); - Considerando apenas os desfechos clínicos, que são mudanças mensuráveis que denotam eficácia ou ineficácia de um tratamento; - Considerar incluir somente RCTs para fortalecer a meta-análise; - Incluir estudos com novas tecnologias que não estavam disponíveis na meta-análise anterior; - Adicionando novos estudos, aumentando significativamente o número de pacientes, desde que ainda haja uma controvérsia sobre o tema na literatura.

REFERENCIAS

1- Page MJ, McKenzie JE, Bossuyt PM, Boutron I, Hoffmann TC, Mulrow CD, Shamseer L, Tetzlaff JM, Akl EA, Brennan SE, Chou R, Glanville J, Grimshaw JM, Hróbjartsson A, Lalu MM, Li T, Loder EW, Mayo-Wilson E, McDonald S, McGuinness LA, Stewart LA, Thomas J, Tricco AC, Welch VA, Whiting P, Moher D. A declaração PRISMA 2020: diretriz atualizada para relatar revisões sistemáticas [The PRISMA 2020 statement: an updated guideline for reporting systematic reviewsDeclaración PRISMA 2020: una guía actualizada para la publicación de revisiones sistemáticas]. Rev Panam Salud Publica. 2022 Dec 30;46:e112. Portuguese. doi: 10.26633/RPSP.2022.112. PMID: 36601438; PMCID: PMC9798848.

2- Riva JJ, Malik KM, Burnie SJ, Endicott AR, Busse JW. What is your research question? An introduction to the PICOT format for clinicians. J Can Chiropr Assoc. 2012 Sep;56(3):167-71. PMID: 22997465; PMCID: PMC3430448.

3- Cardoso R, Mendirichaga R, Fernandes G, Healy C, Lambrakos LK, Viles-Gonzalez JF, Goldberger JJ, Mitrani RD. Cryoballoon versus Radiofrequency Catheter Ablation in Atrial Fibrillation: A Meta-Analysis. J Cardiovasc Electrophysiol. 2016 Oct;27(10):1151-1159. doi: 10.1111/jce.13047. Epub 2016 Aug 16. PMID: 27422848.

4- Cheng X, Hu Q, Zhou C, Liu LQ, Chen T, Liu Z, Tang X. The long-term efficacy of cryoballoon vs irrigated radiofrequency ablation for the treatment of atrial fibrillation: A meta-analysis. Int J Cardiol. 2015 Feb 15;181:297-302. doi: 10.1016/j.ijcard.2014.12.002. Epub 2014 Dec 3. PMID: 25540844.

5- Takats, S., Stillman, D., Cheslack-Postava, F., Bagdonas, M., Jellinek, A., Najdek, T., Petrov, D., Rentka, M., & Venčkauskas, A. (2023). Zotero (6.0.26) [Windows 10]. Corporation for Digital Scholarship. https://www.zotero.org/

CAPITULO 3. A colaboração Cochrane

"The cochrane collaboration"

Giulia Veneziani Zogaib

Tamires Batistini Pissaia

De onde veio a Medicina Baseada em Evidência?

Considerações iniciais

Imaginem se a Medicina dos dias atuais não contasse com a assistência de ensaios clínicos randomizados, e se não tivéssemos evidências para corroborar os tratamentos explicados nos livros. Essa seria a Medicina sem o trabalho do incrível Archibald L. Cochrane.

Dr. Cochrane, um epidemiologista britânico, é reconhecido como um dos pioneiros da Medicina baseada em evidências. Sua jornada de vida o levou por diversos caminhos, onde acumulou inúmeras experiências que moldaram sua identidade. Entretanto, foi quando recebeu o convite de escrever um livro avaliando o National Health Service (NHS), entitulado "Effectiveness and Efficiency: Random Reflections on Health Service", que Archie conseguiu destilar seus conhecimentos mundialmente e inspirar profissionais da saúde a buscarem evidências confiáveis. Sua contribuição evidenciou a falta de uma base de dados que reunisse todas as informações necessárias. Foi com inspiração em Archie e seu trabalho que um grupo de pesquisadores se uniram para criar a Colaboração Cochrane, uma organização não governamental que tinha objetivo de preparar, manter e disseminar ensaios clínicos randomizados atualizados. Ao longo dos anos, a Colaboração Cochrane realizou trabalhos extraordinários, que geraram mudanças e debates sobre a prática médica – atualmente, conta com mais de 9 mil trabalhos publicados.

Medicina baseada em evidências

A Medicina baseada em evidências se fundamenta no uso das melhores evidências disponíveis para o tratamento individualizado de cada paciente, integrando expertise clínica com revisões sistemáticas (1).

Sir William Osler uma vez falou: "A prática da medicina é uma arte baseada em ciência. Medicina é uma ciência de incertezas e uma arte de probabilidades" (2). A medicina continua sendo uma ciência marcada por incertezas, e é frequente encontrar profissionais de saúde adotando abordagens diversas para uma mesma doença, pois muitos desses seguem o tratamento "lógico" baseado no seu próprio entendimento sobre os processos fisiopatológicos. No entanto, condutas que parecem lógicas para alguns podem resultar em danos significativos e morbidades desnecessárias para os pacientes.

O propósito da medicina baseada em evidências é fortalecer o embasamento científico e diminuir as incertezas nas decisões médicas.

Prof. Cochrane é considerado o pai da medicina baseada em evidências, e sua paixão por coletar e analisar dados de RCTs levou a criação da Colaboração Cochrane, 5 anos após sua morte. (3) A Colaboração Cochrane contribuiu, e ainda contribui, para uma sociedade médica mais bem embasada, com informações de boa qualidade e confiáveis, com finalidade de uma melhor conduta para o paciente.

A história de Archibald Cochrane

No coração de Galashiels, Escócia, nasceu o primogênito de uma linhagem rica, Archie Cochrane. O ano era 1909, marcando o início de uma jornada cheia de reviravoltas para o jovem Archie e sua família. Acompanhado por dois irmãos, Walter e Robert, Archie conheceu a face dolorosa do luto desde cedo. Aos 8 anos, a partida de seu pai em uma batalha em Gaza foi o primeiro golpe. Posteriormente, enfrentou a perda de seus dois irmãos: Walter, com apenas 2 anos de idade, vítima da pneumonia tuberculosa, e Robert, tragicamente falecido em um acidente de moto aos 21 anos de idade.

Desde os primeiros anos escolares, Archie demonstrou dedicação e curiosidade, evidenciando seu potencial para futura evolução. Uma bolsa de estudos o levou aos corredores da Escola de Uppingham, na Inglaterra, onde mergulhou nos estudos até 1927 e onde se apaixonou pela Biologia. O brilho nos olhos e o amor pela biologia o acompanharam até o King's College Cambridge, onde ganhou outra bolsa de estudos e se formou em Biologia com honras em 1930. Após se formar, Dr. Cochrane, ainda apaixonado pela ciência, continuou sua busca por conhecimento participando de pesquisas em Cambridge e Toronto por um ano. No entanto, sua incursão na pesquisa de cultura de tecidos no laboratório de Strangeways, em Cambridge, resultou em desapontamento, levando Archie a perceber que a satisfação que buscava na área da pesquisa não seria alcançada. Esse episódio marcou apenas o início da extraordinária trajetória e legado que Archie iria forjar nos anos seguintes de sua vida.

Archie era uma pessoa multifacetada, e além da paixão pelos livros, nutria paixões por atletismo, jardinagem, artes e política. Com uma herança financeira estável veio também uma condição hereditária: a porfiria, que possivelmente foi a causa dos seus problemas sexuais em 1931. Em busca de auxílio, encontrou Theodor Reik, psicanalista alemão, que foi um dos alunos mais bem sucedidos de Sigmund Freud. Juntos, percorreram os caminhos de Berlim, Viena e Holanda até 1934. Embora a psicanálise não tenha trazido soluções, Dr. Cochrane virou fluente em alemão, uma habilidade que seria valiosa para o futuro.

Retornando a Londres, Archie iniciou a faculdade de Medicina, no University College Hospital, em 1934. Em sua graduação, se deparou com a frustração da falta de evidências para muitos tratamentos, que anos depois o levou a ter ideias revolucionárias. Entretanto, seus estudos foram interrompidos de 1936-1937 para ser voluntário na Guerra Civil Espanhola, onde ele serviu como ajudante da unidade de ambulâncias e na triagem em hospitais. Ao final da Guerra, Archie retornou a Londres, onde se graduou em Medicina em 1938.

Depois de se formar, Dr. Archie se juntou ao Royal Army Medical Corps como capitão e foi enviado para o Oriente Médio. Em 1941, durante sua missão na Grécia, ele foi capturado e se tornou prisioneiro de guerra, sendo transferido para os campos de concentração da Alemanha. Sua fluência em alemão o colocou em um papel inesperado como diretor médico nos campos alemães. Foi lá que ele notou algo estranho: muitos prisioneiros apresentavam edema de membros inferiores, o que ele suspeitava ser causado por deficiência de vitamina B. Ele então começou um experimento secreto, contrabandeando fermento nutricional (rico em vitaminas B). Archie dividiu os prisioneiros afetados em dois grupos: um grupo recebeu vitamina C como tratamento de controle e o outro recebeu fermento nutricional. Os resultados foram apresentados aos alemães, que adotaram a suplementação, erradicando a epidemia.

Após a guerra, Dr. Archibald voltou a Londres e iniciou seus estudos em medicina preventiva no Rockefeller. Sua pós graduação incluía dois anos de estudo: um ano na London School of Hygiene and Tropical Medicine (onde ele foi lecionado por Austin Bradford Hill, primeiro cientista a provar a correlação entre tabagismo e câncer de pulmão) e um ano no Phipps Institute (onde ele estudou a confiança do prognóstico da tuberculose no raio-x de tórax).

Em 1948, convidado por Charles Fletcher, diretor do Medical Research Council (MRC) da Unidade de pesquisa de pneumoconiose, iniciou uma pesquisa comparativa com finalidade de estudar pneumoconiose em mineradores de carvão do *Welsh valley*. Dr. Archie estava interessado em estudar como a pneumoconiose se desenvolve em fibrose pulmonar. Com convicção que a tuberculose tinha relação com a fibrose pulmonar, ele decidiu dividir os mineradores em dois grupos: um grupo recebeu tratamento para tuberculose, enquanto o outro não. Embora os resultados não tenham sido os esperados, Archie viu ali um laboratório para estudos epidemiológicos. Em 1960, o Dr. Cochrane deixou o MRC para assumir o cargo de professor, em Cardiff, de tuberculose, permanecendo lá até 1969.

Cochrane estava convicto de que intervenções médicas deveriam ser respaldadas por evidências sólidas de eficácia e efetividade. Ele expressava preocupações sobre a falta de revisões sistemáticas e evidências confiáveis em todas as áreas da medicina. Defendia que decisões clínicas deviam ser embasadas em evidências científicas confiáveis, assegurando que todas as práticas médicas fossem benéficas aos pacientes, e não apenas baseadas em opiniões pessoais dos médicos.

Em seu livro, Archie expõem suas frustrações: "O que eu decidi que não continuaria fazendo era tomar decisões sobre intervenções (como por exemplo pneumotórax ou toracoplastia) quando eu não tinha ideia se estava fazendo mais mal do que bem. Eu lembro de ler um panfleto exaltando as vantagens de liberdade de médicos britânicos para fazer o que achassem melhor para seus pacientes. Eu achei ridículo. Eu preferia sacrificar minha liberdade médica por evidências confiáveis me dizendo quando realizar um pneumotórax... Essa com certeza foi o nascimento de uma ideia que culminou em Effectiveness and Efficiency".

Em 1969, se tornou diretor do MRC em epidemiologia, enquanto, paralelamente, assumia um projeto crucial: avaliar o NHS da Inglaterra. O resultado foi o livro "Effectiveness and Efficiency: Random Reflections on Health Services" (1972), onde Archie compartilhou suas reflexões sobre a importância das evidências na prática médica e sobre a importância de utilizar os recursos disponíveis pensando no custo-benefício. Em 1980, Archie começou a ter problemas de saúde, e em 18 de junho de 1988, faleceu na casa de seus familiares em Dorset.

Eficácia e Eficiência

O livro "Effectiveness and Efficiency: Random Reflections on Health Services" foi revolucionário ao destacar a falta de evidências confiáveis por trás de muitas práticas médicas aceitas na época. Cochrane não apenas desafiou a ortodoxia médica, mas também remodelou a abordagem dos profissionais de saúde em relação à pesquisa e prática clínica, promovendo estudos mais rigorosos e uma cultura de avaliação crítica das intervenções de saúde, priorizando a eficácia e eficiência dos tratamentos, bem como a relação custo-benefício. Seu trabalho foi traduzido para 8 línguas e levantou questionamentos mundialmente sobre a escassez de ensaios clínicos controlados e revisões sistemáticas para avaliar a eficácia das intervenções médicas. (4)

A criação da Colaboração Cochrane

A história da Colaboração Cochrane se inicia em 1974, logo após o lançamento e sucesso de "Effectiveness and Efficiency: Random Reflections on Health Services". Sob a influência do recém-publicado livro de Archie, pesquisadores do *Medical Research Council* em Cardiff, Inglaterra, iniciaram a identificação de pesquisas na área de medicina perinatal (5). Posteriormente, em 1976, as pesquisas foram utilizadas para realização da primeira revisão sistemática na área, feita por Ian Chambers, um aluno de obstetrícia da Universidade de Oxford. A necessidade da criação de uma base de dados com informações válidas, organizadas e confiáveis de todas as especialidades e subespecialidades levou a criação do Centro Cochrane em Oxford, em 1992, que mais tarde, foi transformado na Colaboração Cochrane (5).

A Colaboração Cochrane é uma organização filantrópica que foi estabelecida em 1993, na Inglaterra, por Ian Chamber e um grupo de outras 77 pessoas de 9 países diferentes (6). Seu principal objetivo é produzir e difundir ensaios clínicos randomizados atualizados sobre intervenções médicas, com o propósito de reduzir incertezas na tomada de decisões médicas por meio de decisões fundamentadas.

Estrutura e organização da Cochrane

A comunidade da Cochrane é formada por uma gama de profissionais que trabalham juntos e com mesmo objetivo para produzir informações confiáveis e atualizadas. A Cochrane conta com grupos separados e especializados em áreas definidas. O Grupo de Revisões foca no tratamento de doenças específicas, os Grupos de Métodos focam em universalizar métodos de pesquisa e meta-análise, o Grupo Geográfico foca em áreas mais amplas da medicina, como cuidado com idosos e saúde pública. Ainda existem outros grupos, como o grupo de suporte editorial e de publicação e grupo executivo, que focam na organização das pesquisas (6).

O mérito da Cochrane

A Cochrane foi a primeira organização do seu tipo, e com tanto tempo de trabalho, criaram o Grupo de Métodos, que teve um papel importante no desenvolvimento da metodologia para revisões sistemáticas. Um dos grandes "segredos" da organização para suas informações confiáveis são seus métodos rígidos. A Cochrane foca em revisões sistemáticas, sendo essas divididas em 5 principais tipos:

1. Efeitos de intervenção: que avaliam os impactos de intervenções de saúde ou assistência social, priorizando ensaios aleatórios. Quando há escassez de evidências nesses ensaios, incluem-se estudos não aleatórios, especialmente para efeitos raros ou intervenções de grande escala. Consideram também aspectos econômicos e experiências dos pacientes.

2. Teste de acurácia de diagnósticos: avaliam a precisão dos testes em detectar uma condição específica, abrangendo sinais e sintomas, questionários, testes laboratoriais e exames de imagem. A precisão é crucial para determinar se o teste melhora os resultados dos pacientes. Avaliações mais abrangentes requerem ensaios randomizados que incorporem intervenções após o teste.

3. Prognósticos: analisa como a saúde de pessoas com certas doenças ou condições pode evoluir no futuro, ajudando a prever resultados como recorrência da doença e identificando quem se beneficiaria mais de intervenções.

4. Overview: reúne evidências de várias revisões em um único recurso para auxiliar médicos, políticos e consumidores a lidar com questões complexas.

5. Metodologia: aborda diversos aspectos dos métodos usados em revisões, oferecendo informações verídicas e explorando desafios enfrentados pelos pesquisadores. Utiliza uma variedade de evidências para responder a perguntas específicas sobre estratégias de pesquisa e qualidade dos relatórios de estudos (6).

A importância da Cochrane para a medicina atual

Atualmente, mais de 9 mil revisões sistemáticas já foram publicadas na Biblioteca Cochrane, tendo publicações que levaram a importantes mudanças em intervenções e levantaram discussões sobre a efetividade de intervenções regularmente usadas (7,8,9,10). A organização trabalha juntamente a Organização Mundial da Saúde (OMS) para ajudar no desenvolvimento de *guidelines* bem informados, além de fornecer artigos como evidência para os *guidelines* da OMS (6). Desde sua criação, a Cochrane contribuiu com profissionais de saúde com revisões que tratavam de questões complexas e multi-facetadas. O uso de revisões sistemáticas está e continuará se expandindo, novos métodos serão criados, a conversação e as dúvidas continuarão surgindo e as bases de dados, como a Cochrane, continuarão se desenvolvendo e ajudando os profissionais que a utilizam.

Referências

1. Sacket DJ, Rosenberg WMC, Gray JAM, Haynes RB, Richardson WS. Evidence based medicine: what it is and what it isn't. Br Med J. 1996;312:71. - PMC -PubMed

2. Osler W, Silverman ME, Murray TJ, et al. The Quotable Osler. Philadelphia: American College of Physicians--American Society of Internal Medicine; 2003

3. Shah HM, Chung KC. Archie Cochrane and his vision for evidence-based medicine. Plast Reconstr Surg. 2009;124:982–8. [PMC free article] [PubMed] [Google Scholar]

4. Cochrane AL. Effectiveness and Efficiency. Random Reflections on Health Services. London: Nuffield Provincial Hospitals Trust, 1972

5. The Cochrane Collaboration. History. http://www.cochrane.org/about-us/ history (6 June 2013, date last accessed)

6. Chapter I: Introduction. Disponível em: <https://training.cochrane.org/handbook/current/chapter-i>. Acesso em: 24 jun. 2024.

7. Roberts D, Brown J, Medley N, Dalziel SR. Antenatal corticosteroids for accelerating fetal lung maturation for women at risk of preterm birth. Cochrane Database of Systematic Reviews 2017; 3: CD004454.

8. Ker K, Roberts I, Shakur H, Coats TJ. Antifibrinolytic drugs for acute traumatic injury. Cochrane Database of Systematic Reviews 2015; 5: CD004896.

9. Lafuente-Lafuente C, Valembois L, Bergmann JF, Belmin J. Antiarrhythmics for maintaining sinus rhythm after cardioversion of atrial fibrillation. Cochrane Database of Systematic Reviews 2015; 3: CD005049.

10. Jefferson T, Jones MA, Doshi P, Del Mar CB, Hama R, Thompson MJ, Spencer EA, Onakpoya I, Mahtani KR, Nunan D, Howick J, Heneghan CJ. Neuraminidase inhibitors for preventing and treating influenza in healthy adults and children. Cochrane Database of Systematic Reviews 2014; 4: CD008965.

CAPÍTULO 4. Introdução ao Prisma Statement.

"Introduction to the PRISMA statement"

Roberto Nogueira Santana

Ingrid Mattos Duarte

O uso das evidências mostradas através das revisões permite que diversos profissionais tenham acesso às mais novas informações e assim possam embasar suas práticas clínicas, criação de novas políticas públicas, além de novos estudos (Khoi, 2023, Swingler, 2003). Por esse lado, se torna visível a capacidade das revisões sistemáticas em identificar lacunas no conhecimento, dando luz a áreas que precisam de mais pesquisa (Oxman, 1994). Além do mais, fornecem uma visão ampla e imparcial dos resultados dispostos (Uman, 2011, Gurevitch, 2018).

Tendo isso em vista, são notáveis as vantagens das revisões sistemáticas pois elas oferecem não somente avanço de conhecimento científico, mas também a melhoria da qualidade dos serviços de saúde a fim de estabelecer o bem-estar da população em geral. (6 Meerpohl, 2012, Sathian, 2023)

O PRISMA Statement se tornou uma ferramenta crucial no que diz respeito às revisões sistemáticas com metanálises (Catrin, 2021). Sendo capaz de oferecer diretrizes essenciais para garantir que as pesquisas sejam utilizadas da melhor forma possível.

Ao seguir o fluxograma do PRISMA (Page, 2021), os autores passam a ter a certeza de que os aspectos fundamentais da revisão, em cada uma de suas etapas, estão sendo fielmente seguidas, começando pela seleção de estudos e indo até a análise dos resultados, expondo assim, de maneira consistente, todos os dados levantados. Seguir a sequência de etapas de maneira completa, promove a transparência do processo, permitindo que leitores e revisores avaliem a qualidade e a confiabilidade do estudo.

O ponto alto do PRISMA Statement é a capacidade de padronização das revisões sistemáticas, isso facilita a comparação e a replicação de estudos nos mais diversos contextos. O PRISMA Statement é uma ferramenta fundamental para garantir a qualidade e a integridade das revisões sistemáticas, promovendo avanços significativos no conhecimento científico. No atual cenário científico existe a Cochrane, que é uma rede internacional de alta qualidade que reúne e produz as mais eficientes revisões sistemática e metanálises para que a sua tomada de decisão seja a mais assertiva.

COCHRANE

A Cochrane se baseia em três objetivos para se colocar no centro das tomadas de decisões em saúde, são elas: produzir evidências confiáveis, defender evidências e informar decisões de saúde e cuidado. Tudo isso é realizado através de, entre outras coisas, a relevância, a integridade e a qualidade dos estudos realizados por ela.

Ela é uma das mais importantes instituições globais a produzir e sintetizar as mais diversas revisões sistemáticas, com mais de 7500 revisões próprias em sua biblioteca, a Biblioteca Cochrane, que surgiu como uma figura forte no cenário das revisões sistemáticas. Essa coleção de bancos de dados, oferece uma fonte essencial de evidências independentes e de alta qualidade para orientar a tomada de decisões em saúde.

Este banco inclui a Base de revisões sistemáticas Cochrane, o Registro central de ensaios controlados da Cochrane e a Respostas clínicas Cochrane.

Base de revisões sistemáticas Cochrane: nesse local, os estudos são revisados por pares seguindo protocolos preparados de acordo com os padrões estabelecidos pelo Manual para revisões sistemáticas de intervenções da Cochrane.

No Registro central de ensaios controlados da Cochrane é um local onde se encontram diversos relatórios de ensaios clínicos randomizados, que colaboram para a abrangência e confiabilidade das revisões.

E por fim, a Respostas clínicas Cochrane complementa esse conjunto, fornecendo respostas diretas e clinicamente relevantes para profissionais de saúde.

A instituição ainda contribui com a publicação mensal de novos materiais e atualizações contínuas, com isso se destaca como uma autoridade na síntese de evidências científicas. Com sua abordagem rigorosa e focada na utilidade prática das evidências, a Cochrane se torna uma referência para profissionais de saúde, pesquisadores e formuladores de políticas ao redor do mundo.

HISTÓRICO E EVOLUÇÃO DO PRISMA

Em 1996 foi desenvolvido o Quality of Reporting of meta-analyses (QUOROM) (Moher, 1999) com o intuito de elevar a qualidade das metanálises da época. Inicialmente, seu foco era garantir a transparência e a precisão na escrita desses estudos, fornecendo diretrizes claras para os autores. Anos após, ainda percebendo que melhorias poderiam ser feitas na construção das revisões, principalmente no que se refere a padronização dos relatos, em 2009 surgiu o PRISMA Statement. (Moher, 2009)

Durante os anos de utilização do QUOROM, os estudiosos perceberam a necessidade de expandir o seu escopo para abranger também revisões sistemáticas. Sob essa demanda, especialistas em metodologia de pesquisa e revisões sistemáticas iniciaram a produção do que hoje se conhece como PRISMA. Por sua vez, o PRISMA 2009 também apresentava suas lacunas e necessidades de ampliação então, em 2020, foi atualizado sendo conhecido atualmente como PRISMA 2020 (Page, 2021).

ESTRUTURA E COMPONENTES DO PRISMA

Os componentes principais do PRISMA são: o PRISMA flow chart que é um fluxograma de seleção de estudos e o PRISMA checklist que, por sua vez, é uma lista de itens a serem abordados pelos autores durante a escrita de seus trabalhos. Estes dois juntos garantem que o trabalho produzido possua a padronização necessária, além de ser reconhecido como um texto de qualidade.

PRISMA flowchart: é um fluxograma de todo o processo de busca e seleção de artigos. Ele descreve o fluxo de informações através das diferentes fases da confecção do trabalho. Contabiliza todos os artigos que foram utilizados e excluídos, além dos motivos de suas exclusões. Também permite aos leitores entenderem claramente como foi o decorrer da pesquisa. Sobretudo, permite que a revisão sistemática seja replicada por outros pesquisadores.

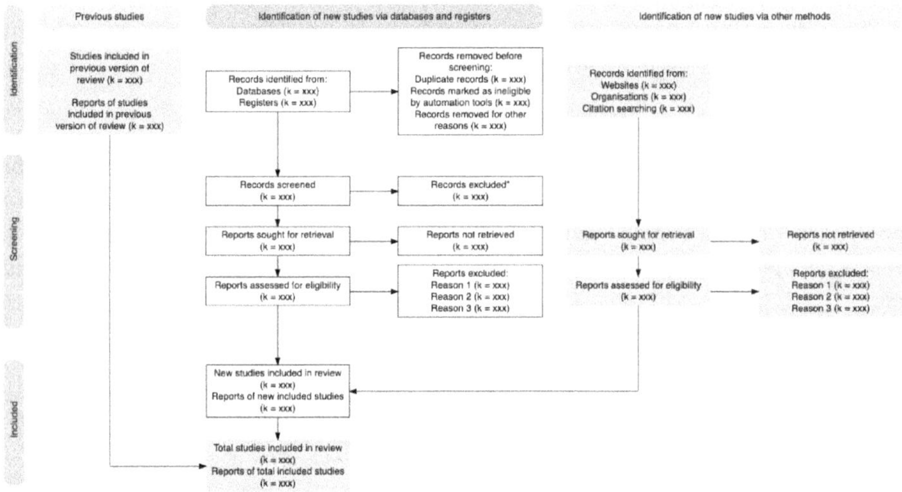

Figura 1: Flowchart PRISMA 2020

O PRISMA checklist abrange 27 itens que abordam as seções de introdução, métodos, resultados, discussão entre outros. Todos os tópicos da lista de verificação são acompanhados de uma explicação detalhada e no PRISMA checklist expandido esse detalhamento é ainda mais aprofundado. Isso ajuda os autores a entenderem a importância de cada item e a garantirem que todos os aspectos relevantes sejam abordados.

Section and Topic	Item #	Checklist item	Location where item is reported
TITLE			
Title	1	Identify the report as a systematic review.	
ABSTRACT			
Abstract	2	See the PRISMA 2020 for Abstracts checklist.	
INTRODUCTION			
Rationale	3	Describe the rationale for the review in the context of existing knowledge.	
Objectives	4	Provide an explicit statement of the objective(s) or question(s) the review addresses.	
METHODS			
Eligibility criteria	5	Specify the inclusion and exclusion criteria for the review and how studies were grouped for the syntheses.	
Information sources	6	Specify all databases, registers, websites, organisations, reference lists and other sources searched or consulted to identify studies. Specify the date when each source was last searched or consulted.	
Search strategy	7	Present the full search strategies for all databases, registers and websites, including any filters and limits used.	
Selection process	8	Specify the methods used to decide whether a study met the inclusion criteria of the review, including how many reviewers screened each record and each report retrieved, whether they worked independently, and if applicable, details of automation tools used in the process.	
Data collection process	9	Specify the methods used to collect data from reports, including how many reviewers collected data from each report, whether they worked independently, any processes for obtaining or confirming data from study investigators, and if applicable, details of automation tools used in the process.	
Data items	10a	List and define all outcomes for which data were sought. Specify whether all results that were compatible with each outcome domain in each study were sought (e.g. for all measures, time points, analyses), and if not, the methods used to decide which results to collect.	
	10b	List and define all other variables for which data were sought (e.g. participant and intervention characteristics, funding sources). Describe any assumptions made about any missing or unclear information.	
Study risk of bias assessment	11	Specify the methods used to assess risk of bias in the included studies, including details of the tool(s) used, how many reviewers assessed each study and whether they worked independently, and if applicable, details of automation tools used in the process.	
Effect measures	12	Specify for each outcome the effect measure(s) (e.g. risk ratio, mean difference) used in the synthesis or presentation of results.	
Synthesis methods	13a	Describe the processes used to decide which studies were eligible for each synthesis (e.g. tabulating the study intervention characteristics and comparing against the planned groups for each synthesis (item #5)).	
	13b	Describe any methods required to prepare the data for presentation or synthesis, such as handling of missing summary statistics, or data conversions.	
	13c	Describe any methods used to tabulate or visually display results of individual studies and syntheses.	
	13d	Describe any methods used to synthesize results and provide a rationale for the choice(s). If meta-analysis was performed, describe the model(s), method(s) to identify the presence and extent of statistical heterogeneity, and software package(s) used.	
	13e	Describe any methods used to explore possible causes of heterogeneity among study results (e.g. subgroup analysis, meta-regression).	
	13f	Describe any sensitivity analyses conducted to assess robustness of the synthesized results.	
Reporting bias assessment	14	Describe any methods used to assess risk of bias due to missing results in a synthesis (arising from reporting biases).	
Certainty assessment	15	Describe any methods used to assess certainty (or confidence) in the body of evidence for an outcome.	

Section and Topic	Item #	Checklist item	Location where item is reported
RESULTS			
Study selection	16a	Describe the results of the search and selection process, from the number of records identified in the search to the number of studies included in the review, ideally using a flow diagram.	
	16b	Cite studies that might appear to meet the inclusion criteria, but which were excluded, and explain why they were excluded.	
Study characteristics	17	Cite each included study and present its characteristics.	
Risk of bias in studies	18	Present assessments of risk of bias for each included study.	
Results of individual studies	19	For all outcomes, present, for each study: (a) summary statistics for each group (where appropriate) and (b) an effect estimate and its precision (e.g. confidence/credible interval), ideally using structured tables or plots.	
Results of syntheses	20a	For each synthesis, briefly summarise the characteristics and risk of bias among contributing studies.	
	20b	Present results of all statistical syntheses conducted. If meta-analysis was done, present for each the summary estimate and its precision (e.g. confidence/credible interval) and measures of statistical heterogeneity. If comparing groups, describe the direction of the effect.	
	20c	Present results of all investigations of possible causes of heterogeneity among study results.	
	20d	Present results of all sensitivity analyses conducted to assess the robustness of the synthesized results.	
Reporting biases	21	Present assessments of risk of bias due to missing results (arising from reporting biases) for each synthesis assessed.	
Certainty of evidence	22	Present assessments of certainty (or confidence) in the body of evidence for each outcome assessed.	
DISCUSSION			
Discussion	23a	Provide a general interpretation of the results in the context of other evidence.	
	23b	Discuss any limitations of the evidence included in the review.	
	23c	Discuss any limitations of the review processes used.	
	23d	Discuss implications of the results for practice, policy, and future research.	
OTHER INFORMATION			
Registration and protocol	24a	Provide registration information for the review, including register name and registration number, or state that the review was not registered.	
	24b	Indicate where the review protocol can be accessed, or state that a protocol was not prepared.	
	24c	Describe and explain any amendments to information provided at registration or in the protocol.	
Support	25	Describe sources of financial or non-financial support for the review, and the role of the funders or sponsors in the review.	
Competing interests	26	Declare any competing interests of review authors.	
Availability of data, code and other materials	27	Report which of the following are publicly available and where they can be found: template data collection forms; data extracted from included studies; data used for all analyses; analytic code; any other materials used in the review.	

Figura 2: Checklist PRIMA 2020

O detalhamento da revisão, a partir do PRISMA flowchart e PRISMA checklist fornece uma boa estrutura para orientar os autores em todas as etapas do processo de escrita, desde a elaboração do protocolo até a redação do relatório final.

APLICAÇÃO DO PRISMA

Elaboração do Protocolo:

Ao iniciar uma revisão sistemática, é considerado importante que os autores utilizem algum protocolo robusto e reconhecido que descreva a fundamentação, a hipótese e os métodos planejados da revisão. O PRISMA-P (PRISMA for Protocols) (Moher, 2015) é uma forte opção para essa etapa da escrita. O PRISMA-P tem por finalidade facilitar a preparação e o relato da revisão. Ele inclui diversas informações a respeito da pesquisa, tais como: informações administrativas que envolvem registro no PROSPERO (13 PROSPERO) e dados do autor, introdução do assunto abordado e dados metodológicos.

Condução da Revisão:

Durante a condução da revisão, é importante seguir rigorosamente o protocolo elaborado e documentar todas as etapas do processo. O preenchimento do fluxograma PRISMA é crucial nesse momento principalmente por gerar uma maior organização e melhor gestão do tempo. Em relação ao checklist de verificação, o ideal é que os autores o preencham à medida que avançam na revisão, dessa forma eles garantiram que nenhum dado foi abandonado.

BENEFÍCIOS DO USO DO PRISMA

As revisões sistemáticas e metanálises são ferramentas essenciais para resumir evidências de forma precisa e confiável. Por isso, assim como em todas as pesquisas, as revisões sistemáticas devem ser relatadas de forma completa e transparente para permitir que os leitores avaliem os pontos fortes e fracos da investigação. Todavia, a informação chave é muitas vezes mal reportada em revisões sistemáticas, diminuindo assim a seu potencial utilidade. Sendo assim, o PRISMA Statement, concentra-se em maneiras pelas quais os autores podem garantir relatórios transparentes e completos de revisões sistemáticas e metanálises. (9 Page MJ, 2021)

Dentre os benefícios podemos citar:

Padronização da apresentação de resultados: O PRISMA fornece diretrizes para relatar as revisões sistemáticas e metanálises, o que ajuda a garantir a consistência e transparência na apresentação dos resultados.

Promove a replicabilidade e a transparência: Seguindo as diretrizes do PRISMA, os autores tornam seu trabalho mais transparente e replicável, o que é fundamental para a validade científica, permitindo que outros pesquisadores possam facilmente entender e replicar os métodos utilizados na revisão.

Melhora na qualidade dos relatórios: Ao seguir as diretrizes do PRISMA, os autores são incentivados a fornecer informações detalhadas sobre os métodos que utilizam na revisão, incluindo critérios de inclusão e exclusão, estratégia de busca, avaliação de qualidade e análise de dados. Isso garante que os leitores tenham uma compreensão clara da metodologia empregada.

Facilita a avaliação da confiabilidade dos estudos: O PRISMA exige que os autores relatem o processo de seleção dos estudos incluídos na revisão, bem como as características dos estudos individuais, permitindo, assim, aos leitores avaliar a qualidade e a relevância dos estudos incluídos na análise.

Auxilia na identificação de lacunas de pesquisa: Quando uma revisão sistemática é bem conduzida e relatada de acordo com o PRISMA pode ajudar a identificar lacunas na literatura existente, destacando áreas onde mais pesquisa é necessária.

Facilita a tomada de decisão clínica: Seguir as diretrizes do PRISMA permite o fornecimento de um resumo abrangente e confiável da evidência disponível sobre um determinado tópico, o que pode ajudar a tomar decisões sobre práticas clínicas.

DESAFIOS E LIMITAÇÕES

Embora os objetivos do PRISMA sejam reduzir o risco de relatórios falhos de revisões sistemáticas e melhorar a clareza e a transparência na forma como as revisões são conduzidas (Page MJ, 2021), têm-se poucos dados para afirmar de forma mais definitiva se esta intervenção alcançará o objetivo pretendido.

As diretrizes do PRISMA podem ser extensas e detalhadas, o que pode tornar sua implementação desafiadora para autores que não estão familiarizados com o processo da revisão sistemática ou metanálise. Isso pode resultar em alguns relatórios incompletos ou imprecisos se os autores não entenderem completamente as diretrizes ou não conseguirem aplicá-las corretamente. Também existe o risco de viés de relato, onde os autores podem escolher seletivamente quais resultados incluir ou como apresentá-los, podendo distorcer a percepção da evidência disponível e afetar a interpretação dos resultados.

Além disso, apesar das diretrizes do PRISMA incentivarem a transparência na apresentação dos resultados e divulgação de informações sobre a qualidade dos estudos incluídos na revisão, ele não fornece uma ferramenta específica para a avaliação da qualidade. Isso significa que os leitores ainda precisam confiar na avaliação crítica dos autores ou em ferramentas adicionais para determinar a qualidade dos estudos.

PERSPECTIVAS FUTURAS

A Declaração PRISMA de 2020, contou com a inclusão de um novo guia de apresentação das publicações que reflete os avanços nos métodos para identificar, selecionar, avaliar e sintetizar estudos. A estrutura e a apresentação dos itens foram modificadas para facilitar sua implementação. O PRISMA checklist e o PRISMA flowchart são considerados essenciais para um relato transparente de uma revisão sistemática. Logo, nota-se que o PRISMA tem se tornado uma ferramenta útil para ser utilizada em revisões sistemáticas, possuindo uma atualização recente, que buscou avanços tecnológicos. Por isso, é necessário encorajar os periódicos de saúde e os grupos editoriais, como a Associação Mundial de Editores Médicos e o Comitê Internacional de Editores de Revistas Médicas, a endossar o PRISMA da mesma forma que endossaram outras diretrizes de reporte. É de extrema importância que os editores de revista de saúde apoiem o PRISMA, atualizando as duas "Instruções aos Autores" e incluindo o endereço Web do PRISMA, e aumentando a sensibilização através de ações editoriais específicas.

Como perspectivas futuras, é importante manter uma atualização regular da Declaração, reforçar a importância da transparência nos métodos de revisão sistemática e metanálise, bem como na disponibilidade de dados e protocolos para a replicação dos estudos.

Além disso, é interessante considerar a inclusão de orientações para revisões que empregam uma metodologia mista, combinando dados quantitativos e qualitativos. Também é importante aprimorar as diretrizes relacionadas à avaliação da qualidade dos estudos, destacando métodos para avaliar o risco de viés e a qualidade metodológica.

Deve-se considerar como tecnologias emergentes, como a inteligência artificial, podem ser integradas à revisão sistemática e metanálise para otimizar o processo e identificar de forma eficiente a evidência relevante.

O campo da revisão sistemática e metanálise está em constante evolução, com novas metodologias e diretrizes sendo desenvolvidas. Por isso, o PRISMA pode precisar de atualizações para garantir sua relevância contínua e abordar novos desafios e considerações metodológicas.

CONCLUSÃO

O PRISMA Statement emerge como uma ferramenta crucial para garantir a transparência e a qualidade de revisões sistemáticas e metanálises, que são de extrema importância no avanço do conhecimento científico e na melhoria dos serviços de saúde, oferecendo diretrizes essenciais para a sua condução. Ao seguir o fluxograma e a lista de verificação, presentes na Declaração de 2020, os autores garantem uma padronização de suas revisões facilitando a replicação e comparação de estudos em diversos contextos.

O PRISMA se tornou uma ferramenta indispensável para a condução de revisões sistemáticas de alta qualidade e credibilidade, apesar de não oferecer uma ferramenta específica para avaliar a qualidade dos estudos, o que pode ser algo interessante a ser acrescentado em possíveis futuras atualizações.

Por isso, é importante que os periódicos e grupos editoriais recomendem a utilização do PRISMA para estudos que serão submetidos, a fim de ampliar a utilização do PRISMA, garantindo revisões sistemáticas e metanálises de alta qualidade, importantes para embasar decisões clínicas, políticas de saúde e diretrizes de prática clínica.

TESTE SEUS CONHECIMENTOS

1. Você está lendo e analisando duas revisões sistemáticas com metanálise. A número 1 apresenta como foi o processo de separação e construção do artigo e a número 2 não demonstra como foi feito esse processo. Qual delas você teria mais confiança a respeito dos dados apresentados?

2. Você já sabe que é extremamente necessário documentar todas as etapas da seleção dos estudos para que não haja vieses. Sendo assim, quais você considera serem os principais desafios enfrentados pelo pesquisador ao construir o PRISMA flowchart?

3. Preencha o PRISMA flowchart com base nas seguintes informações:

Databases utilizados: PUBMED (615), LILACS (27) e Web of Science (934)

Artigos registrados: 1573

Replicados: 11

Removidos por outras razões: 94

Registros selecionados: 11

Registros excluídos: 9

Relatórios revisados: 8

Relatórios não recuperados: 6

Relatórios avaliados quanto à elegibilidade: 2

Relatórios excluídos: não condizente com o tema: 4

Relato de caso: 2

Estudos incluídos na revisão: 2

Você terá acesso ao diagrama em: https://www.prisma-statement.org/prisma-2020-flow-diagram > PRISMA 2020 flow diagram for new systematic reviews which included searches of databases and registers only

GABARITO

Respostas esperadas:

1. A número 1, pois uma revisão sistemática que apresenta claramente seus processos de construção utilizando checklists e diagrama de fluxo como do PRISMA statement, inspiram mais confiança e demonstra a clareza e o rigor metodológico necessários.

2. Os principais desafios são lidar com a complexidade da busca bibliográfica, a triagem de estudos duplicados, a avaliação de títulos e resumos e a resolução de divergências entre os revisores.

3.

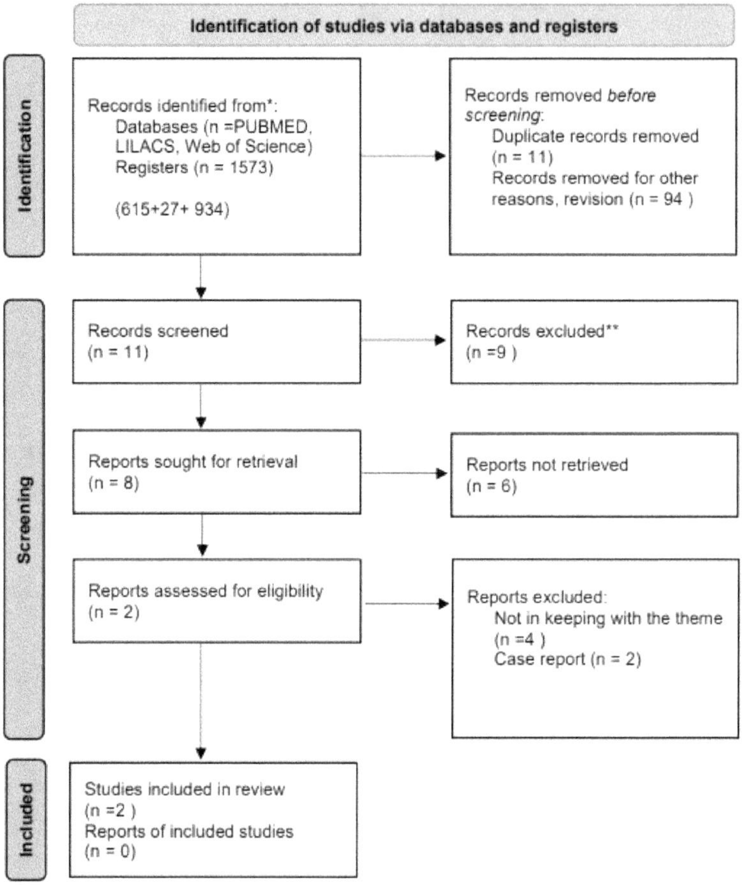

Figura 3: Gabarito do Flowchart PRISMA fictício preenchido.

REFERÊNCIAS

1. Uman LS. Systematic Reviews and Meta-Analyses. J Can Acad Child Adolesc Psychiatry. 2021;20(1):PMC3024725. https://www.ncbi.nlm.nih.gov/pmc/articles/PMC3024725/.

2. Gurevitch J, Koricheva J, Nakagawa S, Stewart G. Meta-analysis and the science of research synthesis. Nature. 2018;555(7695):175-82. https://doi.org/10.1038/nature25753

3. Khoi Quan, N., Liamputtong, P. (2023). Systematic Review and Evidence Synthesis in Public Health. In: Liamputtong, P. (eds) Handbook of Social Sciences and Global Public Health. Springer, Cham. https://doi.org/10.1007/978-3-031-25110-8_143

4. Swingler GH. Number of published systematic reviews and global burden of disease: database analysis. BMJ. 2003;327(7423):1083-4. https://doi.org/10.1136/bmj.327.7423.1083

5. Oxman AD. Users' guides to the medical literature. VI. How to use an overview. Evidence-Based Medicine Working Group. JAMA. P1994;272(17):1367-71. https://doi.org/10.1001/jama.272.17.1367

6. Meerpohl JJ, Herrle F, Antes G, von Elm E. Scientific Value of Systematic Reviews: Survey of Editors of Core Clinical Journals. PLoS ONE. 2012;7(5):e35732. https://doi.org/10.1371/journal.pone.0035732

7. Sathian B, Van Teijlingen E, Do Nascimento IJ, Khatib MN, Banerjee I, Simkhada P, Kabir R, Al Hamad H. Need for evidence synthesis for quality control of healthcare decision-making. Nepal J Epidemiology. 2023;13(3):1288-91. https://doi.org/10.3126/nje.v13i3.61004

8. Sohrabi C, Franchi T, Mathew G, Kerwan A, Nicola M, Griffin M, Agha M, Agha R. PRISMA 2020 statement: What's new and the importance of reporting guidelines. Int J Surg. 2021;88:105918. https://doi.org/10.1016/j.ijsu.2021.105918

9. Page MJ, McKenzie JE, Bossuyt PM, Boutron I, Hoffmann TC, Mulrow CD, Shamseer L, Tetzlaff JM, Akl EA, Brennan SE, Chou R, Glanville J, Grimshaw JM, Hróbjartsson A, Lalu MM, Li T, Loder EW, Mayo-Wilson E, McDonald S, McGuinness LA, Stewart LA, Thomas J, Tricco AC, Welch VA, Whiting P, Moher D. The PRISMA 2020 statement: An updated guideline for reporting systematic reviews. Int J Surg. 2021;88:105906. https://doi.org/10.1016/j.ijsu.2021.105906

10. Moher D, Cook DJ, Eastwood S, Olkin I, Rennie D, Stroup DF. Improving the quality of reports of meta-analyses of randomised controlled trials: the QUOROM statement. Lancet. 1999;354(9193):1896-900. https://doi.org/10.1016/s0140-6736(99)04149-5

11. Moher D, Liberati A, Tetzlaff J, Altman DG. Preferred Reporting Items for Systematic Reviews and Meta-Analyses: The PRISMA Statement. PLoS Med. 2009;6(7):e1000097. https://doi.org/10.1371/journal.pmed.1000097

12. Moher D, Shamseer L, Clarke M, Ghersi D, Liberati A, Petticrew M, Shekelle P, Stewart LA. Preferred Reporting Items for Systematic Review and Meta-Analysis Protocols (PRISMA-P) 2015 statement. Syst Rev. 2015;4(1):1. doi: 10.1186/2046-4053-4-1

13. PROSPERO [Internet]. PROSPERO. Disponível em: https://www.crd.york.ac.uk/prospero/.

14. Liberati, Alessandro et al. "The PRISMA statement for reporting systematic reviews and meta-analyses of studies that evaluate health care interventions: explanation and elaboration." *PLoS medicine* vol. 6,7 (2009): e1000100. doi:10.1371/journal.pmed.1000100

15. Page MJ, McKenzie JE, Bossuyt PM, et al. The PRISMA 2020 statement: an updated guideline for reporting systematic reviews. *BMJ*. 2021; 372:71. Published 2021 Mar 29. doi:10.1136/bmj.n71

Capítulo 5. Registro prospectivo de estudos.

Felipe Giraldo Alvarez Gonçalves
Bruno Damico Terada

"Se tudo que está tentando fazer é essencialmente a mesma coisa que seus concorrentes, é improvável que você tenha muito sucesso"

- Michael Porter

Considerações iniciais

Talvez você tenha se intrigado ao ler o nome que abre este capítulo e, movido pela curiosidade, tenha corrido ao Google para descobrir quem é Michael Porter (1); se assim o fez, percebeu que ele não é médico, tampouco estatístico, mas sim um renomado professor de estratégia e finanças em Harvard, o que provavelmente lhe causou estranhamento — afinal, o que faz um teórico do mercado corporativo em um livro de meta-análises? É provável que agora se pergunte se os autores perderam a noção do tema ou se decidiram se aventurar em terrenos psicodélicos, mas fique tranquilo: seguimos sóbrios e perfeitamente conscientes de que a pauta aqui é ciência médica e não economia criativa.

A conexão, no entanto, existe e é bastante pertinente: uma das maiores contribuições de Porter foi o modelo das forças competitivas, que descreve como fatores como fornecedores, clientes, substitutos, rivalidade e novos entrantes moldam o ambiente de negócios; e é justamente esta última força — a ameaça da entrada de novos concorrentes — que tem paralelo direto com o universo das revisões sistemáticas. Pense assim: quando um grupo de pesquisa formula uma pergunta de investigação, nada impede que outro grupo, em qualquer lugar do mundo, chegue à mesma formulação e publique seus achados primeiro, esvaziando o esforço inicial.

É nesse ponto que entra o **PROSPERO (International Prospective Register of Systematic Reviews)** (2, 3), um registro público e internacional que funciona como uma espécie de "escritório de patentes": ao inscrever ali sua revisão sistemática, você estabelece precedência ética e científica sobre a ideia, garantindo transparência e reduzindo o risco de ser "ultrapassado" por concorrentes. Não se trata de uma patente legal, claro, mas de um mecanismo amplamente aceito na comunidade científica como boa prática de pesquisa.

Por isso, este capítulo terá um tom um pouco mais técnico — quase um manual de preenchimento, com exemplos práticos de como registrar sua ideia na plataforma. Ainda assim, pedimos especial atenção: o número de revisões sistemáticas cresce exponencialmente ano a ano e, na medida em que as perguntas começam a se esgotar, a probabilidade de dois grupos formularem PICOTTs semelhantes também aumenta.

Registrando na prática

Agora que você já entendeu por que o registro prospectivo é essencial e o papel que o PROSPERO cumpre nesse processo, é hora de ver como isso funciona na prática. Em vez de prints de tela que amanhã podem estar desatualizados (acredite, a plataforma do PROSPERO muda frequentemente), vamos percorrer juntos as seções do formulário, destacando o que realmente importa preencher e, claro, ilustrando com um exemplo real.

No campo **Título**, escreva como se fosse o título final da sua revisão. Nada de mistério: seja claro, direto e completo. Por exemplo: *Suctioning ureteral access sheath vs. traditional sheath in retrograde intrarenal surgery: a systematic review and meta-analysis.* (4)

A **pergunta de pesquisa (PICOTT)** é o coração do registro. Aqui você traduz sua ideia em termos de População, Intervenção, Comparador, Outcomes, Tipo de estudo e Tempo. Exemplo: *Pacientes submetidos à cirurgia retrógrada intrarrenal (RIRS) (P), comparação entre bainha ureteral com sucção (UAS) (I) versus bainha tradicional (C), avaliando taxa livre de cálculos e complicações (O), em estudos observacionais e ensaios clínicos (T), com follow-up mínimo de 30 dias (T).*

Nos **critérios de elegibilidade**, liste o que entra e o que fica de fora da revisão. Isso ajuda a blindar sua revisão contra críticas futuras do tipo "mas por que vocês não incluíram tal estudo?". Exemplo: *Inclusão: estudos com pacientes adultos submetidos a RIRS com uso de UAS. Exclusão: estudos pediátricos, relatos de caso isolados, revisões narrativas.*

Em seguida, descreva as **fontes de informação**. Aqui você mostra onde vai buscar os artigos. Não basta dizer "PubMed e pronto": especifique bases, datas e se haverá busca em literatura cinzenta. Exemplo: *PubMed, Embase, Cochrane CENTRAL e Scopus, desde a criação das bases até dezembro de 2024.*

A **estratégia de busca**, se estiver pronta, também deve ser apresentada, nem que seja em linhas gerais. Isso traz credibilidade e mostra que você não irá incluir artigos aleatórios. Exemplo: *("ureteral access sheath" OR "UAS") AND ("retrograde intrarenal surgery" OR "RIRS") AND ("suction" OR "negative pressure").*

Os **outcomes principais e secundários** precisam estar claramente definidos. Declare antes de começar para não cair na tentação de "pescar resultados positivos". Por exemplo: se você escolheu a taxa livre de cálculos como endpoint primário, mas após a análise percebeu que o resultado de maior magnitude foi em redução de mortalidade, não é correto alterar e afirmar que mortalidade era seu desfecho principal — afinal, seu estudo não foi desenhado para isso. Exemplo: Primário: taxa livre de cálculos. Secundários: tempo operatório, complicações perioperatórias, necessidade de retratamento.

Nos **métodos de análise**, não é preciso escrever um tratado de estatística, mas ao menos indicar o plano: se haverá metanálise, que modelo pretende usar, como vai lidar com heterogeneidade. Exemplo: *Metanálise de efeitos aleatórios, heterogeneidade avaliada por I^2, análise de sensibilidade excluindo estudos de alto risco de viés.*

Por fim, registre **conflitos de interesse e financiamento**, de forma curta e direta: declare apoios, bolsas, financiamento — ou deixe claro que não há.

Exemplo narrativo

Imagine que você e seu grupo decidiram avaliar regimes anestésicos opioid-free em pacientes submetidos a ureteroscopia. O registro no PROSPERO poderia ficar assim:

Título: *Opioid-free versus opioid-based anesthesia for ureteroscopy: a systematic review and meta-analysis.* (5)

PICOTT: Pacientes adultos submetidos a ureteroscopia (P), recebendo anestesia sem opioides (I) comparada à anestesia convencional com opioides (C), avaliando dor pós-operatória, consumo adicional de analgésicos e complicações (O), em ensaios clínicos randomizados e estudos observacionais comparativos (T), com follow-up mínimo de 30 dias (T).

Critérios de inclusão: Ensaios clínicos randomizados, estudos prospectivos e retrospectivos comparativos; pacientes adultos submetidos a ureteroscopia rígida ou flexível; publicações em inglês; seguimento mínimo de 30 dias.

Bases de dados: PubMed, Embase, Cochrane CENTRAL, até janeiro de 2025.

Estratégia de busca: ("opioid-free anesthesia" OR "opioid-free analgesia" OR "OFA") AND ("ureteroscopy" OR "ureterorenoscopy" OR "RIRS").

Outcomes principais: Escore de dor pós-operatória (VAS/NRS), consumo de opióides no pós-operatório.

Outcomes secundários: Náusea e vômito pós-operatórios, tempo de recuperação, complicações anestésicas, tempo de internação.

Análise: Síntese qualitativa dos resultados e metanálise de efeitos aleatórios, com avaliação de heterogeneidade pelo I^2 e análises de sensibilidade conforme risco de viés e tipo de protocolo anestésico.

Comentários finais

Agora você já sabe: registrar sua revisão sistemática no PROSPERO não é burocracia vazia, mas um passo estratégico que garante transparência, precedência científica e maior credibilidade para o seu trabalho. Com os exemplos apresentados, você tem em mãos um roteiro prático para transformar sua ideia em um registro público e sólido.

Voltando à analogia que abriu este capítulo: se Porter descreveu a entrada de novos concorrentes como uma das maiores ameaças a qualquer empreendimento, o registro no

PROSPERO é a barreira de entrada que você pode erguer no campo científico. Ele não é uma patente legal, mas funciona como um "selo de prioridade" que protege sua ideia de ser atropelada. Em outras palavras: quem registra primeiro, sai na frente.

Por isso, seja você um iniciante na pesquisa ou um pesquisador experiente, lembre-se sempre de que não registrar é como encontrar um campo de petróleo e não saber perfurá-lo. E, convenhamos, deixar que outro explore o que você descobriu primeiro é o pior dos desperdícios.

Teste seus conhecimentos

Assinale verdadeiro ou falso para as afirmações a seguir:

1) Existem alternativas viáveis à plataforma PROSPERO, ou seja, posso utilizar outros sites para registrar minha ideia, deixando de lado o PROSPERO;
2) O "roubo" de uma ideia devidamente registrada no PROSPERO é uma infração legal sujeita a multas monetárias;
3) Grandes autores de revisões sistemáticas sempre registram prospectivamente seus estudos, ainda que a pergunta de pesquisa seja muito fora da caixa.

Gabarito

1) Essa assertiva é falsa. A plataforma PROSPERO é global e amplamente aceita por pesquisadores sérios. Por essa razão, sempre recomendamos seu uso, ainda que possam existir outras maneiras de registrar sua ideia - pense que registrar sua PICOTT em um fórum online, por exemplo, abre as portas para outro grupo comprar a briga e registrar no PROSPERO;
2) Essa assertiva é falsa. O roubo de ideias é visto como um ato antiético, que desmoraliza o grupo ladrão - acredite, má reputação é a pior sina que um pesquisador pode carregar. Contudo, multas ou processos não se aplicam a esse caso;
3) Essa assertiva é corretíssima! Sempre registre prospectivamente seus estudos.

Referências bibliográficas

1. PORTER, Michael E. Estratégia Competitiva - Técnicas Para Análise de Indústrias e da Concorrência. 1a edição. GEN Atlas - 18 de abril de 2005.
2. Booth A, Clarke M, Dooley G, Ghersi D, Moher D, Petticrew M, Stewart L. The nuts and bolts of PROSPERO: an international prospective register of systematic reviews. *Syst Rev*. 2012;1:2. doi:10.1186/2046-4053-1-2
3. Centre for Reviews and Dissemination. *PROSPERO: International Prospective Register of Systematic Reviews*. University of York. Published 2011. Accessed [data de acesso]. Available from: https://www.crd.york.ac.uk/prospero/

4. Gonçalves, F.G.A., Porto, B.C., Terada, B.D. et al. Enhanced stone-free rates with suctioning ureteral access sheath vs. traditional sheath in retrograde intrarenal surgery: a systematic review and meta-analysis. BMC Urol 25, 86 (2025). https://doi.org/10.1186/s12894-025-01775-x
5. Terada BD, Gonçalves FG, Porto BC, et al. Unveiling the impact of opioid-free postoperative regimens in ureteroscopy: a comprehensive systematic review and meta-analysis. *Minerva Urol Nephrol*. 2024;76(5):545-553. doi:10.23736/S2724-6051.24.05824-5

Capítulo 6. Pesquisa em bases de dados.

Felipe Giraldo Alvarez Gonçalves
Bruno Damico Terada

"Se um homem não sabe a que porto se dirige, nenhum vento lhe será favorável"

Considerações iniciais

A frase que abre este capítulo é atribuída a Sêneca, grande expoente do estoicismo que, por algum tempo, foi tutor de Nero — sim, o mesmo imperador que incendiou Roma e depois condenou Sêneca ao suicídio. O leitor atento pode se perguntar: "mas por que falar disso?". A resposta é simples: porque a máxima de Sêneca ilustra perfeitamente o ponto que queremos transmitir: sem saber onde e como buscar os estudos certos, nenhum esforço fará sua revisão sistemática avançar.

Partindo dessa ideia, nosso objetivo aqui é mostrar como elaborar uma **estratégia de busca** eficaz e aplicá-la nas principais bases de dados da literatura médica. Mas afinal, o que significa "estratégia de busca"? Nada mais é do que uma forma organizada e inteligente de procurar estudos compatíveis com sua pergunta de pesquisa. Para isso, recorremos a termos cuidadosamente escolhidos, combinados entre si por meio dos chamados **operadores booleanos**.

E o que são esses operadores booleanos? De modo simplista, são palavras ou símbolos que permitem articular os termos da busca, ajustando o equilíbrio entre amplitude e especificidade dos resultados. Parece complicado? Calma! Vamos direto a um exemplo:

(opioid-free OR "opioid free" OR narcotic-free) AND (lithotripsy OR ureterolithotripsy OR ureteroscopy OR "retrograde intrarenal surgery" OR RIRS) (1)

Aqui, buscamos estudos sobre manejo da dor pós-operatória sem opióides em pacientes submetidos a ureterolitotripsia. Note que não fomos restritivos demais — não incluímos termos como *pain* ou *postoperative* — e também não abrimos demais, já que usamos **AND** para garantir que os artigos tragam, ao mesmo tempo, regimes opioid-free e cirurgias endourológicas para cálculo renal.

Vamos destrinchar essa estratégia: primeiro, definimos o regime de analgesia: *(opioid-free OR "opioid free" OR narcotic-free)*. O **OR** entra para dizer ao sistema que aceitamos qualquer um desses termos — todos são variações que significam a mesma coisa. Depois, usamos aspas em *"opioid free"* para indicar que queremos o termo exato. Sem elas, a base retornaria tudo que tivesse *opioid* de um lado e *free* de outro, gerando resultados irrelevantes.

Na segunda parte, conectamos com **AND** para deixar claro que não basta falar de analgesia sem opióides: o artigo precisa também tratar de ureterolitotripsia. Por isso listamos diferentes sinônimos e termos relacionados ao procedimento cirúrgico, unidos por **OR**.

E, assim como em uma equação matemática, os parênteses organizam cada conjunto de termos, para que o sistema entenda exatamente o que estamos pedindo. Se você trocar a ordem ou esquecer um parêntese, a lógica da busca se perde — e os resultados também.

Criando a estratégia de busca

Calma! Se a explicação anterior soou um pouco densa, respira: vamos simplificar. Tudo o que você precisa, de fato, são quatro ferramentas básicas. Pense nelas como o alfabeto mínimo para escrever qualquer boa estratégia de busca.

Parênteses ()

Servem para agrupar termos que pertencem a uma mesma ideia, exatamente como em uma equação matemática.

Exemplo: ("Warren Buffett" OR "Peter Lynch") AND "Value Investing".

Nesse caso, o sistema entende que a primeira parte pode ser *Buffett* ou *Lynch*, mas que obrigatoriamente precisa estar acompanhada do segundo termo: *Value Investing*.

Aspas ""

São usadas para preservar termos compostos. Sem as aspas, o buscador lê as palavras separadamente.

Exemplo: "Warren Buffett" retorna resultados sobre o investidor. Já escrever apenas *Warren Buffett* (sem aspas) pode trazer qualquer artigo que cite alguém chamado Warren e, em outro ponto do texto, alguém chamado Buffett.

OR

Significa "ou". Usamos quando aceitamos variações ou sinônimos para um mesmo conceito.

Exemplo: ("Warren Buffett" OR "Peter Lynch") vai trazer resultados que falem de um ou de outro — ou até dos dois.

AND

Significa "e". Exige que dois termos apareçam juntos.

Exemplo: ("Warren Buffett" OR "Peter Lynch") AND "Value Investing" garante que o artigo trate dos investidores *e* do tema investimento em valor.

Lembre-se: **AND** e **OR** sempre devem ser escritos em maiúsculas, ou o sistema pode não reconhecer.

Até aqui, você dominou o "vocabulário". Mas como combiná-lo de maneira inteligente? Três regras simples resolvem:

1. **Não seja restritivo demais, nem amplo demais.**
   Estratégias muito curtas podem deixar passar estudos relevantes; muito longas, geram milhares de artigos inúteis.
2. **Use operadores com moderação.**
   Não invente moda com mil combinações. Parênteses, aspas, AND e OR já dão conta do recado.
3. **Prefira a simplicidade.**
   A famosa *Navalha de Ockham* nos lembra que a explicação mais simples costuma ser a mais confiável. Em busca, isso significa: quanto menos termos e operadores desnecessários, melhor.

Veja como isso se aplica na prática:

(opioid-free) → muito restrito: perderíamos artigos que usam o termo *narcotic-free, por exemplo*.

(opioid-free OR "opioid free" OR narcotic-free) → equilibrado: recupera as principais variações, sem exagero.

(opioid-free OR "opioid free" OR narcotic-free OR non-opioid OR opioid) → amplo demais: retornaria dezenas de milhares de artigos, inclusive os que apenas citam opioides de passagem.

Agora ficou claro? Aposto que sim: com esses princípios, você já tem tudo o que precisa para criar uma estratégia eficiente.

Existem também recursos menos usuais — como os descritores **MeSH (Medical Subject Headings)**, o campo **[tiab]** (título e resumo) e alguns filtros avançados. Não se preocupe se esses nomes parecem estranhos: você consegue fazer uma ótima revisão apenas com os operadores booleanos. A verdade é que entrar nesses detalhes seria *too much* para os objetivos deste livro e pouco acrescentaria na sua prática de pesquisa. Ainda assim, se o tema te interessar, vale a pena explorar esses refinamentos no futuro.

Você já sabe montar sua estratégia de busca e usar operadores booleanos. Mas antes de sair pesquisando em todas as bases, existe um passo indispensável: **traduzir sua estratégia**. Isso porque PubMed, Embase, Cochrane, Scopus e Web of Science não "falam a mesma língua". O que funciona em uma pode simplesmente não rodar em outra.

A boa notícia é que existem sites gratuitos que fazem essa conversão automaticamente — como o *Polyglot Search Translator* (2). Basta colar sua busca em PubMed, por exemplo, e ele gera a versão correspondente para as outras bases. Isso economiza tempo, evita erros e garante consistência.

Só depois de traduzida, sua estratégia está pronta para ser aplicada. Aí sim, você deve usá-la em bases como **PubMed**, **Embase** e **Cochrane**. Em nossa prática, também incluímos **Web of Science** e **Scopus**, que ampliam bastante a abrangência.

A busca em si é extremamente simples: todas as bases apresentam um campo de busca em sua página inicial. Sua única tarefa é copiar a estratégia traduzida no Polyglot e colar no buscador da base escolhida. Clique em "Search" e você já terá sua lista de artigos.

O que pode mudar de uma base para outra são pequenos detalhes de interface, como botões de filtro (idioma, tipo de estudo, data de publicação) ou o modo de exportação. Mas nada que complique: em geral, tudo é bastante intuitivo. E se surgir alguma dúvida, uma busca rápida no Google resolve em segundos.

Depois de rodar em cada base, não se esqueça de **exportar os resultados** para o seu gerenciador de referências. É assim que sua estratégia deixa de ser apenas um plano no papel e se transforma em uma coleção real de artigos prontos para triagem.

Pronto. Não há segredos extras: essa parte é operacional, mas essencial para que sua estratégia se transforme em evidência real.

Comentários finais

Os primeiros passos de um pesquisador em meta-análise raramente são tranquilos. É natural que, ao tentar montar sua primeira estratégia de busca, você se sinta inseguro e até questione: *"se eu nem consigo achar os artigos, como vou conseguir publicar uma revisão?"*. Respire: essa sensação é absolutamente normal — e todo pesquisador já passou por ela.

Nesses momentos, volte ao essencial. Lembre-se das regras que discutimos: não crie uma estratégia ampla demais, nem restritiva demais; use operadores booleanos de forma inteligente, mas sem exageros; mantenha a simplicidade sempre que possível. Traduzida a estratégia, aplique-a nas principais bases e deixe que a literatura venha até você.

No fim das contas, buscar artigos não é um mistério insondável, mas um processo que exige prática e temperança. Com o tempo, a insegurança se transforma em confiança — e aquela pasta lotada de artigos que parecia inalcançável se torna apenas o ponto de partida para sua revisão sistemática.

Teste seus conhecimentos

Assinale verdadeiro ou falso para as afirmações a seguir:

1) A estratégia de busca deve ser composta por termos muito amplos, pois não queremos correr o risco de perder um paper viável;
2) A estratégia de busca deve ser composta por termos muito restritivos, pois não podemos comparar macacos com ursos - ou seja, precisamos de papers muito semelhantes entre si;
3) Grandes autores de meta-análise não utilizam operadores booleanos em suas estratégias de busca, uma vez que estes, quando mal utilizados, podem estragar a pesquisa.

Gabarito

1) Essa assertiva é falsa, pois, paradoxalmente, uma estratégia muito ampla - que retornaria inúmeros artigos - pode aumentar a incidência de erros de seleção. Pense comigo: é mais provável cometer um erro em uma triagem de 15.000 papers ou em uma de 250 papers?;
2) Essa assertiva é falsa. É verdade que precisamos de papers muito semelhantes entre si, mas uma estratégia restritiva não é a maneira de atingir isso: ao mesmo tempo que encontra papers muito semelhantes entre si, pode acabar deixando de fora alguns que seriam viáveis, mas que foram escritos com termos não usuais;
3) Muito pelo contrário! Toda estratégia de busca deve conter, de modo inteligente, algum operador booleano - em geral, parênteses, aspas, AND e OR estarão presentes.

Referências bibliográficas

1. Terada BD, Gonçalves FG, Porto BC, et al. Unveiling the impact of opioid-free postoperative regimens in ureteroscopy: a comprehensive systematic review and meta-analysis. *Minerva Urol Nephrol.* 2024;76(5):545-553. doi:10.23736/S2724-6051.24.05824-5
2. Kung JY. Polyglot Search Translator. J Can Health Libr Assoc. 2022 Apr 1;43(1):35–9. doi: 10.29173/jchla29600. PMCID: PMC9359691.

Capítulo 7. Gerenciamento de referencias e seleção de estudos em uma revisão sistemática

Breno Cordeiro Porto
Nathalie Cordeiro Hobaica

Qual a forma mais eficaz de gerenciar minhas referências e selecionar os estudos a serem incluídos em minha análise?

Considerações iniciais

Conforme elucidado em capítulos anteriores, a revisão sistemática é uma metodologia rigorosa de pesquisa que visa reunir, avaliar e sintetizar evidências científicas sobre uma questão específica. Este método tem como objetivo principal fornecer uma visão abrangente e imparcial das evidências disponíveis, permitindo conclusões mais precisas e fundamentadas.

Para uma adequada formulação desta, é imprescindível a realização de um correto gerenciamento de referências e uma primorosa seleção de estudos.

Gerenciamento de Referências

O gerenciamento de referências é fundamental para manter a organização e a confiabilidade da revisão. Ferramentas como EndNote, Mendeley e Zotero permitem coletar, organizar e formatar referências de forma prática e eficiente.

- **Coleta:** deve ser feita em bases de dados confiáveis, como PubMed, Scopus e Web of Science, com importação direta das referências.
- **Organização:** os gerenciadores permitem classificar os artigos por tema, tipo de estudo ou relevância.
- **Citação e Formatação:** a integração com processadores de texto agiliza a inserção de citações e a geração automática de bibliografias em diferentes estilos (APA, Vancouver, MLA, entre outros).

Coleta de Referências

A primeira etapa no gerenciamento de referências é a **coleta sistemática de dados**. As bases de dados mais utilizadas incluem PubMed, Scopus, Web of Science, entre outras fontes confiáveis. Essas ferramentas permitem a importação direta de referências, garantindo que todas as fontes relevantes sejam capturadas e armazenadas.

- **PubMed:** Uma base de dados gratuita que inclui referências e resumos de artigos de pesquisa nas áreas de biomedicina e saúde.

- **Scopus:** Uma das maiores bases de dados de resumos e citações da literatura científica revisada por pares.
- **Web of Science:** Oferece acesso a múltiplas bases de dados que referenciam a pesquisa interdisciplinar de alta qualidade.

As ferramentas de gerenciamento de referências são integradas a essas bases de dados, permitindo uma importação direta e eficiente de dados bibliográficos.

Organização e Classificação

Uma vez coletadas, as referências precisam ser organizadas de forma lógica e acessível. As ferramentas de gerenciamento de referências permitem a criação de bibliotecas digitais, onde as referências podem ser categorizadas por temas, tipos de estudo, relevância, entre outros critérios. Alguns desses gerenciadores são:

- **EndNote**: Permite a criação de grupos e subgrupos para categorizar referências de acordo com temas específicos ou projetos de pesquisa.
- **Mendeley**: Oferece funcionalidades de organização que incluem tags, pastas e a capacidade de adicionar notas e anotações às referências.
- **Zotero**: Facilita a organização com coleções e subcoleções, além de permitir a adição de metadados detalhados às referências.

Essa organização facilita a localização e o uso das referências durante a escrita e análise, permitindo que os pesquisadores acessem rapidamente as informações necessárias.

Citação e Formatação

A citação correta das referências é crucial para manter a credibilidade e a integridade científica. Ferramentas como EndNote e Mendeley oferecem funcionalidades de formatação automática, que geram citações e bibliografias em diversos estilos, como APA, MLA, Vancouver, entre outros.

- **Formatação Automática:** geração instantânea de citações em estilos como APA, MLA ou Vancouver.
- **Integração com Processadores de Texto:** integração direta com softwares como Microsoft Word e LibreOffice, permitindo a inserção de citações e a geração de bibliografias sem sair do documento de escrita.
- **Personalização de Estilos:** capacidade de personalizar estilos de citação para atender a requisitos específicos de periódicos ou instituições.

Essas funcionalidades não apenas economizam tempo, mas também reduzem o risco de erros de citação, garantindo que todas as referências sejam corretamente atribuídas e formatadas.

Seleção de Estudos

A seleção de estudos é uma etapa crítica que determina a qualidade e a relevância das evidências incluídas na revisão sistemática. Esse processo é geralmente dividido em duas fases principais: **triagem** e **avaliação detalhada**. A precisão e a metodologia rigorosa na seleção são essenciais para garantir que a revisão sistemática ofereça uma síntese válida e confiável das evidências disponíveis.

1. Triagem Inicial

A triagem inicial envolve a **leitura de títulos e resumos** para identificar estudos potencialmente relevantes. Este processo começa com a definição clara dos critérios de **inclusão** e **exclusão**, que são os parâmetros que determinam quais estudos serão considerados para a revisão e quais serão descartados. Estes critérios devem ser estabelecidos antes do início da triagem para evitar viés e garantir a consistência na seleção dos estudos.

- **Critérios de Inclusão:** Podem incluir aspectos como o tipo de estudo (e.g., ensaios clínicos randomizados), a população estudada, a intervenção realizada e os desfechos medidos.
- **Critérios de Exclusão:** Podem incluir estudos com métodos inadequados, populações não relevantes, ou publicações em idiomas não compreendidos pelos revisores.

Ferramentas como Rayyan e Covidence podem ser utilizadas para facilitar este processo, permitindo a triagem rápida e eficiente de grandes volumes de literatura. Essas ferramentas automatizam a detecção de duplicatas e oferecem funcionalidades colaborativas, onde múltiplos revisores podem trabalhar simultaneamente, melhorando a eficiência e a precisão da triagem.

2. Avaliação Detalhada

Os estudos que passam pela triagem inicial são então avaliados em detalhe. Essa fase envolve a leitura completa dos textos e a aplicação de critérios de qualidade metodológica. A avaliação da qualidade é fundamental para garantir que apenas estudos com metodologias robustas sejam incluídos na revisão final.

- **Leitura Completa dos Textos:** Os textos completos dos estudos selecionados são revisados para confirmar que atendem aos critérios de inclusão e para avaliar a qualidade metodológica.
- **Ferramentas de Avaliação de Qualidade:** A Cochrane Risk of Bias Tool é uma ferramenta comum para avaliar o risco de viés nos estudos. Ela considera fatores como o processo de randomização, o cegamento dos participantes e dos pesquisadores, e o manejo dos dados de desfecho.

Apenas estudos que atendem aos padrões de qualidade e relevância são incluídos na revisão final. Isso assegura que as conclusões da revisão sistemática sejam baseadas em evidências sólidas e confiáveis.

Fluxograma PRISMA

O uso de um fluxograma PRISMA (Preferred Reporting Items for Systematic Reviews and Meta-Analyses) é fundamental para documentar e comunicar o processo de seleção de estudos. Este fluxograma fornece uma visualização clara do número de estudos identificados, excluídos e incluídos em cada etapa, promovendo transparência e reprodutibilidade na revisão sistemática. A estrutura do fluxograma PRISMA ajuda a garantir que o processo de seleção de estudos seja compreensível e verificável, aumentando a confiança na integridade da revisão.

Abaixo você pode ver um fluxograma PRISMA já completamente preenchido para uma melhor compreensão de sua organização e suas especificidades (Figura 1):

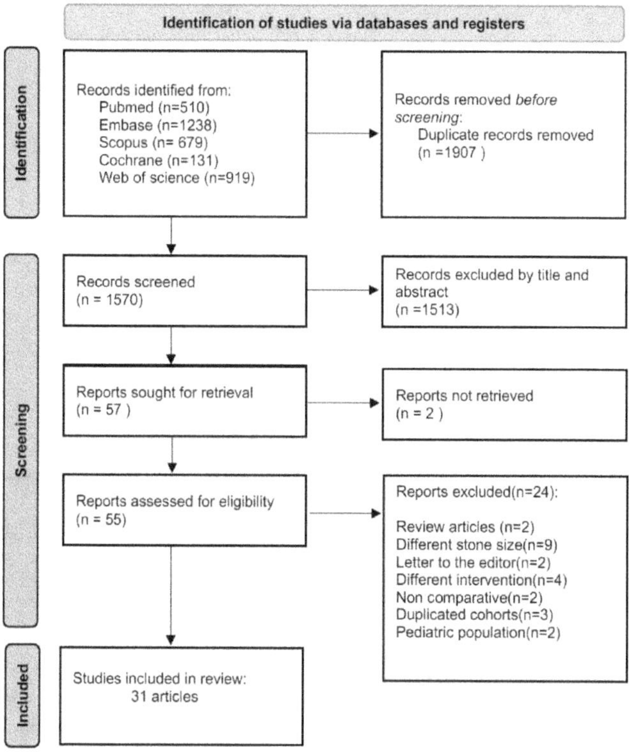

Figura 1. Fluxograma PRISMA de uma meta-análise que se propôs comparar se uma litotripsia percutânea para extração de cálculos seria equivalente a duas ureterolitotripsias.

Estrutura do Fluxograma PRISMA

O fluxograma PRISMA geralmente consiste em quatro seções principais:

1. **Identificação:**

Registros Identificados: número de registros identificados através de bases de dados e outras fontes.

Registros Duplicados Removidos: Número de registros duplicados removidos antes da triagem.

2. **Triagem:**

Registros Selecionados para Triagem: número de registros restantes após a remoção de duplicatas.

Registros Excluídos: número de registros excluídos após a triagem inicial de títulos e resumos, geralmente com justificativas.

3. Elegibilidade:

Textos Completos Avaliados para Elegibilidade: número de textos completos avaliados detalhadamente.

Textos Completos Excluídos: número de textos completos excluídos após a avaliação detalhada, com motivos específicos para a exclusão.

4. **Inclusão:**

Estudos Incluídos na Revisão: número final de estudos que atendem aos critérios de inclusão e são incluídos na revisão sistemática.

Este formato padronizado permite que outros pesquisadores e leitores acompanhem claramente como a seleção de estudos foi realizada, garantindo que o processo seja transparente e possa ser reproduzido.

O fluxograma PRISMA ilustra o fluxo de informações através das diferentes fases de uma revisão sistemática. Ele mapeia a quantidade de registros identificados, incluídos e excluídos, assim como os motivos para as exclusões. Existem diferentes modelos disponíveis, dependendo do tipo de revisão (nova ou atualizada) e das fontes utilizadas para identificar os estudos:

- Fluxograma PRISMA 2020 para novas revisões sistemáticas que incluíram apenas buscas em bases de dados e registros.

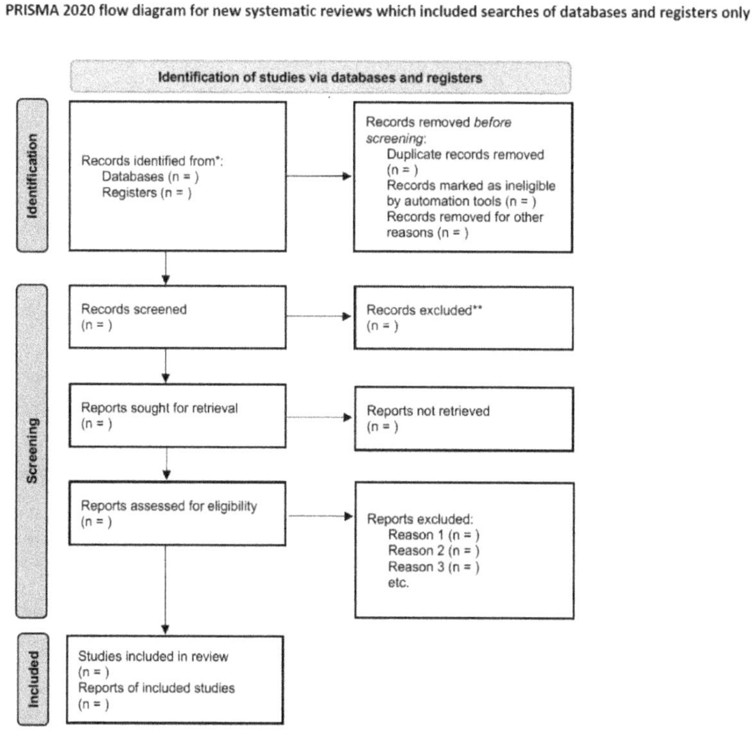

Figura 2. Fluxograma PRISMA para revisões novas

- Fluxograma PRISMA 2020 para novas revisões sistemáticas que incluíram buscas em bases de dados, registros e outras fontes.

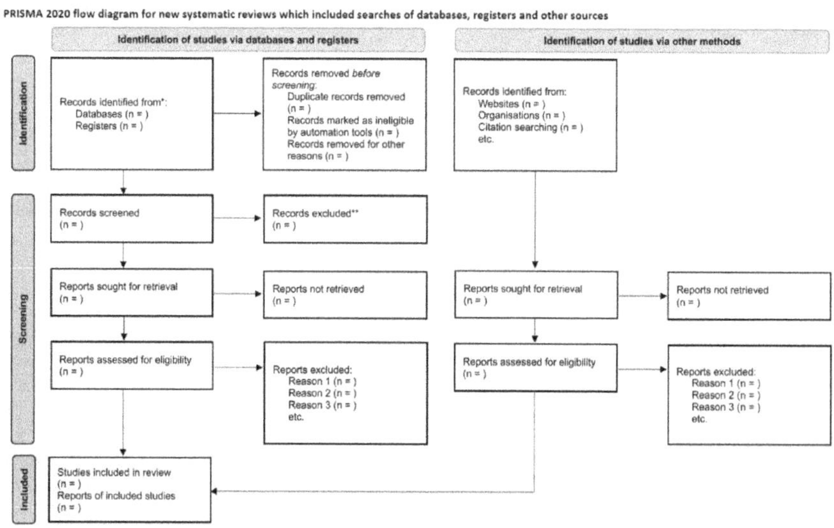

Figura 3. Fluxograma PRISMA para revisões novas e outros bancos de dados

- Fluxograma PRISMA 2020 para atualizações de revisões sistemáticas que incluíram apenas buscas em bases de dados e registros.

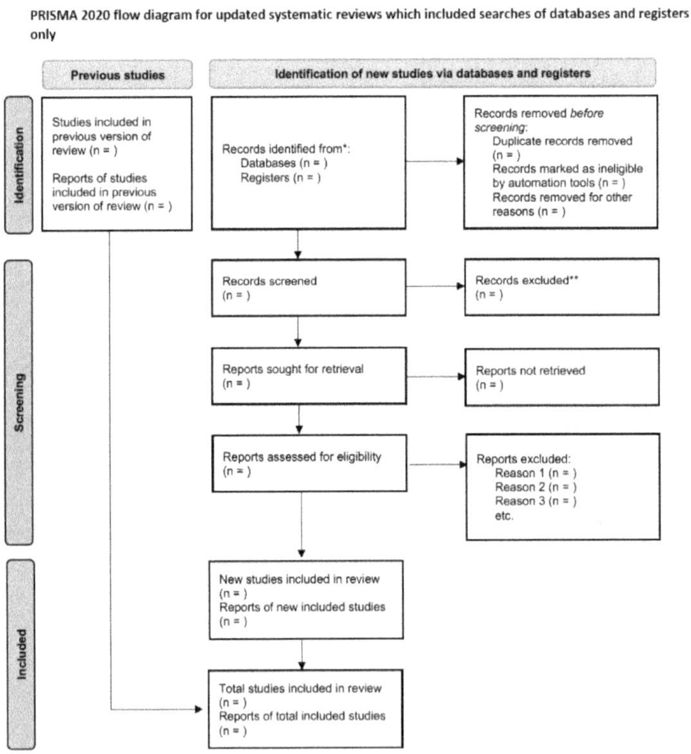

Figura 4. Fluxograma PRISMA para atualizações de revisões.

- Fluxograma PRISMA 2020 para atualizações de revisões sistemáticas que incluíram buscas em bases de dados, registros e outras fontes.

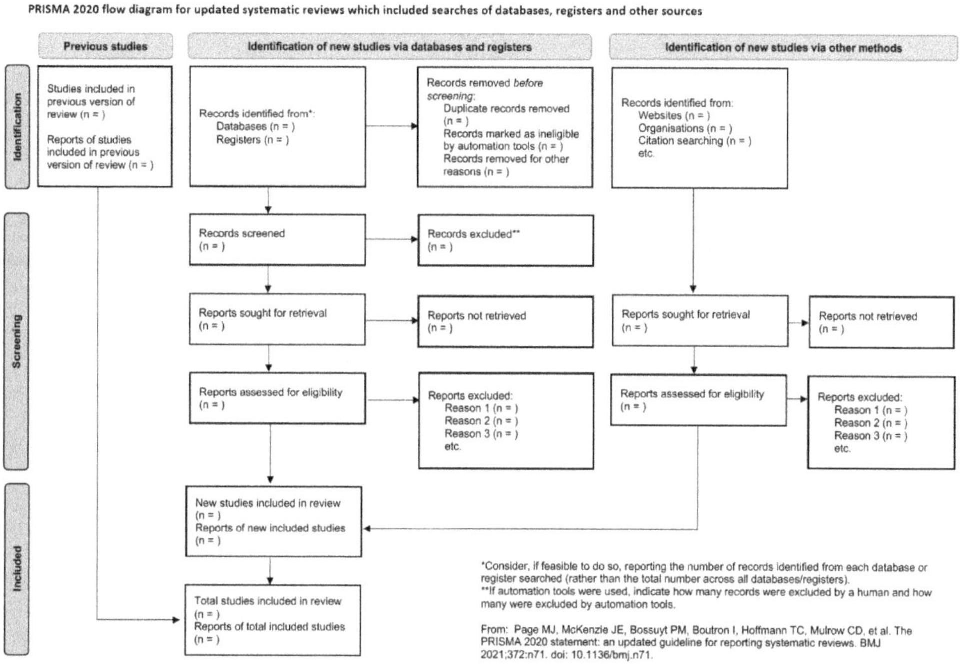

Figura 5. Fluxograma PRISMA para atualizações de revisões e outros bancos de dados

Os fluxogramas também podem ser gerados utilizando aplicativos como Shiny.

Benefícios do Fluxograma PRISMA

- Transparência: O fluxograma PRISMA detalha todas as etapas do processo de seleção, desde a identificação dos registros até a inclusão final dos estudos, promovendo a transparência.
- Reprodutibilidade: Ao fornecer uma descrição clara e detalhada do processo de seleção, o fluxograma PRISMA facilita a reprodutibilidade da revisão sistemática por outros pesquisadores.
- Clareza na Comunicação: O fluxograma oferece uma maneira visual e intuitiva de comunicar o processo de seleção de estudos, tornando-o acessível para uma ampla audiência.

- Rigor Metodológico: O uso do fluxograma PRISMA ajuda a assegurar que o processo de seleção de estudos siga um método rigoroso e estruturado, aumentando a credibilidade dos resultados da revisão.

Questões

Questão 1: Análise Crítica de Ferramentas

Descreva as principais funcionalidades de três ferramentas de gerenciamento de referências (EndNote, Mendeley, Zotero). Compare as vantagens e desvantagens de cada uma em relação ao processo de condução de uma revisão sistemática.

Questão 2: Criação de Fluxograma PRISMA

A partir de um conjunto de dados fictício, crie um fluxograma PRISMA que inclua as seguintes informações:

- 200 registros identificados através de bases de dados
- 50 registros adicionais identificados através de outras fontes
- 30 registros duplicados removidos
- 220 registros restantes para triagem
- 100 registros excluídos após triagem por título
- 50 registros excluídos após triagem por abstract
- 70 textos completos avaliados para elegibilidade
- 40 textos completos excluídos com justificativas (por exemplo, metodologia inadequada, população não relevante)
- 30 estudos incluídos na meta-análise

Questão 3: Aplicação de Critérios de Inclusão e Exclusão

Imagine que você está realizando uma revisão sistemática sobre a eficácia de um novo medicamento para a hipertensão. Defina três critérios de inclusão e três critérios de exclusão que você utilizaria para selecionar os estudos. Justifique a escolha de cada critério.

Questão 4: Avaliação de Qualidade Metodológica

Utilizando a Cochrane Risk of Bias Tool, avalie um estudo hipotético que possui as seguintes características:

- Randomização adequada;

- Cegamento dos participantes e dos investigadores;
- Perdas de seguimento elevadas e desbalanceadas entre os grupos;
- Relato seletivo dos desfechos;
- Explique como cada um desses fatores impacta a avaliação da qualidade metodológica e o risco de viés do estudo.

Questão 5: Prática em Ferramentas de Gerenciamento de Referências

Escolha uma das ferramentas de gerenciamento de referências (EndNote, Mendeley ou Zotero). Importe pelo menos cinco artigos de uma base de dados, organize-os em uma biblioteca digital, e gere uma bibliografia em formato APA. Inclua capturas de tela das etapas realizadas (importação, organização e formatação).

Gabarito

Questão 1: Análise Crítica de Ferramentas

Resposta Esperada:

1. **EndNote**:

Funcionalidades: Importação de referências de múltiplas bases de dados, organização em grupos, geração automática de citações e bibliografias, integração com Word.

Vantagens: Interface amigável, excelente suporte técnico, integração robusta com Word.

Desvantagens: Custo elevado, curva de aprendizado íngreme para novos usuários.

2. **Mendeley**:

Funcionalidades: Gestão de PDFs, anotação de documentos, sincronização em nuvem, rede social acadêmica.

Vantagens: Gratuito, funcionalidades colaborativas, gestão de PDFs.

Desvantagens: Menos robusto em comparação com EndNote, suporte técnico limitado.

3. **Zotero**:

Funcionalidades: Captura automática de dados, organização em coleções, integração com Word e Google Docs.

Vantagens: Open-source e gratuito, facilidade de uso, boa integração com navegadores.

Desvantagens: Menos funcionalidades avançadas, suporte técnico limitado [1][3][4].

Questão 2: Criação de Fluxograma PRISMA

Resposta Esperada:

O aluno deve criar um fluxograma PRISMA com as seguintes etapas:

1. Identificação:

Registros identificados através de bases de dados: 200

Registros adicionais identificados através de outras fontes: 50

Registros duplicados removidos: 30

Registros restantes para triagem: 220

2. Triagem:

Registros excluídos após a triagem inicial (screening por título): 100

Textos completos até esse momento do screening: 120

Registros excluídos após triagem por abstract: 50

Textos completos selecionados para elegibilidade: 70

3. Elegibilidade:

Textos completos excluídos: 40 (com justificativas)

4. Inclusão:

Estudos incluídos na meta-análise: 30

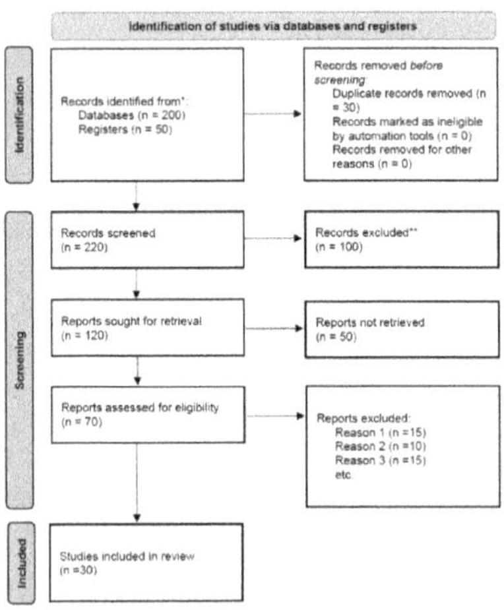

Figura 6. Gabarito do fluxograma PRISMA fictício preenchido.

Questão 3: Aplicação de Critérios de Inclusão e Exclusão

Resposta Esperada:

1. Critérios de Inclusão:

Estudos randomizados controlados (RCTs).

Estudos publicados nos últimos 10 anos.

Estudos que avaliam a eficácia do novo medicamento em adultos com hipertensão.

Justificativa: Os RCTs fornecem a evidência mais forte, estudos recentes garantem relevância, e a especificidade na população alvo assegura a aplicabilidade dos resultados.

2. Critérios de Exclusão:

Estudos observacionais.

Estudos não publicados em inglês.

Estudos com populações pediátricas ou geriátricas.

Justificativa: Estudos observacionais têm maior risco de viés, a linguagem limita a acessibilidade dos dados, e populações específicas podem ter respostas diferentes ao tratamento.

Questão 4: Avaliação de Qualidade Metodológica

Resposta Esperada:

1. Randomização adequada: Reduz o risco de viés de seleção, garantindo que os grupos de comparação sejam equivalentes.
2. Cegamento dos participantes e investigadores: Minimiza viés de desempenho e detecção, assegurando que o conhecimento do tratamento não influencia os resultados.
3. Perdas de seguimento elevadas e desbalanceadas: Introduz viés de atrito, afetando a validade interna do estudo.
4. Relato seletivo dos desfechos: Pode levar a uma superestimação ou subestimação dos efeitos do tratamento, comprometendo a confiabilidade dos resultados.

Questão 5: Prática em Ferramentas de Gerenciamento de Referências

Resposta Esperada:

O aluno deve:

1. Escolher uma ferramenta (EndNote, Mendeley, ou Zotero).
2. Importar pelo menos cinco artigos de uma base de dados.
3. Organizar os artigos em uma biblioteca digital.
4. Gerar uma bibliografia em formato APA.
5. Incluir capturas de tela das etapas realizadas: importação, organização e formatação

Referências

1. https://biblioteca.furg.br/pt/ferramentas/gerenciadores-de-referencias-bibliograficas
2. https://www.abcd.usp.br/apoio-pesquisador/gerenciadores-referencias-citacoes/
3. https://www.scielo.br/j/jbpneu/a/LV6rLNpPZsVFZ7mBqnzjkXD/?lang=pt
4. https://eme.cochrane.org/ferramentas-de-selecao-de-estudos/
5. https://library-guides.ucl.ac.uk/systematic-reviews/software
6. https://www.prisma-statement.org/prisma-2020-flow-diagram
7. Page MJ, McKenzie JE, Bossuyt PM, Boutron I, Hoffmann TC, Mulrow CD, Shamseer L, Tetzlaff JM, Akl EA, Brennan SE, Chou R, Glanville J, Grimshaw JM, Hróbjartsson A, Lalu MM, Li T, Loder EW, Mayo-Wilson E, McDonald S, McGuinness LA, Stewart LA, Thomas J, Tricco AC, Welch VA, Whiting P, Moher D. A declaração PRISMA 2020: diretriz atualizada para relatar revisões sistemáticas [The PRISMA 2020 statement: an updated guideline for reporting systematic reviewsDeclaración PRISMA 2020: una guía actualizada para la publicación de revisiones sistemáticas]. Rev Panam Salud Publica. 2022 Dec 30;46:e112. Portuguese. doi: 10.26633/RPSP.2022.112. PMID: 36601438; PMCID: PMC9798848.
8. https://www.researchgate.net/publication/369197781_Protocolo_de_revisao_de_escopo_aperfeicoamento_do_guia_PRISMA-ScR/figures?lo=1
9. Constantinou BT, Benedicto BC, Porto BC, Belkovsky M, Passerotti CC, Artifon EL, Otoch JP, da Cruz JA. PCNL vs. two staged RIRS for kidney stones greater than 20 mm: systematic review, meta-analysis, and trial sequential analysis. Minerva Urol Nephrol. 2024 Feb;76(1):31-41. doi: 10.23736/S2724-6051.23.05577-5. PMID: 38426420.

Capítulo 8. Extração de dados de uma revisão sistemática.

Nathalie Cordeiro Hobaica

Breno Cordeiro Porto

Como assegurar a precisão e a consistência durante a extração de dados para uma meta-análise?

Considerações iniciais

A extração de dados é crítica para assegurar que todas as informações relevantes sejam coletadas de maneira consistente e padronizada. Isso permite a comparabilidade entre os estudos e facilita a síntese quantitativa (meta-análise) e qualitativa dos resultados. A qualidade dos dados extraídos impacta diretamente a validade das conclusões da revisão.

Extração de Dados

A extração de dados é uma etapa fundamental na condução de uma revisão sistemática e meta-análise. Este processo envolve a coleta de informações relevantes de estudos incluídos para garantir uma síntese precisa e rigorosa das evidências disponíveis.

Os principais objetivos da extração de dados são:

- Coletar informações detalhadas sobre as características dos estudos, incluindo o desenho do estudo, população, intervenções, desfechos e resultados;
- Minimizar o viés na coleta de dados através de métodos sistemáticos e padronizados;

- Documentar todos os dados de forma transparente e reprodutível para permitir futuras atualizações e verificações.

Desafios

- Variabilidade na forma de apresentação dos dados nos estudos originais, que pode dificultar a padronização;
- Necessidade de treinamento adequado dos revisores para garantir a consistência e a precisão na coleta de dados;
- Tratamento de dados faltantes ou incompletos, que pode requerer contato com os autores dos estudos originais para obtenção de informações adicionais.

Ferramentas e Métodos de Extração

- A utilização de ferramentas apropriadas para a extração de dados, como planilhas eletrônicas customizadas e softwares específicos (e.g., Covidence, Rayyan), é essencial para facilitar o processo e garantir a organização e a integridade dos dados. Métodos de dupla extração independente e resolução de discrepâncias são recomendados para aumentar a confiabilidade dos dados extraídos.

Preparação para a Extração de Dados

A preparação para a extração de dados é uma etapa crucial na condução de uma revisão sistemática e meta-análise. Ela envolve a definição clara dos dados a serem extraídos, bem como a seleção das ferramentas adequadas para realizar essa tarefa de forma eficiente e precisa.

Definição dos Dados a Serem Extraídos - Desenho do Estudo

- Identifique o tipo de estudo (e.g., ensaio clínico randomizado, estudo de coorte, estudo de caso-controle);
- Colete informações sobre o método de randomização, cegamento e seguimento dos participantes.

Study	Type of study	Language	Patients enrolled (N), Opioid/Opioid-free	Mean age (range) - years, Opioid/Opioid-free	Male (%) - N, Opioid/Opioid-free	Mean BMI (range) - Kg/m2, Opioid/Opioid-free
Bamberger, 2022	Randomized controlled clinical trial	English	32/35	54.0 (48.5-59.5)/50.4 (45.0-55.8)	22 (68.8%)/21 (60%)	27.9 (26.1-29.8)/28.9 (27.0-30.7)
Bevill, 2022	Non-randomized clinical trial	English	61/58	50* (20-71)/51* (18-77)	26 (43%)/25 (43%)	NS
Fedrigon, 2021	Randomized controlled clinical trial	English	43/38	51.2 ± 14.0/53.8 ± 12.4	19 (44%)/22 (58%)	30.2 ± 7.3/31.0 ± 4.6
Gridley, 2020	Non-randomized clinical trial	English	28/52	53.8 ± 15.7/55.8 ± 13.1	9 (32%)/28 (54%)	NS
Hawken, 2021	Non-randomized clinical trial	English	6,383/4,565	54.3 ± 15.7/57.7 ± 16.2	3236 (50.7%)/2092 (45.8%)	NS
Iqbal, 2019	Non-randomized clinical trial	English	40 / 80	NS	NS	NS
Kasman, 2021	Non-randomized clinical trial	English	54 / 54	61 / 56	20 (37%) / 29 (54%)	29.2 / 30.9
Large, 2018	Non-randomized clinical trial	English	52 / 52	47,7* (6 - 86) / 44,3* (12 - 80)	22 (42%) / 24 (46%)	NS
Lee, 2021	Non-randomized clinical trial	English	38 / 191	47.5 ± 14.9 / 50.5 ± 17.3	11 (29%) / 85 (44,5%)	35.2 / 30.6
Sobel, 2018	Non-randomized clinical trial	English	55 / 151	56 ± 17 / 56 ± 16	30 (55%) / 72 (48%)	32.1 ± 7.4 / 29.1 ± 6.6

Figura 1. Tabela de extração de um estudo que comparou pacientes que receberam versus que não receberam no opioide no pós-operatório de ureteroscopia (em vermelho extração de dados acerca de randomização e língua escrita em cada estudo incluído)

Características dos Participantes

- Registre dados demográficos dos participantes (idade, gênero, etnia);
- Inclua critérios de inclusão e exclusão usados no estudo;
- Anote informações sobre o estado de saúde dos participantes e quaisquer comorbidades relevantes.

Study	Type of study	Language	Patients enrolled (N), Opioid/Opioid-free	Mean age (range) - years, Opioid/Opioid-free	Male (%) - N, Opioid/Opioid-free	Mean BMI (range) - Kg/m2, Opioid/Opioid-free
Bamberger, 2022	Randomized controlled clinical trial	English	32/35	54.0 (48.5-59.5)/50.4 (45.0-55.8)	22 (68.8%)/21 (60%)	27.9 (26.1-29.8)/28.9 (27.0-30.7)
Bevill, 2022	Non-randomized clinical trial	English	61/58	50* (20-71)/51* (18-77)	26 (43%)/25 (43%)	NS
Fedrigon, 2021	Randomized controlled clinical trial	English	43/38	51.2 ± 14.0/53.8 ± 12.4	19 (44%)/22 (58%)	30.2 ± 7.3/31.0 ± 4.6
Gridley, 2020	Non-randomized clinical trial	English	28/52	53.8 ± 15.7/55.8 ± 13.1	9 (32%)/28 (54%)	NS
Hawken, 2021	Non-randomized clinical trial	English	6,383/4,565	54.3 ± 15.7/57.7 ± 16.2	3236 (50.7%)/2092 (45.8%)	NS
Iqbal, 2019	Non-randomized clinical trial	English	40 / 80	NS	NS	NS
Kasman, 2021	Non-randomized clinical trial	English	54 / 54	61 / 56	20 (37%) / 29 (54%)	29.2 / 30.9
Large, 2018	Non-randomized clinical trial	English	52 / 52	47,7* (6 - 86) / 44,3* (12 - 80)	22 (42%) / 24 (46%)	NS
Lee, 2021	Non-randomized clinical trial	English	38 / 191	47.5 ± 14.9 / 50.5 ± 17.3	11 (29%) / 85 (44,5%)	35.2 / 30.6
Sobel, 2018	Non-randomized clinical trial	English	55 / 151	56 ± 17 / 56 ± 16	30 (55%) / 72 (48%)	32.1 ± 7.4 / 29.1 ± 6.6

Figura 2. Tabela de extração de um estudo que comparou pacientes que receberam versus que não receberam no opioide no pós-operatório de ureteroscopia (em vermelho extração de dados acerca dos pacientes incluídos na análise – idade, sexo e índice de massa corpórea)

Intervenções e Comparações

- Descreva detalhadamente as intervenções aplicadas nos grupos de estudo e controle;
- Inclua informações sobre a dosagem, duração e frequência das intervenções;
- Registre qualquer comparação feita entre diferentes intervenções ou entre intervenção e placebo.

Study	Type of study	Language	Patients enrolled (N), Opioid/Opioid-free	Mean age (range) - years, Opioid/Opioid-free	Male (%) - N, Opioid/Opioid-free	Mean BMI (range) - Kg/m2, Opioid/Opioid-free
Bamberger, 2022	Randomized controlled clinical trial	English	32/35	54.0 (48.5-59.5)/50.4 (45.0-55.8)	22 (68.8%)/21 (60%)	27.9 (26.1-29.8)/28.9 (27.0-30.7)
Bevill, 2022	Non-randomized clinical trial	English	61/58	50* (20-71)/51* (18-77)	26 (43%)/25 (43%)	NS
Fedrigon, 2021	Randomized controlled clinical trial	English	43/38	51.2 ± 14.0/53.8 ± 12.4	19 (44%)/22 (58%)	30.2 ± 7.3/31.0 ± 4.6
Gridley, 2020	Non-randomized clinical trial	English	28/52	53.8 ± 15.7/55.8 ± 13.1	9 (32%)/28 (54%)	NS
Hawken, 2021	Non-randomized clinical trial	English	6,383/4,565	54.3 ± 15.7/57.7 ± 16.2	3236 (50.7%)/2092 (45.8%)	NS
Iqbal, 2019	Non-randomized clinical trial	English	40 / 80	NS	NS	NS
Kasman, 2021	Non-randomized clinical trial	English	54 / 54	61 / 56	20 (37%) / 29 (54%)	29.2 / 30.9
Large, 2018	Non-randomized clinical trial	English	52 / 52	47,7* (6 - 86) / 44,3* (12 - 80)	22 (42%) / 24 (46%)	NS
Lee, 2021	Non-randomized clinical trial	English	38 / 191	47.5 ± 14.9 / 50.5 ± 17.3	11 (29%) / 85 (44,5%)	35.2 / 30.6
Sobel, 2018	Non-randomized clinical trial	English	55 / 151	56 ± 17 / 56 ± 16	30 (55%) / 72 (48%)	32.1 ± 7.4 / 29.1 ± 6.6

Figura 3. Tabela de extração de um estudo que comparou pacientes que receberam versus que não receberam no opioide no pós-operatório de ureteroscopia (em vermelho extração de dados acerca de quantos pacientes foram incluídos em cada braço do estudo)

Desfechos e Medidas de Resultado

- Liste todos os desfechos primários e secundários avaliados no estudo;
- Inclua as medidas de resultado utilizadas (e.g., taxas de resposta, sobrevida, eventos adversos, etc);
- Anote o tempo de seguimento e os métodos de análise estatística empregados.

Study	Patients enrolled (N), Opioid/Opioid-free	ED visits (%) - N, Opioid/Opioid-free	Phone calls (%) - N, Opioid/Opioid-free	Postoperative unexpected encounters (%) - N, Opioid/Opioid-free	Required postoperative opioids at discharge (%) - N, Opioid/Opioid-free	Patients with opioid refill (%) - N, Opioid/Opioid-free	Mean follow-up (range) - weeks, Opioid/Opioid-free
Bamberger, 2022	32/35	2 (6.3%)/0 (0%)	11 (34.4%)/9 (25.7%)	13 (40%)/9 (25.7%)	NS	1 (3.1%)/0 (0%)	~1.5/~1.5 (10 days)
Bevill, 2022	61/58	NS	NS	14 (23%)/14 (24%)	3 (5%)/4 (6.9%)	NS	6-7/6-7
Fedrigon, 2021	43/38	NS	NS	NS	21 (49%)/11 (29%)	NS	~1/~1 (5 days)
Gridley, 2020	28/52	0 (0%)/2 (4%)	7 (25%)/10 (19%)	7 (25%)/12 (23%)	26 (94%)/0 (0%)	1 (3.6%)/5 (9.6%)	16/16
Hawken, 2021	6,383/4,565	605 (9.5%)/297 (6.5%)	NS	605 (9.5%)/297 (6.5%)	NS	NS	~4/~4 (30 days)
Iqbal, 2019	40 / 80	3 (7,5%)/7 (8,75%)	NS	3 (7.5%)/7 (8.75%)	NS	5 (12,5%) / 8 (10%)	24/24
Kasman, 2021	54 / 54	2 (3,7%)/2 (3,7%)	4 (7,4%) / 4 (7,4%)	6 (11.1%)/6 (11.1%)	48 (89%) / 2 (3,7%)	1 (1,9%) / 2 (3,7%)	12/16
Large, 2018	52 / 52	9 (17%) / 5 (9%)	10 (19%) / 9 (17%)	19 (36.5%)/14 (27%)	9 (17%) / 5 (9%)	5 (9%) / 9 (17%)	28 / 28
Lee, 2021	38 / 191	8 (21%) / 27 (14%)	3 (8%) / 17 (9%)	11 (29%)/44 (23%)	4 (11%) / 6 (3%)	NS	108 / 108
Sobel, 2018	55 / 151	7 (12.7%) / 15 (9.9%)	25 (45.4%) / 32 (21.2%)	32 (58%)/47 (31%)	NS	13 (23.6%) / 11 (7.3%)	68 / 68

Figura 4. Tabela de extração de um estudo que comparou pacientes que receberam versus que não receberam no opioide no pós-operatório de ureteroscopia (em vermelho extração de dados acerca dos desfechos avaliados nesta meta-análise)

Ferramentas e Software de Extração - Planilhas Eletrônicas

- Utilizar planilhas eletrônicas (e.g., Excel, Google Sheets) permite organizar os dados de forma estruturada;

- Planilhas podem ser customizadas para incluir todas as variáveis relevantes e facilitar a análise subsequente.

Software Específico

- Covidence: Uma ferramenta amplamente utilizada que facilita a importação de referências, a triagem de estudos, a extração de dados e a resolução de conflitos entre revisores. Ele é especialmente útil para grandes volumes de dados e para equipes colaborativas.

- Rayyan: Um sistema inteligente de revisão sistemática que torna a ordenação de artigos e a extração de dados mais fácil. Ele oferece uma interface intuitiva para a triagem e organização dos estudos, além de permitir a colaboração entre revisores.

Essas ferramentas ajudam a padronizar o processo de extração de dados, reduzem o risco de erros e aumentam a eficiência do trabalho, garantindo que todos os dados relevantes sejam capturados de maneira consistente e confiável.

Processo de Extração de Dados

Há etapas imprescindíveis no processo de extração de dados para uma coleta de informações eficaz: Treinamento de Revisores, Padronização e Teste Piloto.

Treinamento de Revisores

O treinamento dos revisores é essencial para garantir a qualidade e a consistência dos dados extraídos. Revisores bem treinados são capazes de identificar e registrar informações relevantes de maneira precisa, minimizando erros e vieses. Além disso, o treinamento proporciona uma compreensão clara dos objetivos da revisão sistemática e dos critérios de inclusão e exclusão dos estudos.

Padronização do processo

A padronização do processo de extração de dados é crucial para assegurar que todos os revisores sigam os mesmos procedimentos e critérios. Isso inclui a utilização de um formulário de extração de dados bem definido, que descreva detalhadamente os tipos de dados a serem coletados. A padronização ajuda a evitar variações nos métodos de extração, garantindo que os dados sejam comparáveis e integráveis na fase de síntese da revisão sistemática.

Teste Piloto

- Realização de um teste piloto para ajustar o formulário de extração:

Antes de iniciar a extração de dados em grande escala, é recomendável realizar um teste piloto. Este teste envolve a aplicação do formulário de extração de dados a um pequeno subconjunto de estudos incluídos na revisão. O objetivo é identificar possíveis problemas no formulário, como ambiguidades ou categorias de dados não contempladas. O teste piloto permite avaliar a funcionalidade do formulário e a facilidade de uso pelos revisores.

- Ajustes baseados nos resultados do teste:

Os resultados do teste piloto devem ser cuidadosamente analisados para identificar áreas que necessitam de ajustes. Com base no feedback dos revisores e nas dificuldades encontradas, o formulário de extração de dados pode ser revisado e aprimorado. Esses ajustes garantem que o formulário seja claro, abrangente e eficiente, facilitando a extração de dados de alta qualidade durante a revisão sistemática completa.

Coleta de Dados

Procedimentos de Extração

- Extração dupla independente para minimizar erros:

A extração de dados deve ser realizada de forma independente por pelo menos dois revisores. Este procedimento é crucial para minimizar erros e vieses na coleta de dados. Cada revisor extrai as informações de forma independente, e os resultados são comparados posteriormente. Esse método garante maior precisão e confiabilidade dos dados extraídos, pois divergências podem ser identificadas e corrigidas antes de prosseguir com a análise.

Resolução de discrepâncias entre revisores

As discrepâncias entre os revisores são inevitáveis, mas devem ser resolvidas de maneira sistemática para manter a integridade da revisão. Quando ocorrem diferenças nos dados extraídos, os revisores devem discutir as discrepâncias e tentar chegar a um consenso. Se não for possível resolver a diferença, um terceiro revisor pode ser consultado para tomar a decisão final. Esse processo garante que todas as informações incluídas na revisão sejam rigorosamente verificadas e acordadas por múltiplos revisores.

Documentação

Registro de decisões e justificativas:

Documentar todas as decisões tomadas durante o processo de extração de dados é essencial para garantir transparência e reprodutibilidade. Cada decisão, como a inclusão ou exclusão de dados, deve ser registrada juntamente com uma justificativa clara. Isso inclui detalhar os critérios usados para resolver discrepâncias e as razões por trás das escolhas feitas. Esse registro detalhado permite que outros pesquisadores entendam e, se necessário, repliquem o processo de extração de dados.

Manutenção de um diário de extração

Manter um diário de extração é uma prática recomendada para registrar todas as etapas do processo de extração de dados. O diário deve incluir informações sobre a data de extração, os revisores envolvidos, as decisões tomadas e qualquer problema encontrado durante o processo. Esse registro contínuo serve como uma documentação abrangente do processo de extração e pode ser útil para identificar e corrigir possíveis problemas. Além disso, o diário de extração pode fornecer uma base para futuros projetos e revisões sistemáticas, contribuindo para a melhoria contínua dos métodos de extração de dados.

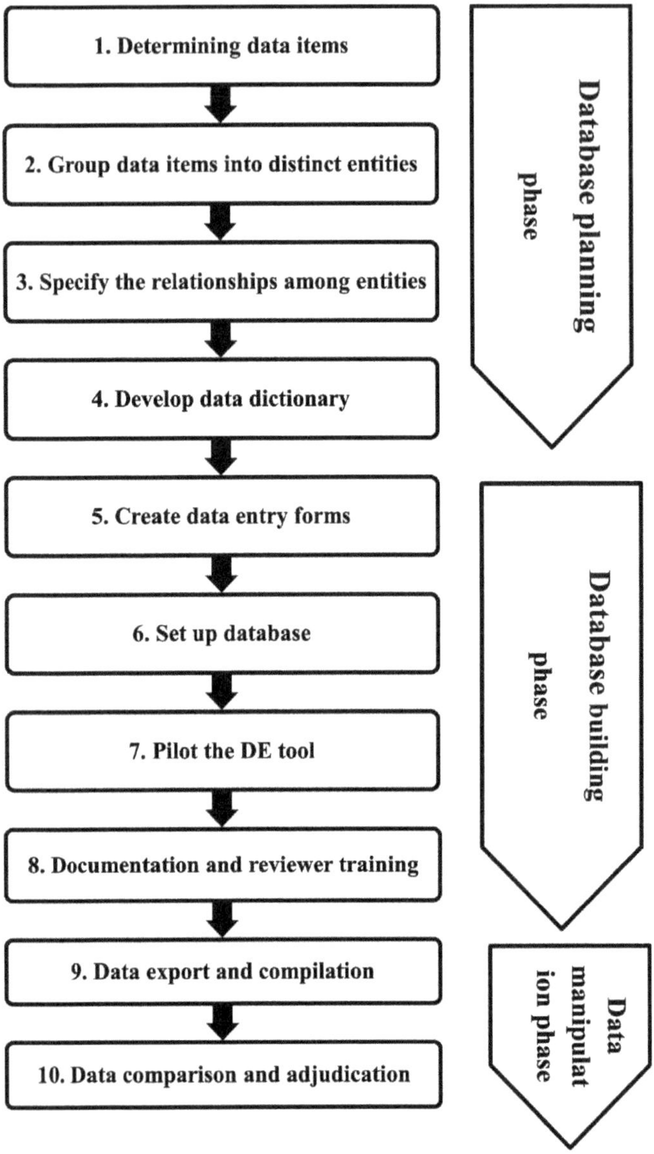

Figura 5. Fluxograma das etapas de Extração de Dados, contemplando os passos que devem ser registrados no diário de extração.

Garantia da Qualidade

Verificação de Consistência

- Comparação entre dados extraídos e relatórios originais:

Para garantir a precisão dos dados extraídos, é fundamental comparar as informações coletadas com os relatórios originais dos estudos incluídos. Essa comparação ajuda a identificar possíveis erros ou discrepâncias que podem ter ocorrido durante o processo de extração. A verificação de consistência assegura que os dados utilizados na síntese final são uma representação fiel das informações reportadas nos estudos primários.

- Revisão por um terceiro revisor:

Incluir um terceiro revisor no processo de verificação de consistência pode aumentar ainda mais a confiabilidade dos dados extraídos. O terceiro revisor revisa os dados já comparados pelos dois revisores iniciais e pode identificar quaisquer inconsistências ou erros que passaram despercebidos. Este passo adicional na garantia de qualidade é essencial para manter a integridade e a precisão dos dados utilizados na revisão sistemática e na meta-análise.

Tratamento de Dados Faltantes

- Estratégias para lidar com dados faltantes:

A ausência de dados é um desafio comum em revisões sistemáticas e metanálises. Diversas estratégias podem ser adotadas para lidar com dados faltantes, incluindo a imputação de dados, onde valores ausentes são substituídos por estimativas calculadas com base em dados disponíveis. Outra abordagem é a análise de sensibilidade, que avalia o impacto dos dados faltantes nos resultados da revisão. Essas estratégias ajudam a minimizar o impacto de dados incompletos e asseguram que as conclusões da revisão sejam robustas. Em último caso, às vezes um estudo acaba tendo que ser excluído da análise, seja porque nele faltam dados imprescindíveis à pesquisa, ou porque este apresenta seus dados de uma forma muito díspar dos demais estudos incluídos.

- Contato com autores de estudos para obter informações adicionais:

Quando dados essenciais estão faltando nos relatórios originais dos estudos, uma prática recomendada é entrar em contato diretamente com os autores dos estudos. Os revisores podem solicitar informações adicionais que não foram publicadas, como dados desagregados ou resultados de análises adicionais. Esse contato direto pode fornecer dados críticos que melhoram a completude e a qualidade da revisão sistemática. A correspondência com os autores deve ser documentada e incluída no relatório final da revisão para manter a transparência do processo.

Ferramentas de Extração

Covidence

Covidence é uma plataforma online projetada especificamente para facilitar o gerenciamento e a execução de revisões sistemáticas. Desenvolvida com a colaboração da Cochrane, uma das mais respeitadas organizações em revisões sistemáticas, Covidence oferece uma gama de funcionalidades que incluem a importação de referências diretamente de bancos de dados de pesquisa, triagem rápida de títulos e resumos, extração de dados detalhada e avaliação de risco de viés. Uma das principais vantagens do Covidence é a sua interface amigável e intuitiva, que permite a colaboração eficiente entre múltiplos revisores, assegurando que todas as etapas da revisão sejam bem documentadas e transparentes.

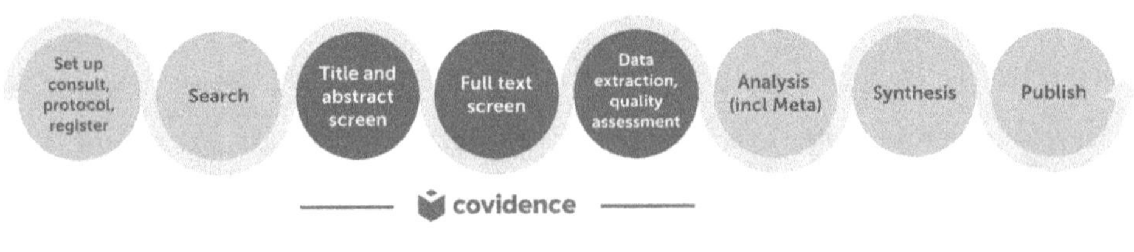

Figura 6. Fluxo de trabalho da revisão sistemática dividido em 8 etapas.

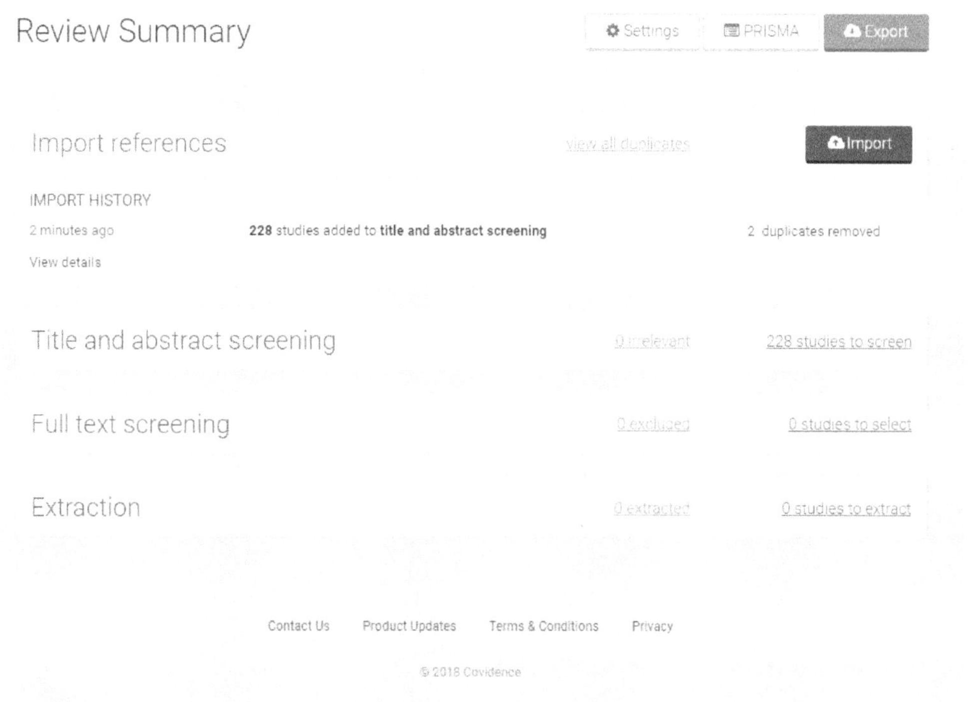

Figura 7. Interface da ferramenta Covidence.

Rayyan

Rayyan é outra ferramenta amplamente utilizada para revisões sistemáticas, conhecida por sua interface baseada na web e sua capacidade de melhorar a eficiência do processo de triagem. Entre os benefícios do Rayyan estão a sua capacidade de fornecer sugestões automáticas durante a triagem de títulos e resumos, a facilidade de uso e a capacidade de funcionar offline, o que é útil para revisores que precisam trabalhar em diferentes ambientes. No entanto, uma das limitações do Rayyan é que ele não oferece suporte tão abrangente para a extração de dados e avaliação de risco de viés quanto o Covidence. Além disso, a sua funcionalidade de colaboração pode ser menos robusta em comparação com outras plataformas.

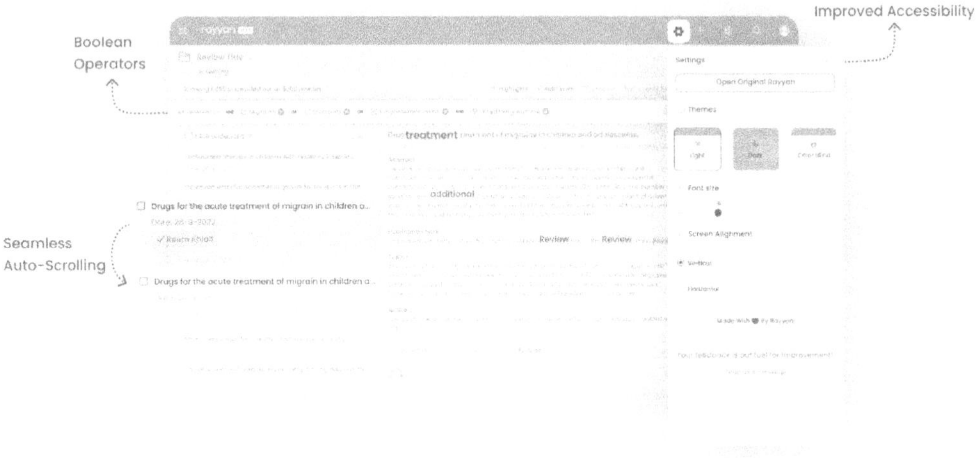

Figura 7. Interface da Ferramenta Rayyan.

Planilhas Customizadas

O uso de planilhas customizadas, como as criadas no Excel ou Google Sheets, é uma abordagem comum para a extração de dados em revisões sistemáticas. As planilhas oferecem um alto grau de flexibilidade, permitindo que os revisores adaptem os campos de dados conforme necessário para atender aos requisitos específicos de cada revisão. Essa flexibilidade é particularmente útil em revisões que envolvem uma ampla gama de tipos de dados ou onde a estrutura padrão das ferramentas de software dedicadas pode não ser suficiente. Além disso, planilhas customizadas são acessíveis e familiares para muitos usuários, facilitando a adoção e o treinamento. No entanto, essa abordagem pode ser mais propensa a erros e pode requerer um esforço manual significativo para garantir a consistência e a precisão dos dados extraídos.

TABLE 1. Baseline characteristics of included studies.

	Studies / Groups	Hosseini 2019*	Kati B 2018	Tekgul 2014	Omar 2018
Number of patients	*Low/Room*	20	54	30	46
	Warm/BT	20	54	30	44
	Total	40	108	60	90
Male sex	*Low/Room*	14	28	17	20
	Warm/BT	13	33	15	18
Age	*Low/Room*	39.9 ± 16.6	45.1 ±14.6	50.8 ± 12.2	57±12
	Warm/BT	44.9 ±12.2	39.6±15.2	45.4 ± 15.5	55±11
BMI	*Low/Room*	24.8 ± 3.6	26.3 ± 4.7	27±5.1	31±8
	Warm/BT	25.6 ± 2.1	25.0 ± 5.4	26.4 ± 4.7	32±9
Hemoglobin decrease (g/dL)	*Low/Room*	2.1 ± 1.0	1.2 ± 0.8	1.7±0.9	NA
	Warm/BT	1.5 ± 0.9	1.5 ± 0.8	1.5±0.8	NA
Stone Size	*Low/Room*	3.6 ± 1.3	23.5 ± 5.2	NA	NA
	Warm/BT	3.2 ± 1.1	25.3 ± 5.6	NA	NA
Operation duration (min)	*Low/Room*	86.5 ± 30.1	79.5 ± 22.0	98.2 ± 35.8	88±45.3
	Warm/BT	85.7 ± 38.7	83.9 ± 23.5	102.5 ± 41.7	94.6±41.6
Hospital stay (days)	*Low/Room*	5.1 ± 2.3	NA	1.3 ± 0.7	NA
	Warm/BT	4.8 ± 1.4	NA	1.3 ± 0.8	NA
Amount of irrigation (L)	*Low/Room*	12.8 ± 3.2	11.7 ± 2.6	14.5 ± 8.8	15.3±9.2
	Warm/BT	12.6 ± 3.3	11.8 ± 1.7	16.3 ± 7.8	16.9±9.3

** Low temperature irrigation fluid (20°C) group included only.*

Figura 8. Exemplo de tabela de extração que também pode servir de Tabela 1 em uma meta-análise.

Limitações e Obstáculos

Variabilidade na Qualidade dos Estudos

Impacto na confiabilidade dos dados extraídos:

A variabilidade na qualidade dos estudos incluídos em uma revisão sistemática pode afetar significativamente a confiabilidade dos dados extraídos. Estudos de baixa qualidade podem conter vieses metodológicos, dados incompletos ou relatórios inadequados, o que dificulta a extração precisa e a interpretação dos resultados. A inclusão de tais estudos pode levar a uma síntese de evidências menos robustas e aumentar a incerteza nas conclusões da revisão. Portanto, é essencial realizar uma avaliação crítica da qualidade metodológica dos estudos durante o processo de extração de dados e considerar a exclusão de estudos que não atendam aos critérios de qualidade mínima.

Complexidade dos Dados

Dificuldades na padronização dos dados extraídos:

A complexidade dos dados extraídos de diferentes estudos representa outro desafio significativo. Estudos podem utilizar diferentes definições de desfechos, medidas de resultado, e metodologias, tornando difícil a comparação direta e a síntese dos dados. A falta de padronização pode levar a inconsistências e erros durante a análise dos dados. Para mitigar esse problema, os revisores devem desenvolver e seguir um protocolo de extração de dados bem definido, que inclua a padronização das definições e categorias de dados sempre que possível. Além disso, a colaboração entre revisores e a realização de testes piloto podem ajudar a identificar e resolver problemas de padronização antes de iniciar a extração de dados completa.

Questões

Questão 1. Assinale V para verdadeiro e F para falso:

As principais etapas envolvidas na extração de dados para uma revisão sistemática são:

- Determinar quais informações serão coletadas, como desenho do estudo, características dos participantes, intervenções, comparações, desfechos e medidas de resultado. ( )

- Ensinar os revisores sobre os procedimentos de extração para garantir a consistência e minimizar erros. ( )

- Realizar um teste piloto para ajustar o formulário de extração e os procedimentos baseados nos resultados. ( )

- A extração de dados em uma revisão sistemática, que deve ser realizada apenas por um revisor experiente, e qualquer discrepância deve ser resolvida automaticamente pelo software, sem consulta a um terceiro revisor ou discussões adicionais. ( )

- Resolver discrepâncias entre revisores através de discussões ou consulta a um terceiro revisor. ( )

- Registrar decisões, justificativas e manter um diário de extração para garantir a transparência e rastreabilidade do processo. ( )

Questão 2: Qual a importância do teste piloto no processo de extração de dados?

Questão 3: Explique as vantagens e desvantagens de usar software especializado na extração de dados em comparação com planilhas customizadas.

Questão 4: Como a variabilidade na qualidade dos estudos pode afetar a extração de dados e a subsequente meta-análise?

Questão 5: Baseando-se no estudo "Effect of exercise for depression: systematic review and network meta-analysis of randomised controlled trials" de Schuch et al. (2023), responda:

(Busque o artigo pelo DOI: 10.1016/j.jpsychires.2016.02.023)

- Desenho do Estudo:

O estudo foi randomizado ou não randomizado?

- Características dos Participantes:

Qual foi a idade, sexo e condição clínica dos participantes?

- Intervenções:

Qual foi o tipo de tratamento administrado?

- Comparações:

Qual foi a comparação entre o grupo controle e o grupo de intervenção?

- Desfechos:

Quais foram os resultados de saúde e efeitos colaterais observados?

- Medidas de Resultado:

Quais foram as estatísticas reportadas e medidas de efeito utilizadas?

Gabarito

Questão 1

Definição dos Dados a Serem Extraídos: V

Treinamento dos Revisores: V

Teste Piloto: V

Extração Dupla Independente: F - Esta afirmação é falsa, pois a extração de dados realizada por um único revisor pode aumentar o risco de erros e vieses. Resolver discrepâncias automaticamente pelo software sem a intervenção humana pode levar a inconsistências e erros não detectados. A documentação detalhada e extração por 2 ou mais revisores é essencial para a transparência, rastreabilidade e replicabilidade do processo de revisão sistemática.

Resolução de Discrepâncias: V

Documentação: V

Questão 2

O teste piloto é fundamental no processo de extração de dados porque:

- Identificação de Problemas: Permite identificar problemas no formulário de extração ou nos procedimentos antes da extração formal.
- Ajustes Necessários: Facilita a realização de ajustes no formulário de extração e no processo com base no feedback dos revisores.
- Padronização: Ajuda a padronizar a abordagem dos revisores, promovendo a consistência e a confiabilidade dos dados extraídos.
- Treinamento Eficaz: Serve como um treinamento prático para os revisores, garantindo que estejam familiarizados com o processo e preparados para a extração formal.

Questão 3

Software Especializado (e.g., Covidence, Rayyan):

- Vantagens:

Automação: Facilita a automação de tarefas repetitivas, como a detecção de duplicatas e a triagem de estudos.

Integração: Possui integração com bancos de dados e ferramentas de referência, melhorando a eficiência do processo.

Colaboração: Oferece suporte à colaboração em tempo real entre revisores.

Rastreabilidade: Mantém um registro detalhado das atividades, decisões e justificativas.

- Desvantagens:

Custo: Pode ser caro, especialmente para projetos de grande escala ou para instituições com orçamento limitado.

Curva de Aprendizado: Pode exigir um tempo inicial significativo para treinamento e adaptação.

Planilhas Customizadas (e.g., Excel, Google Sheets):

- Vantagens:

Flexibilidade: Permite a personalização total de acordo com as necessidades específicas do projeto.

Acessibilidade: Geralmente são mais acessíveis financeiramente e mais familiares aos usuários.

- Desvantagens:

Manualidade: Maior propensão a erros devido ao processo manual e repetitivo.

Colaboração Limitada: Menos eficientes para colaboração em tempo real e controle de versões.

Rastreabilidade: Pode ser difícil manter um registro detalhado e organizado das decisões e justificativas.

Questão 4

A variabilidade na qualidade dos estudos pode afetar a extração de dados e a meta-análise de várias maneiras:

- Viés: Estudos de baixa qualidade podem introduzir vieses que comprometem a validade dos dados extraídos.
- Heterogeneidade: A variabilidade metodológica pode aumentar a heterogeneidade dos resultados, dificultando a síntese e interpretação dos dados na meta-análise.

- Confiabilidade: Dados extraídos de estudos de baixa qualidade são menos confiáveis, afetando a robustez das conclusões da revisão.

- Exclusão de Estudos: Pode ser necessário excluir estudos de baixa qualidade, reduzindo o tamanho da amostra e potencialmente afetando a generalizabilidade dos resultados.

Questão 5

- **Desenho do Estudo:**

O estudo incluiu apenas ensaios clínicos randomizados para avaliar os efeitos do exercício na depressão. Dos 96 estudos incluídos, todos eram randomizados, garantindo uma alta qualidade metodológica e minimizando vieses.

- **Características dos Participantes:**

Idade: A média de idade dos participantes variou de 18 a 75 anos.

Sexo: Aproximadamente 60% dos participantes eram mulheres e 40% homens.

Condição Clínica: Todos os participantes foram diagnosticados com transtorno depressivo maior, com variações na gravidade dos sintomas de depressão.

- **Intervenções:**

As intervenções incluíram diferentes modalidades de exercícios físicos, como exercícios aeróbicos (50% dos estudos), treinamento de resistência (30%), e outras formas de atividade física, incluindo yoga e tai chi (20%).

- **Comparações:**

Grupo Controle: Os grupos de controle variaram, incluindo cuidados habituais (40%), listas de espera (30%), e intervenções placebo ou mínima (30%).

Grupo de Intervenção: Os grupos de intervenção receberam os diferentes tipos de exercícios físicos mencionados anteriormente.

- **Desfechos:**

Resultados de Saúde: Os desfechos incluíram uma redução média significativa na severidade dos sintomas de depressão (redução média de 25% na pontuação de depressão) e melhorias na qualidade de vida em 65% dos participantes.

Efeitos Colaterais: Relatou-se um baixo número de efeitos colaterais, com apenas 5% dos estudos mencionando desconforto físico temporário associado aos exercícios.

- **Medidas de Resultado:**

Estatísticas Reportadas: Incluíram tamanhos de efeito (Cohen's d variando de 0.3 a 0.7), intervalos de confiança de 95%, e valores de p menores que 0.05.

Medidas de Efeito: As medidas comuns incluíram escores de depressão pós-intervenção, mudanças nos sintomas de depressão ao longo do tempo, e a magnitude da diferença entre os grupos de intervenção e controle.

Referências

1. URL: https://guides.lib.vt.edu/SRMA
2. Li T, Higgins JPT, Deeks JJ (editors). Chapter 5: Collecting data. In: Higgins JPT, Thomas J, Chandler J, Cumpston M, Li T, Page MJ, Welch VA (editors). *Cochrane Handbook for Systematic Reviews of Interventions* version 6.4 (updated August 2023). Cochrane, 2023.
3. Schmidt L, Finnerty Mutlu AN, Elmore R, Olorisade BK, Thomas J, Higgins JPT. Data extraction methods for systematic review (semi)automation: Update of a living systematic review. F1000Res. 2021 May 19; 10:401. doi:10.12688/f1000research.51117.2. PMID: 34408850; PMCID: PMC8361807.
4. URL: https://research.library.gsu.edu/rayyan
5. Kolaski, K., Logan, L.R. & Ioannidis, J.P.A. Guidance to best tools and practices for systematic reviews. Syst Rev 12, 96 (2023). https://doi.org/10.1186/s13643-023-02255-9

6. Schuch FB, Vancampfort D, Richards J, Rosenbaum S, Ward PB, Stubbs B. Exercise as a treatment for depression: A meta-analysis adjusting for publication bias. J Psychiatr Res. 2016 Jun; 77:42-51. doi: 10.1016/j.jpsychires.2016.02.023. Epub 2016 Mar 4. PMID: 26978184.

7. Afifi, M., Stryhn, H. & Sanchez, J. Data extraction and comparison for complex systematic reviews: a step-by-step guideline and an implementation example using open-source software. Syst Rev 12, 226 (2023). https://doi.org/10.1186/s13643-023-02322-1

8. https://www.covidence.org/covidence-academy/

9. URL: https://libguides.lib.cuhk.edu.hk/covidence

10. URL: https://help.rayyan.ai/hc/en-us/articles/15393807793041-Introducing-the-All-New-Rayyan-with-Major-Enhancements-and-Exclusive-Features

Capítulo 9. Criação de forest plots.

"Creating forest plots"

Breno Cordeiro Porto
Nathalie Cordeiro Hobaica

Será que serei capaz de realizar a análise estatística sozinho? Qual o melhor programa para fazê-lo?

Considerações iniciais

Caros leitores, é esperado que já tenham se deparado com um gráfico forest plot, também conhecido como gráfico de floresta, e tenham tido dificuldade na interpretação dos resultados ali ilustrados. Muita calma nessa hora! Antes é necessário entender qual a intenção desse tipo de apresentação de análise estatística.

O forest plot é a representação gráfica clássica de uma metanálise, permitindo visualizar de forma clara os resultados individuais dos estudos e a estimativa combinada do efeito. Ele resume graficamente magnitude, direção e precisão dos achados.

Ademais, é importante ressaltar que muito embora os forest plots possam assumir diversas formas, existe um roteiro a ser seguido para então entendermos as informações ali ilustradas.

Uma vez sedimentado esse conhecimento acerca da interpretação de um forest plot, o próximo passo é aprender como criar nossos próprios gráficos de floresta para um determinado estudo.

Estrutura de um Forest Plot

O forest plot é composto por elementos padronizados:

Linha central (vertical): representa a ausência de efeito (por exemplo, OR = 1 ou MD = 0).

Quadrados: representam os resultados individuais de cada estudo, sendo o tamanho proporcional ao peso estatístico.

Linhas horizontais: intervalos de confiança (IC) de cada estudo.

Diamante: representa o efeito combinado da metanálise, com a largura indicando o IC global.

Interpretando um forest plot

A interpretação depende da posição do diamante em relação à linha de nulidade:

Diamante à esquerda da linha de nulidade: sugere benefício da intervenção (redução de risco ou melhor desempenho em relação ao controle).

Diamante à direita da linha de nulidade: sugere piora ou aumento de risco associado à intervenção.

Diamante cruzando a linha de nulidade: indica ausência de significância estatística, ou seja, não há evidência suficiente de diferença entre os grupos.

Além disso, em análises de **não inferioridade ou equivalência**, o diamante pode ser interpretado à luz de margens pré-definidas, mostrando se o tratamento avaliado é equivalente ou não pior que o comparador.

Possibilidades de Representação

O forest plot pode ilustrar diferentes situações:

Efeito favorável à intervenção: todos ou a maioria dos estudos apontam efeito positivo, e o diamante está claramente deslocado para o lado do benefício.

Efeito favorável ao controle: a soma dos resultados mostra vantagem do grupo controle.

Efeito nulo ou inconclusivo: o diamante cruza a linha de nulidade, sinalizando incerteza ou ausência de diferença significativa.

Alta heterogeneidade: linhas de confiança muito abertas e resultados discrepantes entre estudos, exigindo cautela na interpretação.

Antes de confeccionar nossos próprios forest plots, aprenderemos a interpretar um forest plot do zero. Partindo do gráfico presente na Figura 1, que foi análise do desfecho principal de um estudo que comparou a taxa de recorrência de cálculos urinários com uso de diuréticos tiazídicos versus placebo. Em um primeiro momento devemos localizar os seguintes pontos:

Identificar a primeira coluna da esquerda, que contém os estudos que foram incluídos na análise estatística do desfecho em questão, podendo estes serem organizados em ordem alfabética ou então cronológica;

Localizar a coluna da medida de efeito, nesse caso, corresponde à coluna da Razão de Risco (Risk Ratio), já que se tratava de uma comparação dicotômica, na qual pretendeu-se avaliar a chance de sucesso ou não do fármaco tiazídico comparado ao placebo;

Identificar o gráfico em si, nesse caso, localizado à esquerda da Figura 1.

Os resultados de cada estudo para cada desfecho de uma meta-análise sempre serão compostos de linhas, uma correspondente para cada estudo, de forma que cada linha corresponde à medida de efeito de cada estudo individualmente. Cada linha apresentará ainda um quadrado, que pode ser maior ou menor a depender do peso do estudo na meta-análise. É evidente ainda um losango, também conhecido como diamante, ao final do gráfico, que corresponde à medida de efeito geral da meta-análise, e cujos pontos laterais mostram o intervalo de confiança. Logo, essa porção do gráfico condensa os resultados de todos os estudos incluídos, permitindo uma conclusão final. Além disso, podemos observar uma linha central vertical, que corta o gráfico ao meio, que corresponde a ausência de efeito, sendo a partir dela e da posição do diamante no gráfico que concluiremos os resultados de um forest plot;

Na região inferior da figura podemos observar ainda outros dois importantes parâmetros: a **taxa de heterogeneidade do estudo**, que será melhor abordada e explicada no Capítulo 11, e o **valor de p**, imprescindível para se verificar significância estatística ou não para o desfecho estudado.

	Thiazides		Placebo			Risk Ratio
Study or Subgroup	Events	Total	Events	Total	Weight	M-H, Random, 95% CI
Borghi, 1993	3	19	9	21	4.0%	0.37 [0.12, 1.16]
Brocks, 1981	5	33	5	29	4.0%	0.88 [0.28, 2.73]
Dhayat, 2023 (12,5mg)	62	105	60	102	14.8%	1.00 [0.80, 1.26]
Dhayat, 2023 (25mg)	61	108	60	102	14.7%	0.96 [0.76, 1.21]
Dhayat, 2023 (50mg)	49	101	60	102	14.3%	0.82 [0.64, 1.07]
Ettinger, 1988 (25mg)	3	19	14	31	4.2%	0.35 [0.12, 1.06]
Ettinger, 1988 (50mg)	3	23	14	31	4.1%	0.29 [0.09, 0.89]
Fernández-Rodriguez, 2006	16	50	28	50	10.8%	0.57 [0.36, 0.92]
Laerum 1984	5	23	12	25	5.8%	0.45 [0.19, 1.09]
Mortensen, 1986	0	12	4	10	0.8%	0.09 [0.01, 1.56]
Ohkawa, 1992	11	82	41	93	8.9%	0.30 [0.17, 0.55]
Rodriguez, 2001	11	50	20	50	8.6%	0.55 [0.30, 1.03]
Scholz, 1982	6	25	6	26	4.9%	1.04 [0.39, 2.80]
Total (95% CI)		**650**		**672**	**100.0%**	**0.63 [0.49, 0.83]**
Total events	235		333			

Heterogeneity: Tau² = 0.11; Chi² = 34.23, df = 12 (P = 0.0006); I² = 65%
Test for overall effect: Z = 3.40 (P = 0.0007)

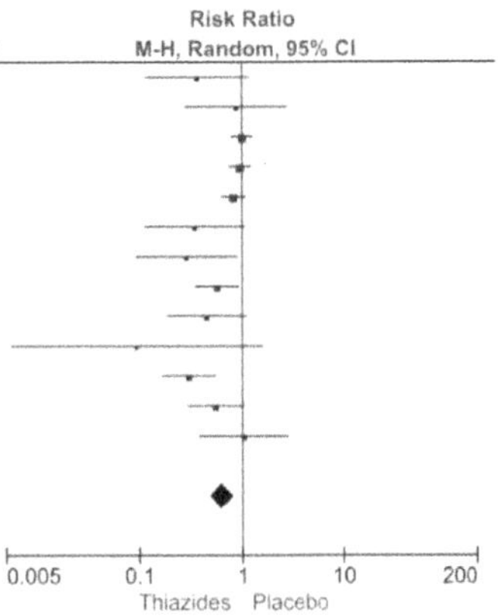

Figura 1. Taxa de recorrência para cálculos urinários comparando-se fármacos tiazídicos versus

Uma vez compreendida a estrutura geral de um forest plot, que, diga-se de passagem, pode variar um pouco a depender do programa utilizado para a realização da análise estatística, podemos prosseguir com as diferentes possibilidades de apresentação do desfecho no forest plot. Para tanto, trouxemos aqui plots de diferentes desfechos de um mesmo trabalho que visou **comparar a temperatura da solução de irrigação em cirurgias urológicas**, avaliando parâmetros como a taxa de calafrios entre os pacientes, a temperatura final do paciente e o tempo operatório comparando operar utilizando irrigação com soro aquecido ou temperatura ambiente (fria):

Possibilidade 1 (medida de efeito geral à esquerda).

Quando o diamante ao final da análise localiza-se inteiramente à esquerda: nesse caso, observamos a figura 2, que visou comparar a taxa de calafrios a depender da temperatura do fluido usada, e podemos concluir que devido à posição do diamante, associado a um valor de P significativo (p<0.0001) houve menor taxa de calafrios quando se utilizou fluido aquecido durante as cirurgias.

	Warm/Body Temp		Cold/Room Temp			Risk Ratio
Study or Subgroup	Events	Total	Events	Total	Weight	M-H, Random, 95% CI
Hosseini 2019 (Cold fluid)	3	20	8	20	10.6%	0.38 [0.12, 1.21]
Kati 2018	15	54	32	54	62.7%	0.47 [0.29, 0.76]
Tekgul 2014	7	30	15	30	26.7%	0.47 [0.22, 0.98]
Total (95% CI)		104		104	100.0%	0.46 [0.31, 0.67]
Total events	25		55			

Heterogeneity: $Tau^2 = 0.00$; $Chi^2 = 0.12$, df = 2 (P = 0.94); $I^2 = 0\%$
Test for overall effect: Z = 4.01 (P < 0.0001)

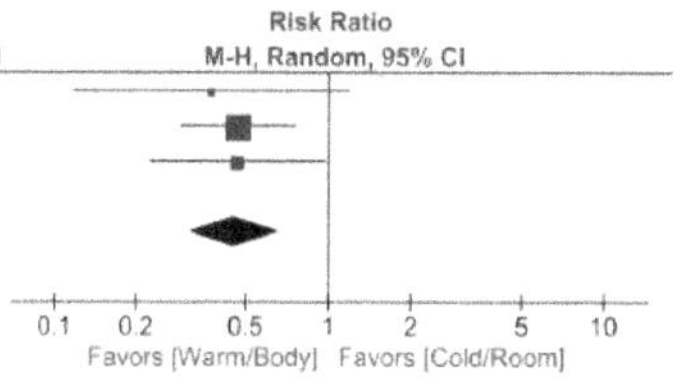

Figura 2. Forest plot avaliando a razão de risco para desenvolvimento de hipotermia após Nefrolitotripsia Percutânea a depender da temperatura do soro utilizado.

Possibilidade 2 (medida de efeito geral à direita).

Quando o diamante ao final da análise localiza-se inteiramente à direita: neste mesmo estudo comparou-se a temperatura média final do paciente (Figura 3). O diamante localizou-se por completo à direita da linha vertical, permitindo concluir que houve uma diferença significativa na temperatura corpórea ao final do procedimento, e que isso favoreceu o grupo de pacientes que recebeu fluido aquecido. Note que neste caso a orientação de fluido quente e fluido frio mudou de lado no eixo horizontal do gráfico. No contexto geral, ter calafrios é algo ruim, que não queremos. Em contrapartida, ter uma temperatura mais elevada é algo bom, que queremos. Por convenção, costuma-se colocar o desfecho positivo à direita. Você não é obrigado a fazer isso, mas fica mais intuitivo.

	Body/Warm temperature			Cold/Room temperature				Mean Difference
Study or Subgroup	Mean	SD	Total	Mean	SD	Total	Weight	IV, Random, 95% CI
Hosseini 2019 (Cold fluid)	36.1	0.6	20	35	1.1	20	16.7%	1.10 [0.55, 1.65]
Kati 2018	35.8	0.3	54	35.6	0.3	54	32.2%	0.20 [0.09, 0.31]
Omar 2018	36	0.5	44	35.9	0.6	46	28.6%	0.10 [-0.13, 0.33]
Tekgul 2014	35.6	0.7	30	34.9	0.8	30	22.6%	0.70 [0.32, 1.08]
Total (95% CI)			148			150	100.0%	0.43 [0.12, 0.75]

Heterogeneity: $Tau^2 = 0.08$; $Chi^2 = 16.97$, df = 3 (P = 0.0007); $I^2 = 82\%$
Test for overall effect: Z = 2.69 (P = 0.007)

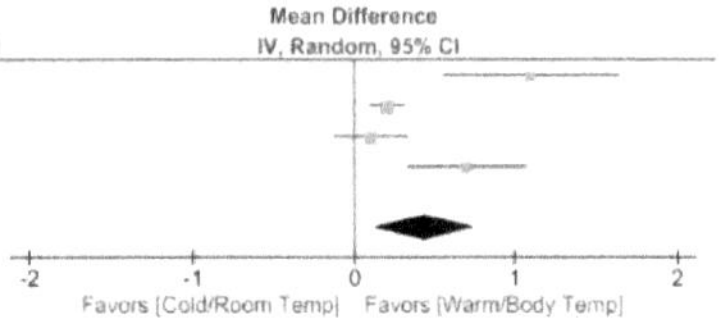

Figura 3. Forest plot comparando a temperatura média final dos pacientes após Nefrolitotomia Percutânea a depender da temperatura do soro utilizado.

Possibilidade 3 (medida de efeito geral cruza o eixo da ordenada).

Quando o diamante ao final da análise toca a linha vertical: neste outro forest plot (Figura 4), no qual comparou-se o tempo operatório na vigência de soro frio ou aquecido, é possível notar que o diamante, que corresponde à medida geral de efeito para esse desfecho em específico, tocou a linha vertical central, o que, de forma geral, corresponde à ausência de efeito especificamente para este desfecho. Não é incomum que se imagine que quando o diamante tocar a linha e, portanto, nosso desfecho não obtiver a significância esperada, nosso trabalho estará condenado ao fracasso. Contudo, não é bem assim!

	Warm/Body Temp			Cold/Room Temp				Mean Difference
Study or Subgroup	Mean	SD	Total	Mean	SD	Total	Weight	IV, Random, 95% CI
Hosseini 2019 (Cold fluid)	85.7	38.7	20	86.5	30.1	20	10.1%	-0.80 [-22.29, 20.69]
Kati 2018	83.9	23.5	54	79.5	22	54	63.3%	4.40 [-4.19, 12.99]
Omar 2018	94.6	41.6	44	88	45.3	46	14.5%	6.60 [-11.36, 24.56]
Tekgul 2014	102.5	41.7	30	98.2	35.8	30	12.1%	4.30 [-15.37, 23.97]
Total (95% CI)			148			150	100.0%	4.18 [-2.65, 11.01]

Heterogeneity: $Tau^2 = 0.00$; $Chi^2 = 0.28$, df = 3 (P = 0.96); $I^2 = 0\%$
Test for overall effect: Z = 1.20 (P = 0.23)

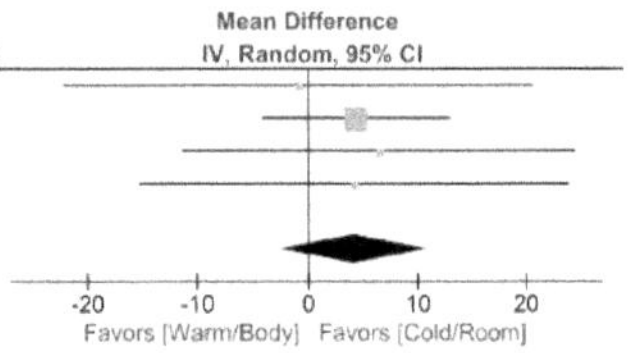

Figura 4. Forest plot evidenciando ausência de efeito no que se refere a tempo operatório em relação a temperatura na Nefrolitotomia Percutânea.

Devemos pontuar aqui que a depender da metodologia empregada num determinado estudo, e do que se pretende comparar, um diamante que demonstra ausência de efeito é na verdade o melhor cenário. Esse tipo de situação é muito útil quando se pretende realizar testes de não-inferioridade, abordagem muito utilizada em modelos experimentais quando se pretende determinar se um novo tratamento ou procedimento é tão efetivo ou seguro quanto ao padrão-ouro do momento (3). Para exemplificar isso, trouxemos na Figura 5 um plot de um estudo que comparou metenamina, um medicamento com efeito analgésico e bactericida na urina, com antibióticos para tratamento profilático de infecções de trato urinário de repetição em mulheres. Como os antibióticos sabidamente correspondem ao padrão ouro de tratamento nesses caso, buscou-se com tal análise verificar se havia não-inferioridade por parte da metenamina para tratar tais pacientes, tendo em vista que esse fármaco, diferentemente dos antibióticos, não causam resistência bacteriana, e ainda apresentam menos efeitos colaterais e envolvem um custo mais baixo. No plot abaixo, no qual o desfecho avaliado foi episódios de infecção urinária sintomática em até 12 meses, é possível verificar, portanto, que o diamante toca a linha vertical central, demonstrando a não inferioridade do hipurato de metenamina em relação à antibioticoterapia. Fica claro, portanto, que, a depender do propósito da análise em questão, a ausência de efeito pode ser o desfecho esperado da análise estatística.

	Methenamine		Antibiotic			Risk Ratio
Study or Subgroup	Events	Total	Events	Total	Weight	M-H, Fixed, 95% CI
Botros, 2022	28	43	28	43	31.1%	1.00 [0.73, 1.36]
Brumfitt, 1983	18	25	11	20	13.6%	1.31 [0.82, 2.09]
Chu, 2016	0	45	2	40	2.9%	0.18 [0.01, 3.61]
Harding, 2022	59	103	47	102	52.4%	1.24 [0.95, 1.63]
Total (95% CI)		**216**		**205**	**100.0%**	**1.15 [0.95, 1.38]**
Total events	105		88			

Heterogeneity: $Chi^2 = 2.88$, df = 3 (P = 0.41); $I^2 = 0\%$
Test for overall effect: Z = 1.42 (P = 0.16)

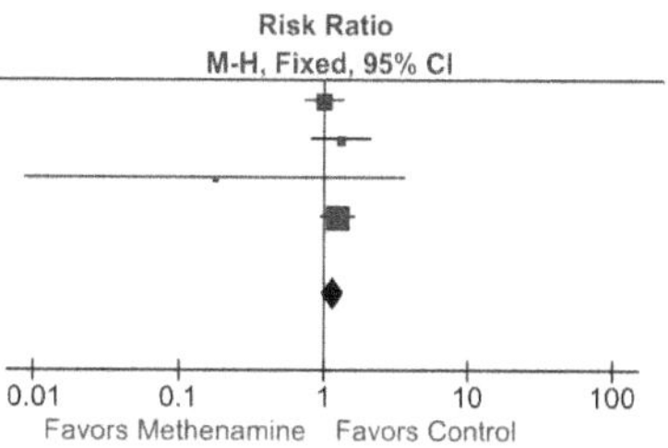

Figura 5. Forest plot comparando o risco de desenvolvimento de infecção de trato urinário em relação a Metenamina e o uso de Antibióticos.

Confecção do forest plot

O forest plot pode ser elaborado em softwares estatísticos como RevMan, R (pacote meta/metafor) e Stata. Essas ferramentas permitem personalizar gráficos, incluir análises de subgrupos e avaliar heterogeneidade.

O programa mais famoso de confecção não somente de forest plots, mas de uma meta-análise completa é o **Review Manager**, um software que funciona apenas no sistema operacional Windows. Ele está disponível em uma versão paga no site da Cochrane (https://training.cochrane.org/online-learning/core-software/revman). Existe uma versão anterior gratuita, que foi descontinuada, mas consegue ser encontrada para download com alguma facilidade. Uma vez obtido o Review Manager, vamos plotar nossa meta-análise!

Essa é a tela de início do Review Manager 5.4., e aqui podemos tanto iniciar uma meta-análise do zero ou continuar um trabalho em andamento.

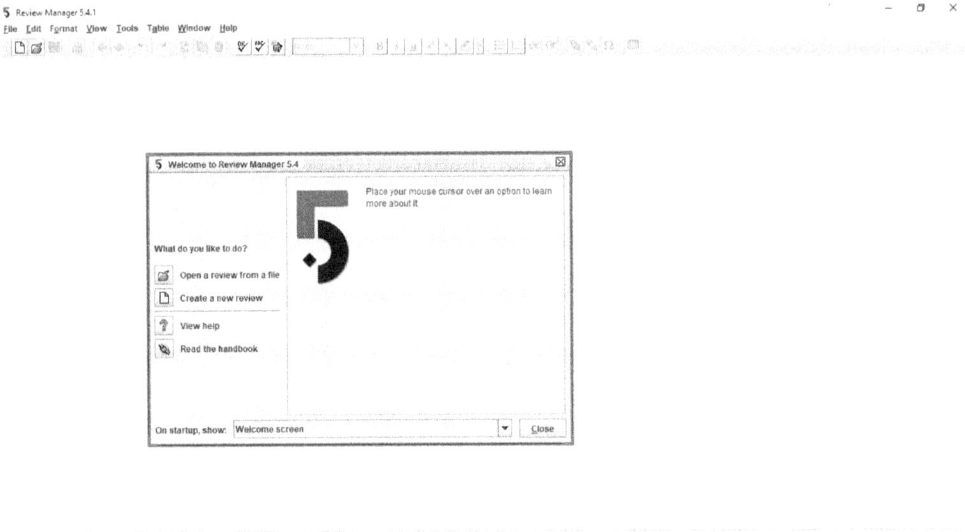

Selecione a opção "create a new review", para começarmos uma meta-análise do zero, depois clique em "next". Vale ressaltar que aqui plotaremos os desfechos da meta-análise citada anteriormente que se pôs a *comparar a efetividade do Hipurato de Metenamina com Antibióticos no controle de infecções urinárias em mulheres adultas.*

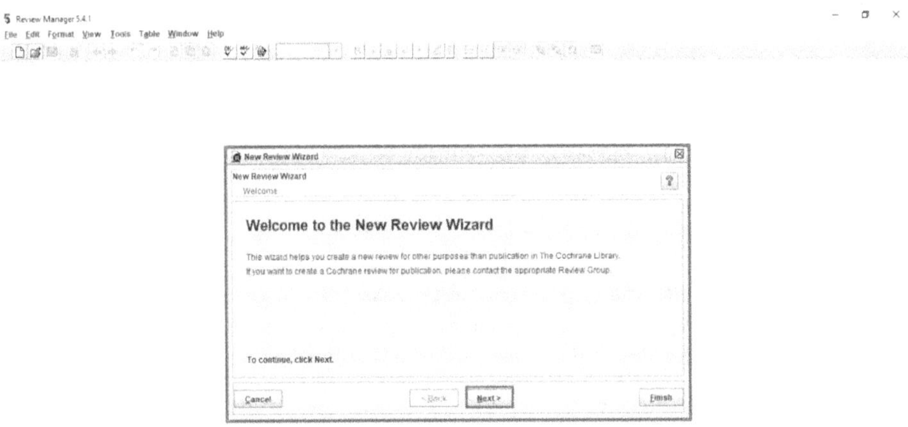
Review Manager 5.4.1
File Edit Format View Tools Table Window Help
New Review Wizard
New Review Wizard
Welcome
Welcome to the New Review Wizard
This wizard helps you create a new review for other purposes than publication in The Cochrane Library.
If you want to create a Cochrane review for publication, please contact the appropriate Review Group.
To continue, click Next.
Cancel
< Back
Next >
Finish

Em seguida, selecione "intervention review", que se trata do modelo de intervenção mais comumente utilizado em meta-análises, quando se quer comparar um tratamento/procedimento novo com gold-standard. Pressionar "next" uma vez selecionado o tipo de revisão.

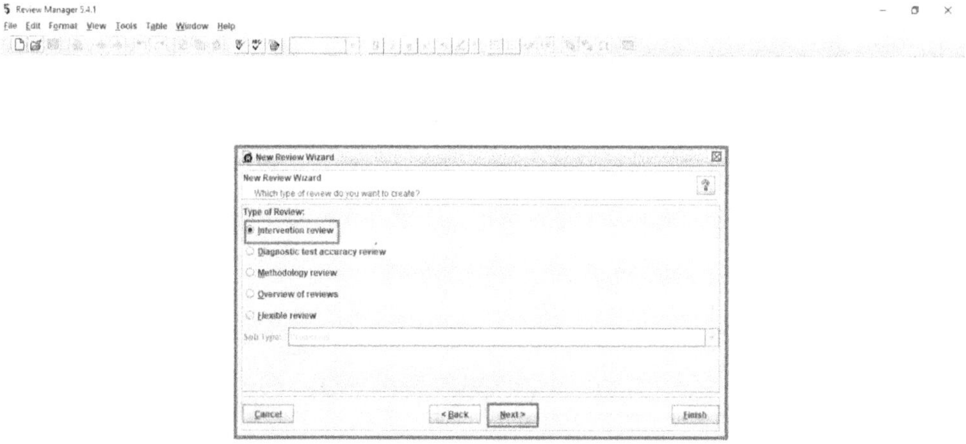

Aqui é onde colocamos o título do trabalho. Reparem que essa aba nos dá várias opções de preenchimento a depender da ideia do trabalho. Uma vez inserido o título, selecione "next".

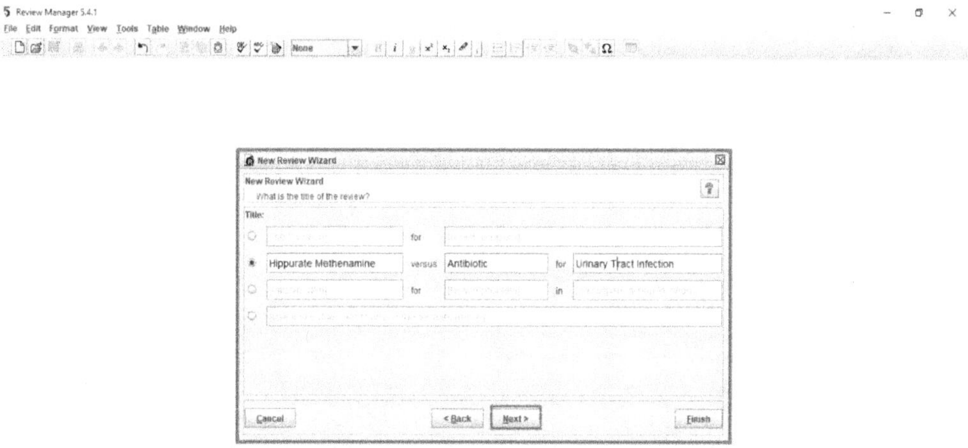

Nessa última etapa da seção introdutória do Review Manager, selecione "full review" e então "finish".

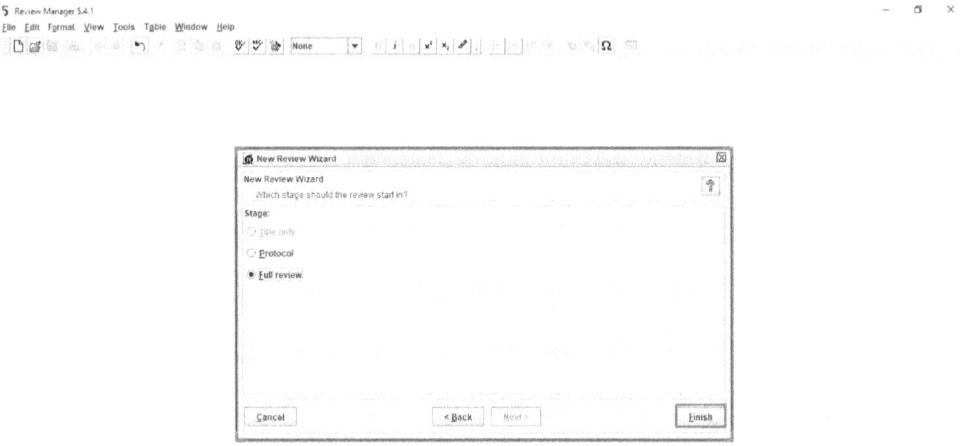

Aqui vemos a tela central em que você se deparará no Review Manager, e como já explicitado anteriormente, sua meta-análise poderá ser feita por completo através deste programa se assim o quiser. Entretanto, aqui abordaremos apenas a confecção dos forest plots utilizando essa valiosa ferramenta.

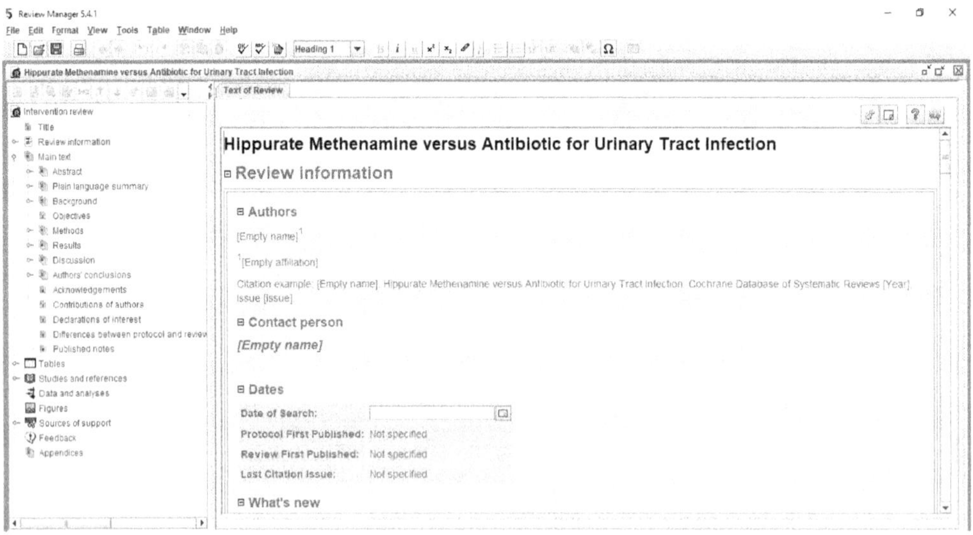

Agora temos que incluir os estudos que irão compor nossa meta-análise. Para tanto, abriremos a chave da seção “studies and references”, e depois clicaremos em “references to studies”.

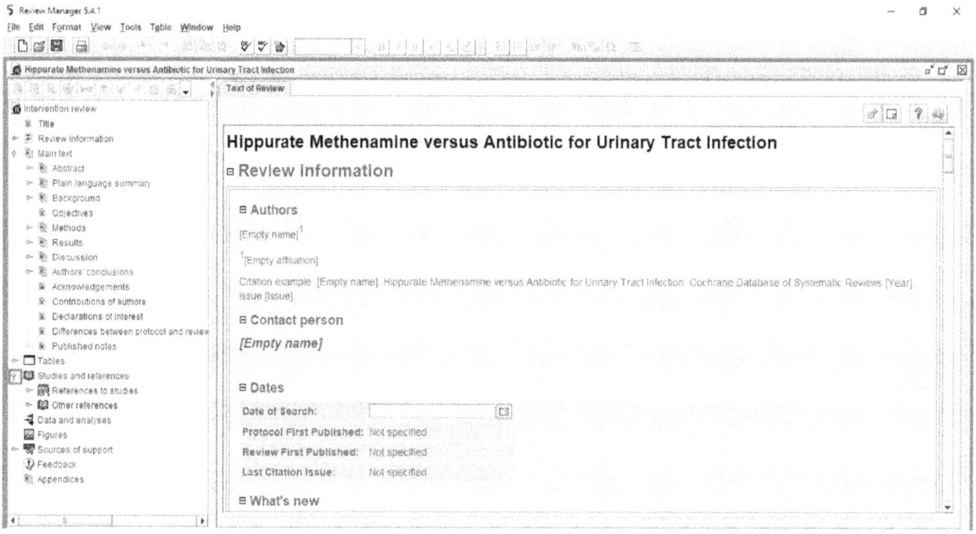

Em seguida, com o botão direito clicaremos em “included studies” e selecionaremos “add new study”.

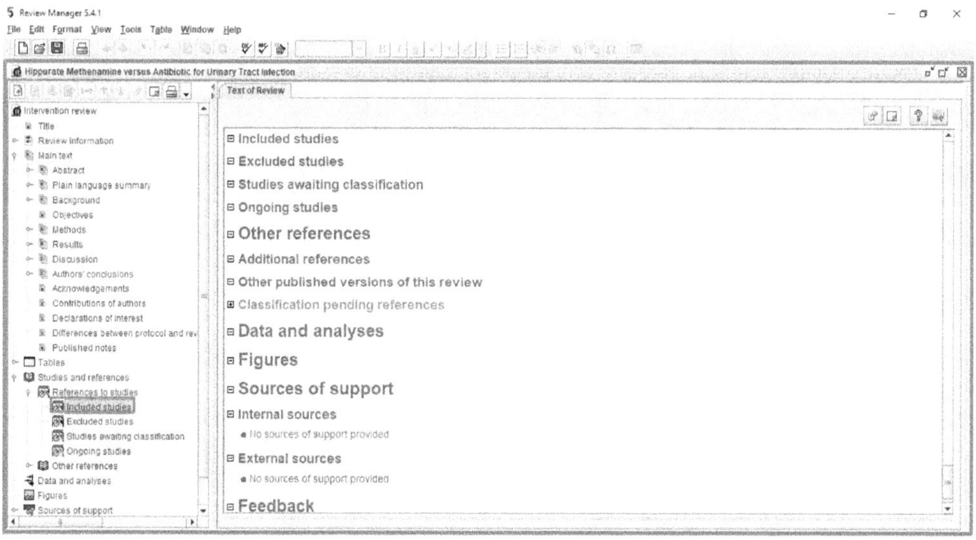

Aqui adicionaremos o nome do primeiro autor de cada estudo a ser incluído, seguido do ano em que foi publicado, tal qual exemplificado na figura abaixo (“Botros, 2022”). Em seguida, deve-se avançar clicando em “next”.

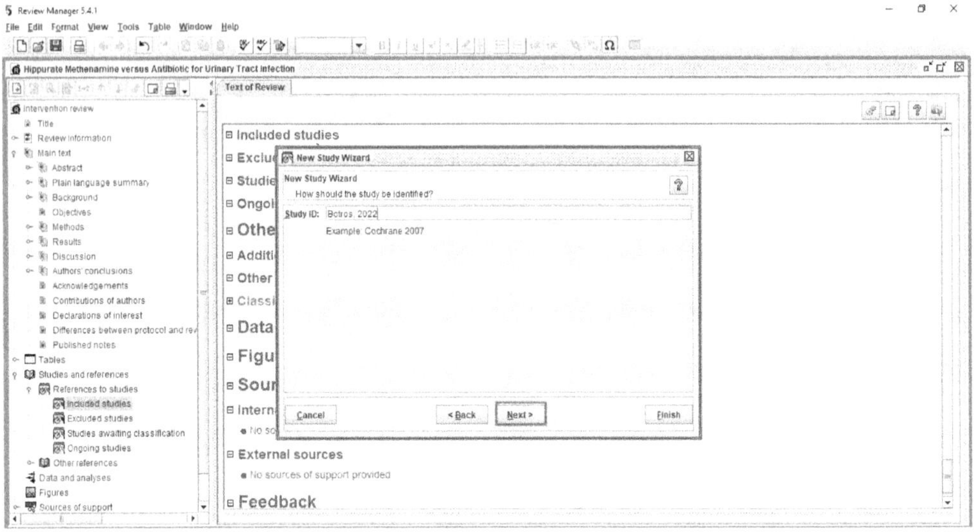

Nessa seção pode-se manter a opção já selecionada ["Published data only (unpublished not sought)"] e clicar em "finish". Esse processo deve ser repetido até que todos os estudos sejam adicionados.

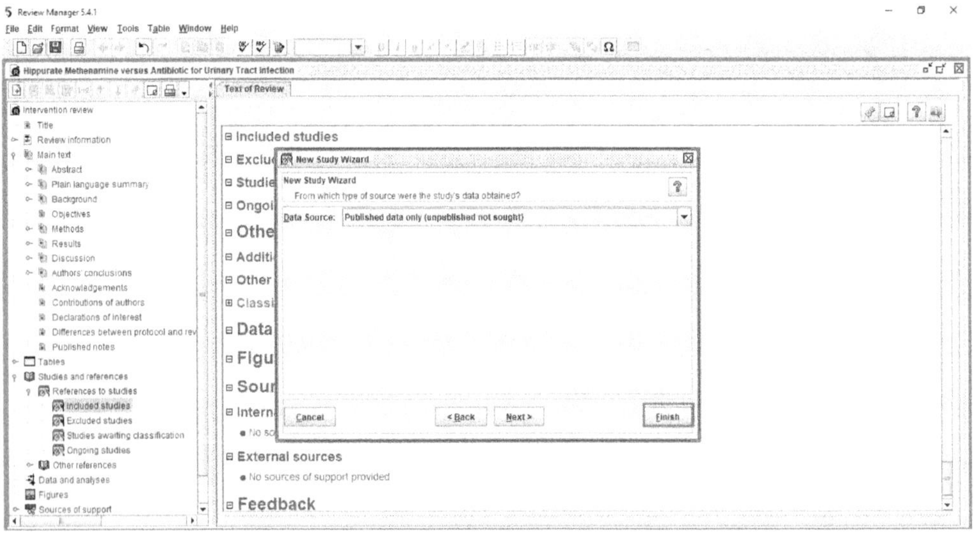

Uma vez adicionados todos os estudos, criaremos as comparações, ou então os desfechos de nossa meta-análise. Selecione então a seção de "Data and analyses" e com o botão direito clique em "add a new comparison".

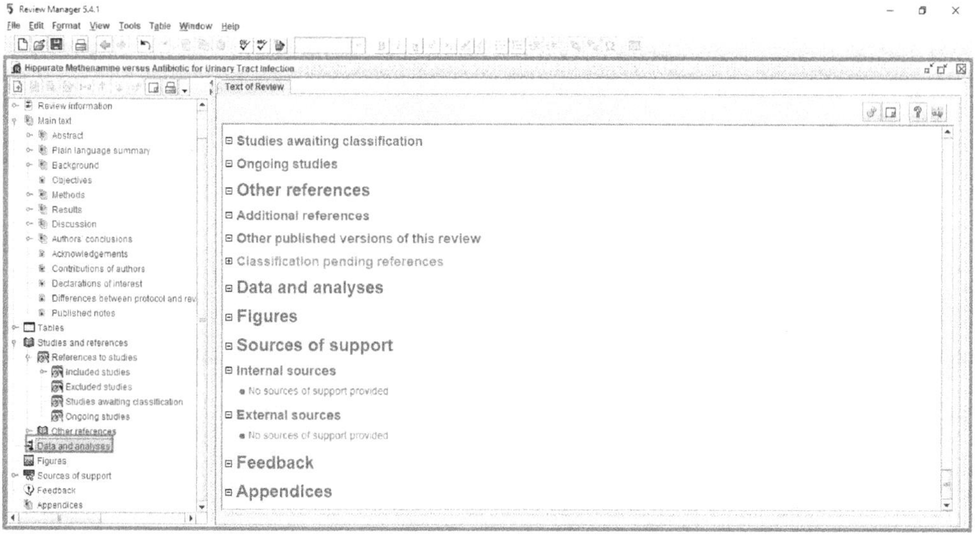

Feito isso, daremos um nome ao nosso desfecho, e depois clicaremos em “next”.

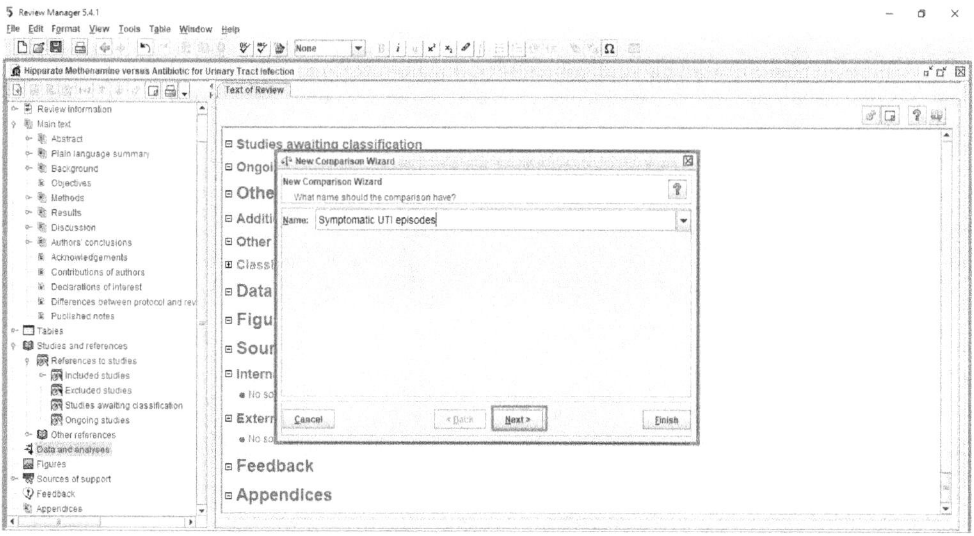

Nessa etapa precisaremos escolher o tipo de dado que será avaliado nesse desfecho. As principais análises realizadas acabam sendo dicotômicas, quando um evento tem potencial de ocorrer ou não, ou contínuas, por exemplo, média de tempo operatório, ou média de perda sanguínea. Em seguida clique em “next”.

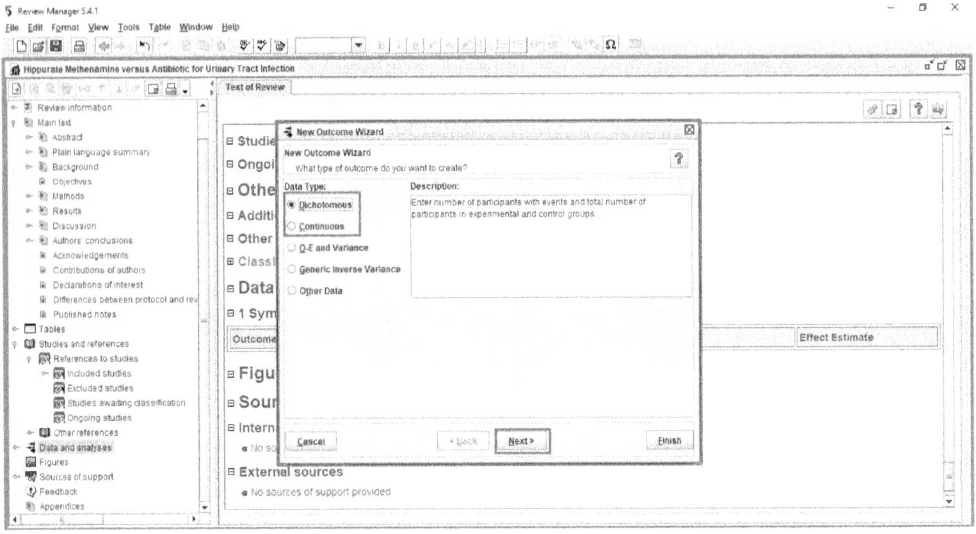

Aqui devemos escrever o nome do desfecho a ser avaliado, e no "Label 1" inserimos o nome do grupo intervenção e no "Label 2" o grupo comparador. Seguimos clicando em "next" para avançar.

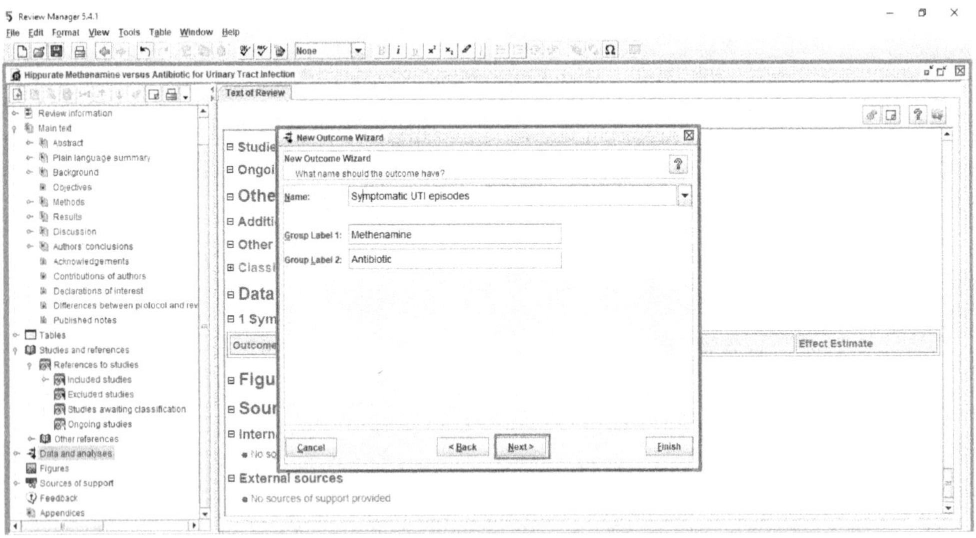

Modificaremos agora o modelo de análise para modelo randômico ("random effects"). Essa escolha pelo modelo randômico será melhor abordada e explicada no Capítulo 10. No que se refere às medidas de efeito, você deverá selecionar o que mais fizer sentido, tendo em vista o desfecho a ser avaliado e a metodologia empregada no trabalho.

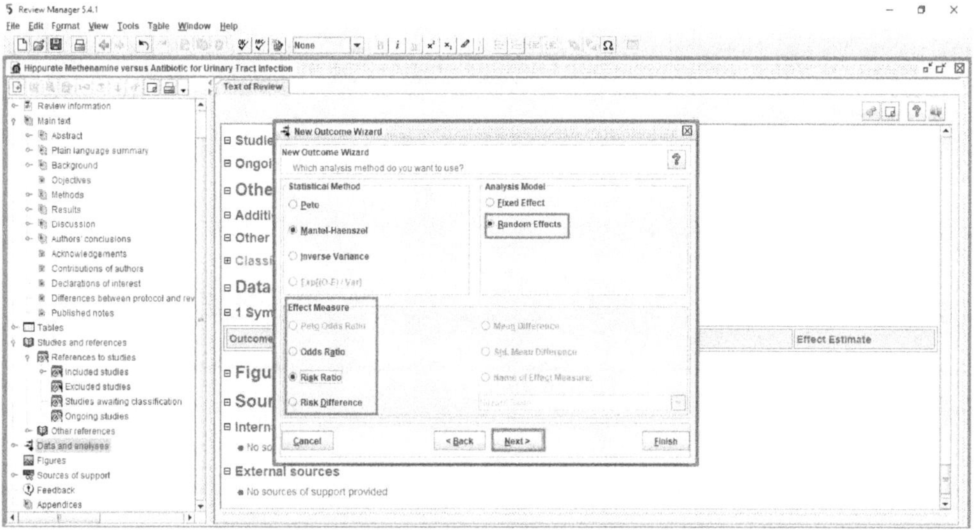

Agora, podemos prosseguir com a seleção padrão oferecida aqui pelo Review Manager, a não ser que se deseje modificar os intervalos de confiança, clicando em “next”.

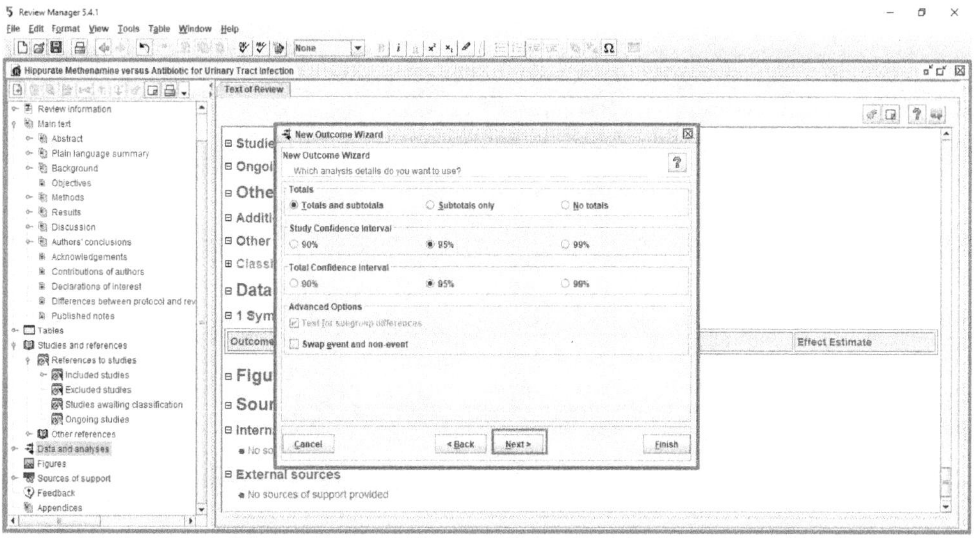

Na linha que se refere à parte esquerda do gráfico (“left”) escreva Favors + nosso grupo intervenção, e na linha direita do gráfico (“right”), faça o mesmo com o grupo comparador, como foi feito na figura abaixo. Prossiga clicando no “next”.

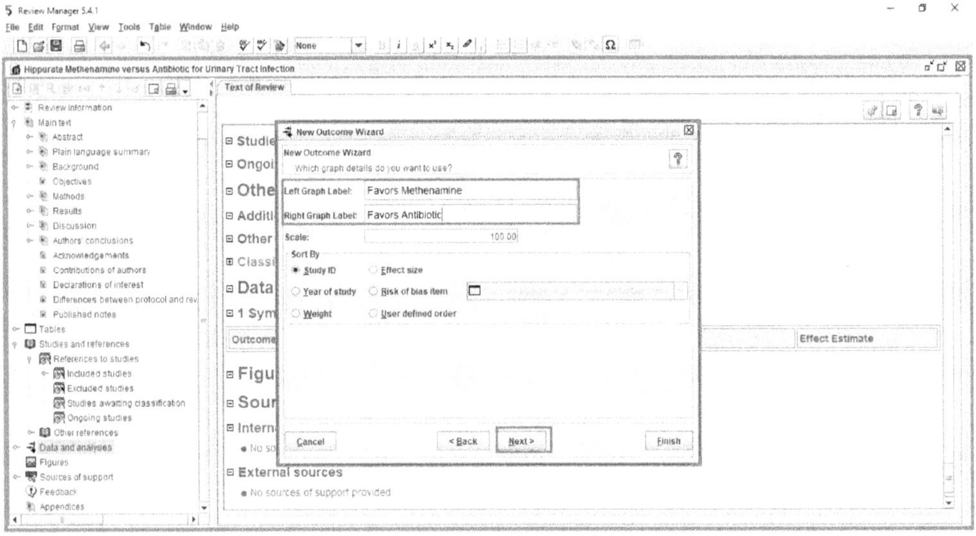

Uma vez selecionada a opção de “Add an outcome under a new comparison”, clique em “continue”.

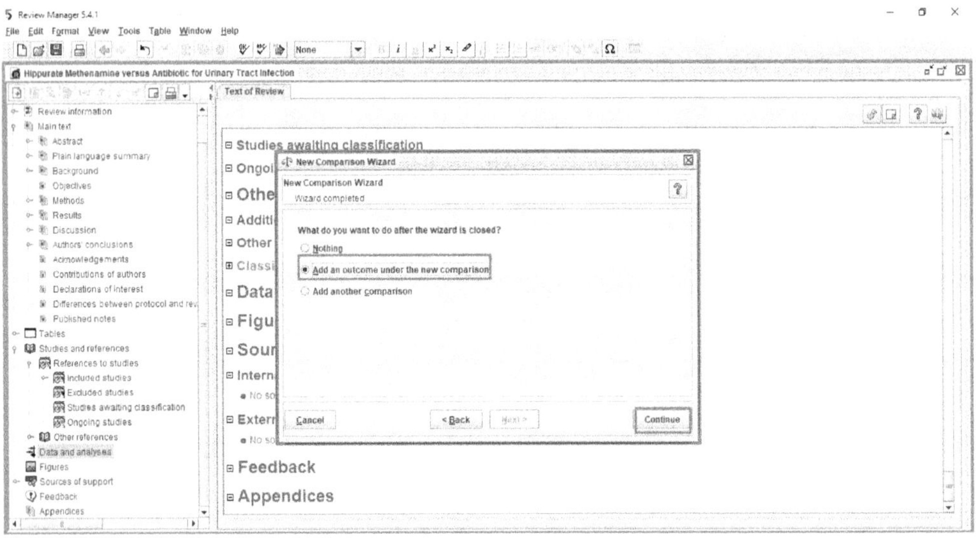

Daremos ao “outcome” o mesmo nome que demos a nossa comparação. Feito isso, nos depararemos com essa aba, na qual ficam contidos os dados de cada estudo, ainda a serem incluídos na análise desse desfecho em específico.

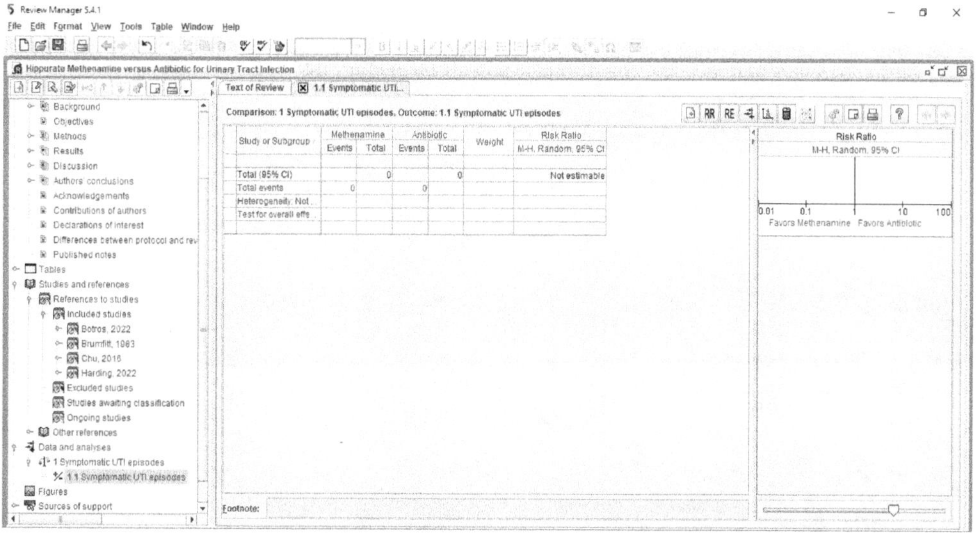

Em seguida clique com o botão direito onde nosso desfecho aparecer na lista da esquerda, para incluir os estudos ao nosso desfecho em questão, que, nesse caso, se trata da frequência de episódios sintomáticos de infecção urinária. Uma vez selecionados os trabalhos a serem incluídos, selecione “finish”.

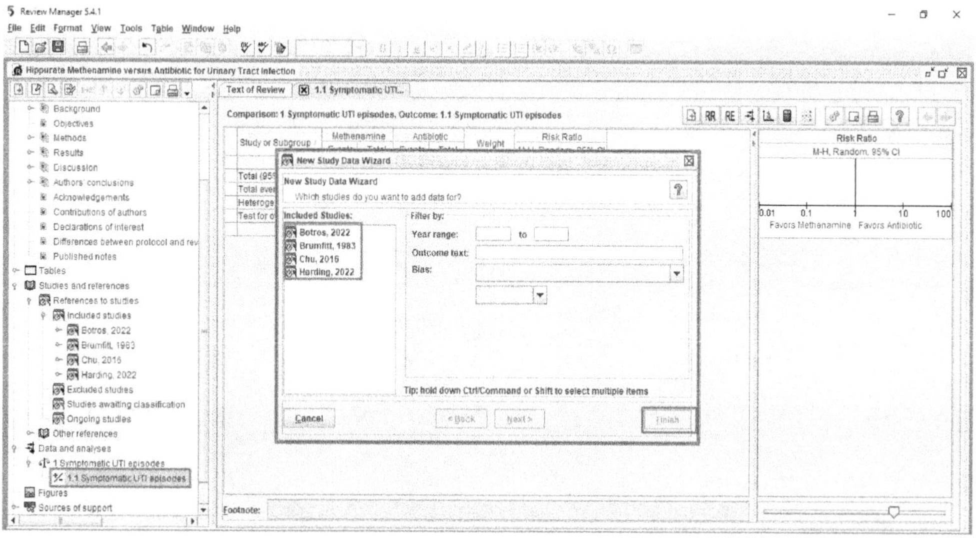

Feito isso, nos depararemos com a seguinte imagem, na qual temos os estudos incluídos, mas ainda sem dados. Portanto, agora adicione, manualmente, os dados referentes a cada um dos estudos em suas respectivas células.

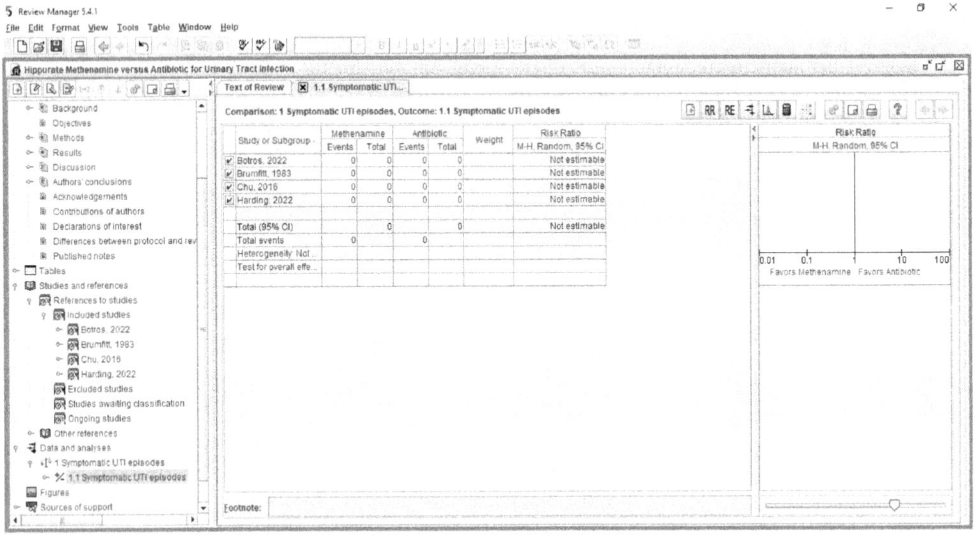

Aqui observaremos que as células foram preenchidas com os dados de cada um dos estudos para o desfecho avaliado nesse momento, e o forest plot já foi gerado como pode-se notar na direita da imagem. Para ampliar o forest plot, clique no pequeno ícone demarcado em vermelho.

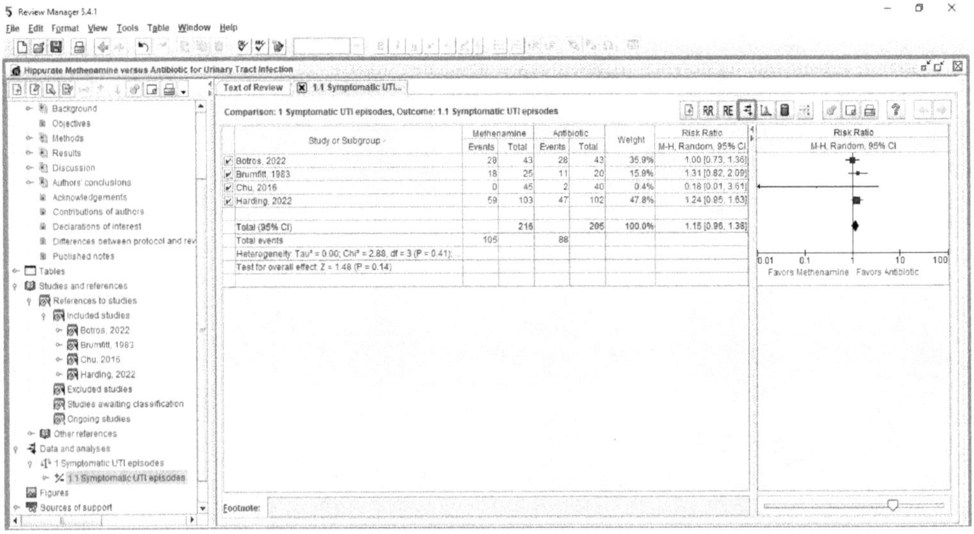

Por fim deve-se salvar o forest plot para posteriormente ser incluído em sua meta-análise.

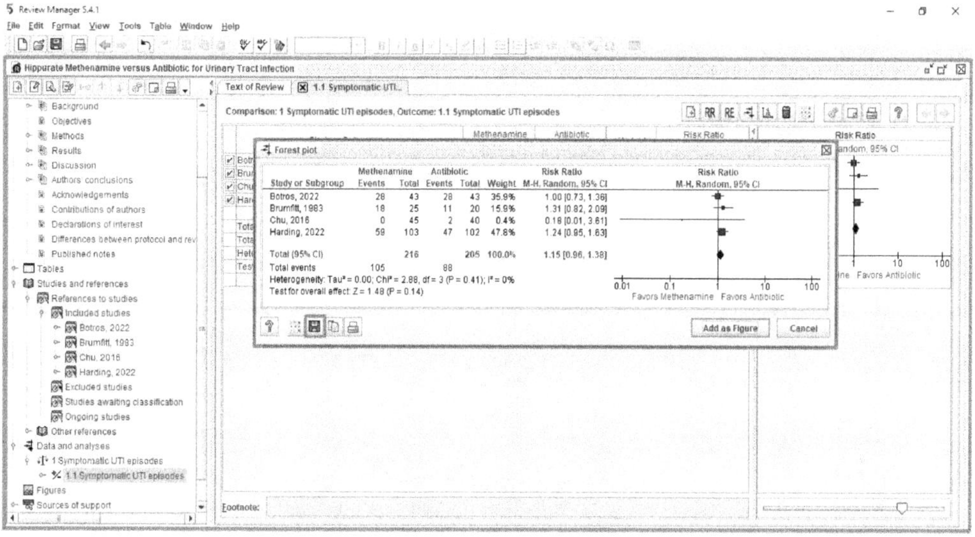

Não se esqueça de realizar o mesmo processo descrito acima para cada um dos desfechos a serem avaliados na meta-análise.

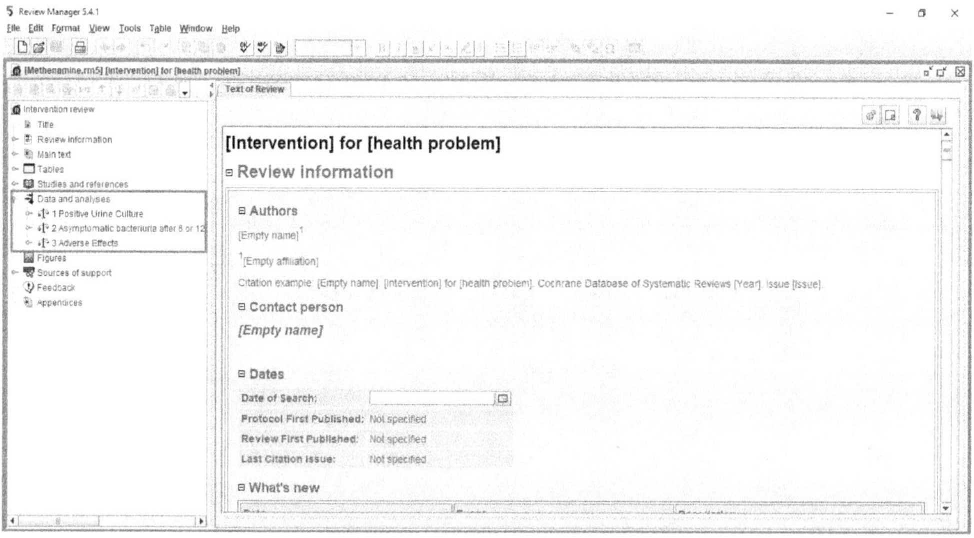

Teste seus conhecimentos

Para fazer a análise estatística de uma meta-análise é preciso antes compreender cada parte de um forest plot. Para isso, complete os balões abaixo com o nome de cada porção que compõe um gráfico de floresta.

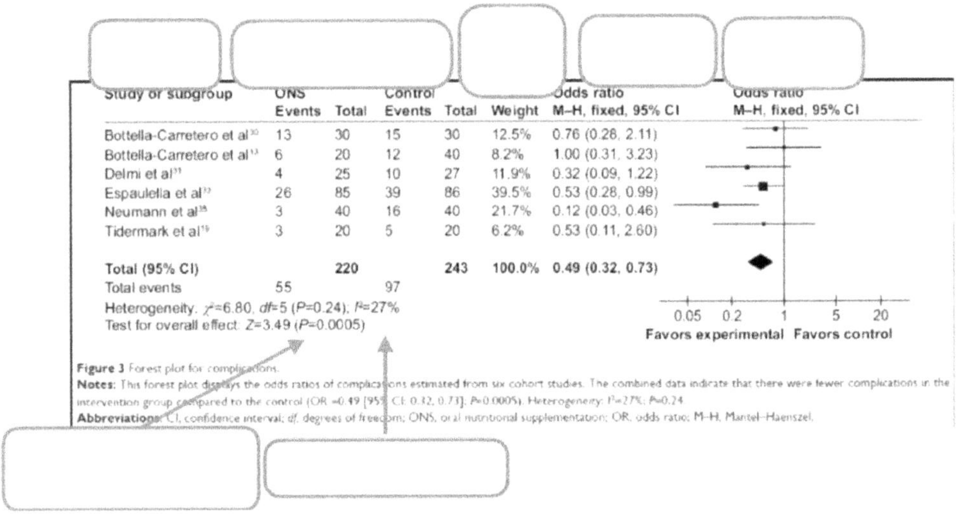

Em uma meta-análise na qual comparou-se o uso ininterrupto de anticoagulantes orais (NOAC – sigla em inglês) com fármacos antagonistas da Vitamina K (VKA – sigla em inglês) quando em ablação por cateter de fibrilação atrial, os desfechos primários pretendidos foram a ocorrência de um Acidente Vascular Encefálico ou um Ataque Isquêmico Transitório (Gráfico A) e Sangramentos Graves (Gráfico B). Tendo em vista ambos os gráficos abaixo, discorra sobre os resultados e se podemos concluir maior efetividade de alguma das classes dos fármacos para os parâmetros propostos.

A

Study or Subgroup	NOAC Events	NOAC Total	VKA Events	VKA Total	Weight	Odds Ratio M-H, Fixed, 95% CI
Di Biase 2015	0	200	0	200		Not estimable
Dillier 2014	0	272	0	272		Not estimable
Konduru 2012	0	11	0	52		Not estimable
Kuwahara 2016	0	100	0	100		Not estimable
Lakkireddy 2014	1	321	1	321	16.2%	1.00 [0.06, 16.06]
Maddox 2013	1	212	0	251	7.4%	3.57 [0.14, 88.03]
Nagao 2015	0	499	1	370	27.9%	0.25 [0.01, 6.07]
RE-CIRCUIT 2017	0	317	1	318	24.3%	0.33 [0.01, 8.21]
Shah 2017	0	317	0	310		Not estimable
Tao 2017	0	76	0	71		Not estimable
VENTURE-AF 2015	0	124	1	124	24.2%	0.33 [0.01, 8.20]
Yoshimura 2017	0	55	0	69		Not estimable
Total (95% CI)		**2504**		**2458**	**100.0%**	**0.66 [0.19, 2.30]**
Total events	2		4			

Heterogeneity: Chi² = 1.87, df = 4 (P = 0.76); I² = 0%
Test for overall effect: Z = 0.66 (P = 0.51)

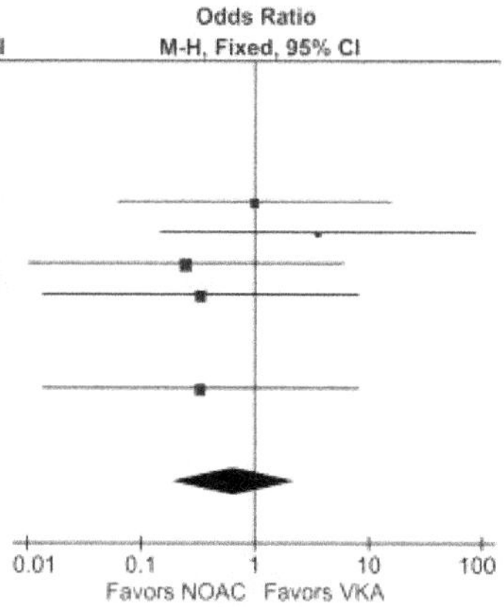

B

Study or Subgroup	NOAC Events	NOAC Total	VKA Events	VKA Total	Weight	Risk Ratio M-H, Fixed, 95% CI
Di Biase 2015	2	200	1	200	2.4%	2.00 [0.18, 21.88]
Dillier 2014	1	272	1	272	2.4%	1.00 [0.06, 15.91]
Kuwahara 2016	1	100	0	100	1.2%	3.00 [0.12, 72.77]
Lakkireddy 2014	5	321	7	321	16.7%	0.71 [0.23, 2.23]
Maddox 2013	1	212	3	251	6.6%	0.39 [0.04, 3.77]
Nagao 2015	5	499	4	370	11.0%	0.93 [0.25, 3.43]
RE-CIRCUIT 2017	5	317	22	318	52.5%	0.23 [0.09, 0.59]
Tao 2017	0	76	1	71	3.7%	0.31 [0.01, 7.53]
VENTURE-AF 2015	0	123	1	121	3.6%	0.33 [0.01, 7.97]
Total (95% CI)		**2120**		**2024**	**100.0%**	**0.50 [0.30, 0.84]**
Total events	20		40			

Heterogeneity: Chi² = 6.76, df = 8 (P = 0.56); I² = 0%
Test for overall effect: Z = 2.63 (P = 0.009)

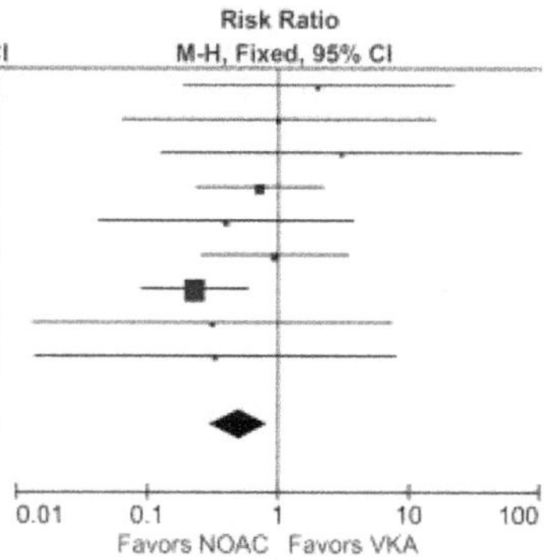

Analisando esse outro forest plot do trabalho da Metenamina citado anteriormente, no qual comparou-se os efeitos adversos entre ambos os fármacos identifique o erro apresentado no gráfico, e explique de maneira sucinta que conclusões podemos tirar deste plot em questão.

Study or Subgroup	Methenamine Events	Methenamine Total	Control Events	Control Total	Weight	Risk Ratio M-H, Random, 95% CI
Botros, 2022	4	43	6	43	12.5%	0.67 [0.20, 2.20]
Brumfitt, 1983	7	25	1	20	4.9%	5.60 [0.75, 41.84]
Gundersen, 1986	1	15	1	15	2.8%	1.00 [0.07, 14.55]
Harding, 2022	82	103	83	102	79.8%	0.98 [0.85, 1.12]
Total (95% CI)		**186**		**180**	**100.0%**	**1.02 [0.64, 1.60]**
Total events	94		91			

Heterogeneity: Tau² = 0.06; Chi² = 3.52, df = 3 (P = 0.32); I² = 15%
Test for overall effect: Z = 0.07 (P = 0.95)

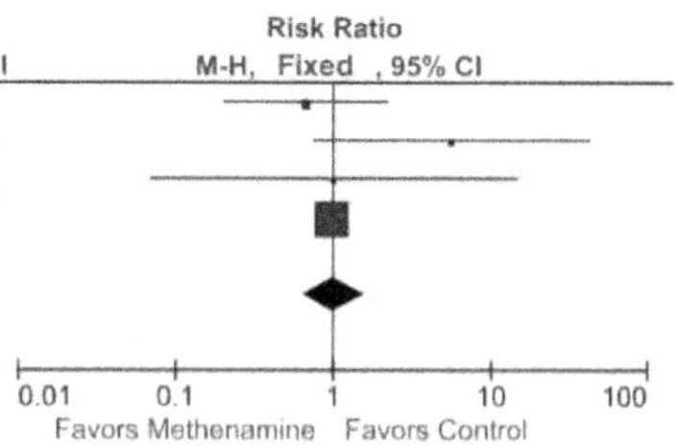

Gabarito

Vide figura abaixo:

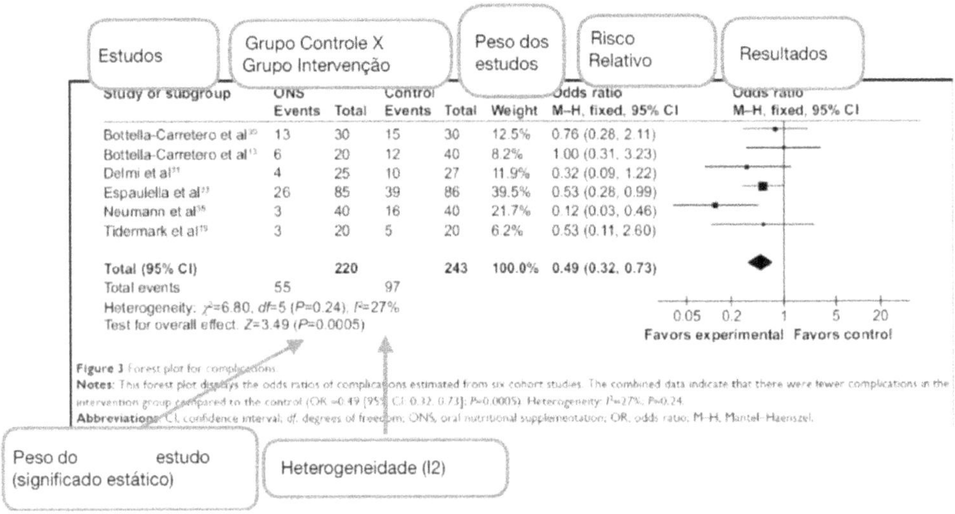

Com base no plot acima, podemos concluir que a incidência de acidente vascular cerebral isquêmico ou de ataque isquêmico transitório foi baixa e não significativa entre os grupos (p = 0,51) (Figura A). Por outro lado, em relação a incidência de sangramentos graves, esta mostrou-se foi significativamente menor no grupo que recebeu anticoagulantes orais (NOAC, em inglês) ininterruptamente em relação aos pacientes que receberam fármacos antagonistas da vitamina k (p < 0,01) (Figura B).

O erro contido no forest plot era a utilização indevida do modelo fixo ao invés do randômico, haja visto que se trata de uma população homogênea. Ademais, podemos concluir com base no forest plot apresentado que não houve diferença estatística na taxa de efeitos adversos entre os dois fármacos (metenamina e antibióticos) comparados neste trabalho, o que é reforçado por um valor de p>0.001 (p=0.95).

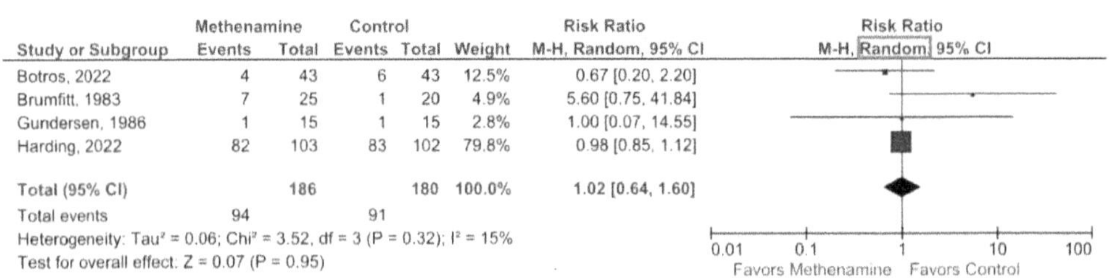

Referências

Lalkhen, Abdul Ghaaliq; McCluskey, Anthony (1 de agosto de 2008). «Statistics V: Introduction to clinical trials and systematic reviews». *Continuing Education in Anaesthesia Critical Care & Pain*. **8** (4): 143–146. ISSN 1743-1816. doi:10.1093/bjaceaccp/mkn023

Lepine HL, Llata FM, Porto BC, Hobaica NC, Passerotti CC, Sanderberg RA, Artifon EL, Otoch JP, da Cruz JA. Effect of irrigation solution temperature on complications of percutaneous nephrolithotomy: a systematic review of the literature, meta-analysis and trial sequential analysis of randomized clinical trials. Minerva Urol Nephrol. 2024 Oct;76(5):554-562. doi: 10.23736/S2724-6051.24.05731-8. Epub 2024 May 31. PMID: 38819387.

Walker J. Non-inferiority statistics and equivalence studies. BJA Educ. 2019 Aug;19(8):267-271. doi: 10.1016/j.bjae.2019.03.004. Epub 2019 Apr 24. PMID: 33456901; PMCID: PMC7808096.

Hobaica NC, De Oliveira GC, Porto BC, Passerotti CC, Da Silva Sardenberg RA, Otoch JP, Da Cruz JAS. Effectiveness of methenamine hippurate in preventing urinary tract infections: an updated systematic review, meta-analysis and trial sequential analysis of randomized controlled trials. BMC Urol. 2025 Feb 15;25(1):30. doi: 10.1186/s12894-025-01708-8. PMID: 39955521; PMCID: PMC11830188.

Cardoso R, Knijnik L, Bhonsale A, Miller J, Nasi G, Rivera M, Blumer V, Calkins H. An updated meta-analysis of novel oral anticoagulants versus vitamin K antagonists for uninterrupted anticoagulation in atrial fibrillation catheter ablation. Heart Rhythm. 2018 Jan;15(1):107-115. doi: 10.1016/j.hrthm.2017.09.011. Epub 2017 Sep 14. PMID: 28917562.

Cook DJ, Mulrow CD, Haynes RB. Systematic reviews: synthesis of best evidence for clinical decisions. Ann Intern Med1997;126:376–80.

1. Cochrane UK, "How to read a forest plot?", https://uk.cochrane.org/news/how-read-forest-plot

Capítulo 10. Modelos de efeito fixos versus modelos de efeito randômicos.

"Random effect models versus Fixed effects models"

Breno Cordeiro Porto
Nathalie Cordeiro Hobaica

E será que há diferença em realizar a análise estatística com modelos de efeitos fixos ou de efeitos randômicos? Como fazer uso adequado dessas ferramentas?

Considerações iniciais

Muito se fala, mas pouco se entende sobre modelos de efeitos fixos ou de efeitos randômicos quando o assunto são análises estatísticas, principalmente no âmbito das meta-análises. De forma geral, ao utilizar um modelo de efeitos fixos, assume-se que todos os estudos incluídos nessa determinada meta-análise compartilham um verdadeiro tamanho de efeito comum. É importante lembrar que o tamanho de efeito informa sobre o impacto de um fator na variável em estudo e sobre a associação entre variáveis. De forma geral, fica claro, portanto, que nesse tipo de modelo todos os fatores que poderiam influenciar o tamanho do efeito são considerados iguais em todos os estudos e, portanto, o tamanho do efeito é o mesmo (daí o rótulo "fixo"). Além disso, atribuem-se pesos a cada estudo incluído na análise, visando minimizar o erro intraestudo, já que toda a dispersão observada se deve ao erro de amostragem. Por isso, nesse modelo, costuma haver maior discrepância entre os pesos dos estudos (estudos maiores recebem muito mais peso).

Por outro lado, no modelo de efeitos randômicos parte-se do pressuposto de que o verdadeiro tamanho de efeito pode variar entre os estudos. Ou seja, quando há heterogeneidade real, o modelo randômico modela essa variação por meio da variância entre estudos (τ^2) e estima a média da distribuição desses efeitos.

Tendo isso em mente, passemos para a aplicação prática deles, observando como seu uso difere um do outro.

Exemplificando meta-análises com modelo fixo e randômico

Para exemplificar a teoria exposta acima, temos abaixo dois forest plots de um mesmo desfecho realizado no contexto de uma meta-análise sobre o risco de não fusão em fumantes submetidos a um procedimento com intuito de fusão espinhal. Apresentamos os mesmos dados para os modelos de efeito fixo (Figura 1) e de efeitos randômico (Figura 2), destacando assim como essas diferentes análises podem vir a afetar os resultados.

Observemos as seguintes diferenças:

1. Inicialmente, os pesos dos estudos listados em ambos os plots, que são representados pelo tamanho dos quadrados, são mais semelhantes entre si no modelo de efeitos randômicos. Especificamente, observe o tamanho dos quadrados para o maior estudo da análise (Luszczyk 2013) versus o menor estudo incluído (Emery 1997) ao comparar os dois modelos.

2. Além disso, a estimativa do tamanho do efeito difere entre os dois modelos. Neste caso, o modelo de efeito randômico resulta em um tamanho de efeito maior, 2.39 versus 2.11 para o modelo de efeito fixo. Os resultados gerados pelos modelos de efeito fixo e de efeito randômico podem ser iguais ou diferentes, sendo que ambos os modelos resultam em uma estimativa maior do tamanho do efeito.

3. Por fim, o intervalo de confiança para o efeito resumido é maior sob o modelo de efeito randômico. Isso sempre ocorrerá, uma vez que o modelo considera diversas fontes de variação, diferentemente do modelo fixo.

	Smokers		Nonsmokers			Odds Ratio
Study or Subgroup	Events	Total	Events	Total	Weight	M-H, Fixed, 95% CI
An 1995	16	34	12	43	13.9%	2.30 [0.89, 5.92]
Bose 2001	1	46	2	60	4.2%	0.64 [0.06, 7.33]
Brown 1986	20	50	4	50	5.9%	7.67 [2.38, 24.65]
Emery 1997	2	3	5	13	1.5%	3.20 [0.23, 45.19]
Goldberg 2002	15	30	10	50	9.3%	4.00 [1.48, 10.83]
Luszczyk 2013	14	156	35	417	42.9%	1.08 [0.56, 2.06]
Martin 1999	13	75	21	214	22.3%	1.93 [0.91, 4.07]
Total (95% CI)		**394**		**847**	**100.0%**	**2.11 [1.49, 3.00]**
Total events	81		89			

Heterogeneity: $Chi^2 = 11.50$, df = 6 (P = 0.07); $I^2 = 48\%$
Test for overall effect: Z = 4.19 (P < 0.0001)

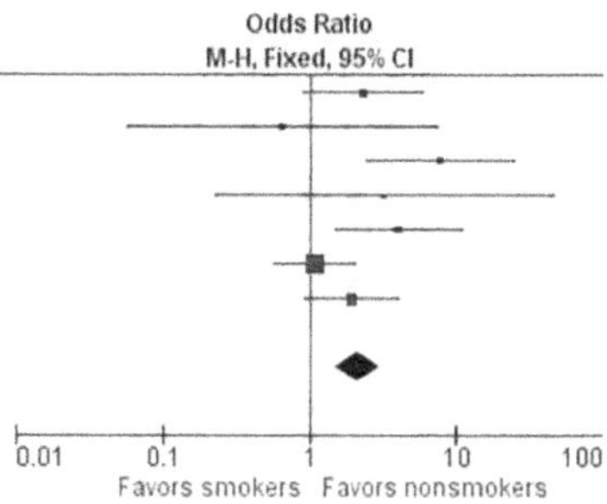

Figura 1. Forest plot com modelo fixo

	Smokers		Nonsmokers			Odds Ratio
Study or Subgroup	Events	Total	Events	Total	Weight	M-H, Random, 95% CI
An 1995	16	34	12	43	17.2%	2.30 [0.89, 5.92]
Bose 2001	1	46	2	60	4.6%	0.64 [0.06, 7.33]
Brown 1986	20	50	4	50	13.7%	7.67 [2.38, 24.65]
Emery 1997	2	3	5	13	4.0%	3.20 [0.23, 45.19]
Goldberg 2002	15	30	10	50	16.3%	4.00 [1.48, 10.83]
Luszczyk 2013	14	156	35	417	23.1%	1.08 [0.56, 2.06]
Martin 1999	13	75	21	214	21.0%	1.93 [0.91, 4.07]
Total (95% CI)		**394**		**847**	**100.0%**	**2.29 [1.30, 4.03]**
Total events	81		89			

Heterogeneity: $Tau^2 = 0.25$; $Chi^2 = 11.50$, df = 6 (P = 0.07); $I^2 = 48\%$
Test for overall effect: Z = 2.88 (P = 0.004)

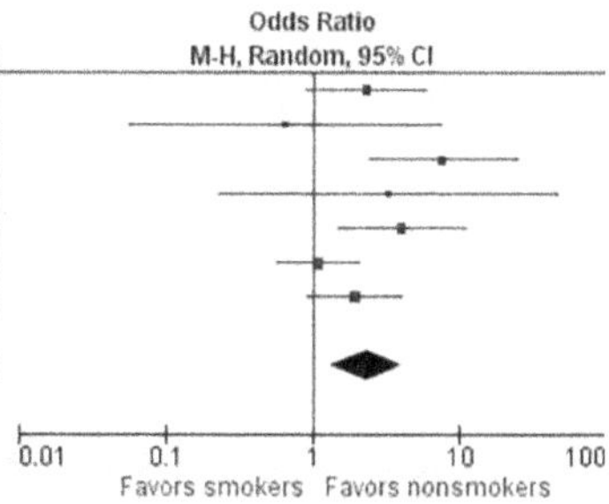

Figura 2. Forest plot com modelo fixo

Abaixo vemos outro exemplo de como o modelo estatístico utilizado para um mesmo desfecho pode alterar nossas conclusões. Temos nas figuras abaixo dois plots fictícios, nos quais podemos comparar o modelo fixo (Figura 3) com o modelo randômico (Figura 4).

De início, já pode-se perceber a diferença no tamanho dos quadrados entre os estudos da Figura 3 e a Figura 4, sendo que na primeira é evidente a maior discrepância entre os estudos incluídos. O mesmo ocorre com o valor bruto dos pesos relativos de cada estudo na análise, havendo uma variabilidade mais acentuada quando o efeito fixo for utilizado.

Além disso, notamos uma distinção entre a diferença média padronizada quando o desfecho foi plotado com efeito fixo e randômico (0.41 versus 0.36, respectivamente). Essa diferença pode ou não existir a depender da ferramenta estatística utilizada e do método estatístico empregado. Entretanto, apesar de parecer uma diferença irrisória nesse caso, em outros essa distinção no valor final pode significar uma conclusão diferente do que se esperaria do estudo em questão.

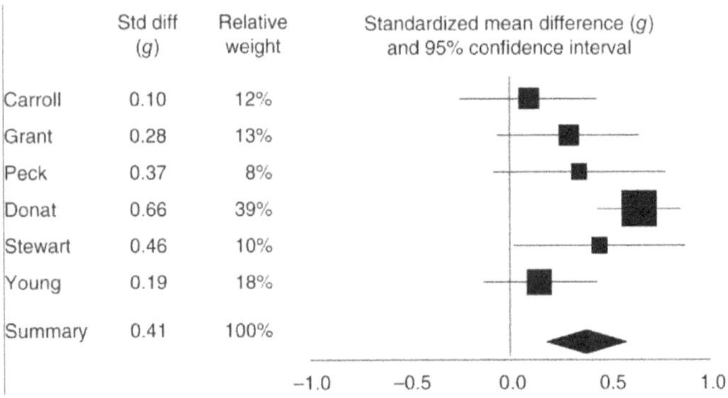

Figura 3. Forest plot utilizando efeito fixo

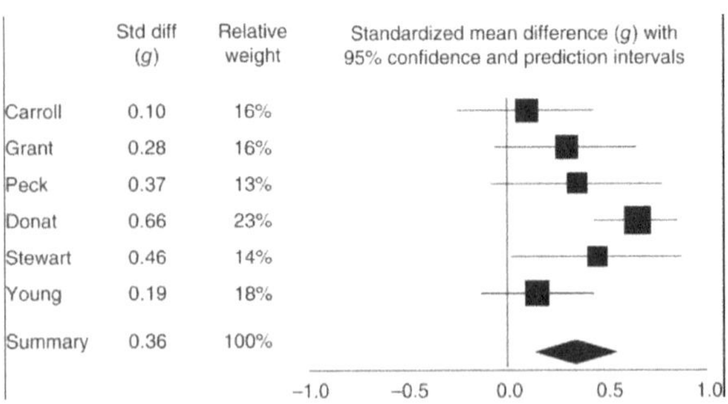

Figura 4. Forest plot utilizando efeito randômico

Frente a isso, fica claro que a escolha do modelo a ser utilizado depende das circunstâncias. Com frequência, o modelo de efeitos aleatórios é o mais apropriado, já que abrange a incerteza resultante das peculiaridades entre os estudos. Isso ocorre porque, principalmente em meta-análises, as populações a serem comparadas são diferentes entre si, provenientes de países diferentes, expostas a pressões ambientais diferentes, recebendo tratamentos variados e possuindo genéticas distintas entre si. Por outro lado, quando há poucos estudos a serem incluídos na meta-análise, para obter uma estimativa precisa da variância entre os estudos, pode-se considerar a manter o modelo pré-especificado eaplicar análises de sensibilidade. Da mesma forma, no cenário de um estudo de alta qualidade com um grande tamanho de amostra e um estudo de baixa qualidade com um pequeno tamanho de amostra, um modelo de efeito fixo atribuirá um peso maior ao estudo maior (em geral, com menor variância de estimativa).

Uso adequado para cada um dos modelos

De forma geral, aprendemos então que uma meta-análise de efeitos fixos estima um único efeito que se supõe ser comum a todos os estudos, enquanto uma meta-análise de efeitos randômicos estima a média de uma distribuição de efeitos que impactam um determinado desfecho. Os pesos dos estudos são mais equilibrados no modelo de efeitos randômicos do que no modelo de efeitos fixos. Além disso, no modelo de efeitos randômicos, estudos grandes recebem menos peso relativo e estudos pequenos recebem mais peso relativo em comparação com o modelo de efeitos fixos (tal como vimos na comparação entre as figuras 3 e 4). O erro padrão do efeito resumido e, consequentemente, os intervalos de confiança para o efeito resumido são mais amplos no modelo de efeitos randômicos do que no modelo de efeitos fixos.

Diante disso, a escolha de um modelo deve ser baseada exclusivamente na questão de qual modelo se ajusta à distribuição dos tamanhos de efeito e leva em conta as possíveis fontes relevantes de erro. Quando os estudos são extraídos da literatura publicada, o modelo de efeitos aleatórios geralmente é mais plausível, já que em geral comparam populações distintas entre si.

Devemos pontuar ainda que a estratégia de começar com um modelo de efeito fixo e depois passar para um modelo de efeitos aleatórios caso o teste de heterogeneidade seja significativo é um erro e um desvio de conduta importante, devendo ser fortemente desencorajado, visto que o modelo a ser usado na análise estatística deve ser definido previamente levando em conta a população e os desfechos a serem comparados.

Dessa maneira, temos então que, ao realizar uma análise estatística, os pesquisadores podem optar por utilizar abordagens de efeitos aleatórios ou de efeitos fixos, sendo que cada abordagem possui vantagens e desvantagens específicas, dependendo da questão de pesquisa, da estrutura dos dados e das suposições subjacentes.

Efeitos randômicos:

Vantagens

1. **Consideração da Heterogeneidade Não Observada:** Modelos de efeitos randômicos permitem incorporar fatores não observados que variam entre as entidades dentro de um conjunto de dados. Isso é especialmente útil em dados de painel ou análises multinível, onde indivíduos ou grupos são observados repetidamente. Ao capturar a heterogeneidade não observada, esses modelos explicam variações nos resultados que não podem ser explicadas apenas por variáveis observadas.
2. **Eficiência na Estimação:** Quando os efeitos aleatórios estão correlacionados com as variáveis independentes, os modelos de efeitos aleatórios podem fornecer estimativas mais eficientes devido a variação dentro das entidades, o que aumenta a precisão das estimativas dos parâmetros em comparação com modelos de efeitos fixos.
3. **Generalização:** Modelos de efeitos randômicos são frequentemente considerados mais generalizáveis do que modelos de efeitos fixos, já que esses modelos capturam uma gama mais ampla de variação na população. Isso pode aumentar a validade externa dos resultados, tornando-os aplicáveis a contextos mais amplos.

Desvantagens

1. **Interpretação Limitada dos Efeitos Específicos das Entidades:** Embora modelos de efeitos aleatórios capturem a heterogeneidade não observada, eles não permitem a estimativa e interpretação dos efeitos específicos das entidades. O foco está nos efeitos médios entre as entidades, dificultando a compreensão das variações e nuances dentro de entidades individuais.

Efeitos fixos:

Vantagens:

1. **Controle de Fatores Invariantes no Tempo:** Modelos de efeitos fixos são eficazes para controlar fatores invariantes no tempo que podem confundir a relação entre variáveis independentes e dependentes. Ao incluir efeitos fixos, os pesquisadores eliminam a influência de fatores não observados, permitindo uma estimativa mais precisa dos efeitos de interesse.
2. **Estimativa de Efeitos Específicos das Entidades:** Modelos de efeitos fixos permitem a estimativa e interpretação dos efeitos específicos das

entidades. Ao controlar todos os fatores invariantes no tempo dentro de cada entidade, os pesquisadores podem analisar as variações dentro da entidade, revelando o impacto único de diferentes variáveis no resultado de interesse.

Desvantagens:

1. **Generalização Limitada:** Modelos de efeitos fixos tendem a focar nas variações dentro das entidades, tornando as estimativas menos generalizáveis para populações fora das entidades observadas, ao contrário do que se observa com os efeitos randômicos.

Teste seus conhecimentos

1. Quais são as principais diferenças entre os modelos de efeitos randômicos e de efeitos fixos na meta-análise e como essas diferenças afetam a interpretação dos resultados do estudo?
2. Abaixo pode-se visualizar a Tabela 1 de uma meta-análise que visou comparar a prevalência de HPV em cânceres de Bexiga. Frente a isso, justifique qual seria o melhor efeito a ser empregado na análise estatística dese estudo e o por quê.

Table 1.

Human Papillomavirus (HPV) Prevalence in Bladder Cancer Cases Across Region, Histological Type, HPV DNA Specimen, and Publication Calendar Period

Variable	No. of studies	No. of cases	Proportion (%)	HPV prevalence (%) (95% CI)	P	OR (95% CI)	Adjusted OR[a] (95% CI)
Total	52	2855	100.00	16.88 (15.53–18.31)		...	...
Region					<.001		
Asia	14	701	24.55	24.25 (21.12–27.60)		Ref.	Ref.
Africa	7	500	17.51	19.40 (16.02–23.14)		0.75 (0.57–1.00)	0.84 (0.59–1.20)
North America	7	378	13.24	13.49 (10.21–17.36)		0.49 (0.35–0.69)	**0.30 (0.20–0.44)**
Europe	21	1205	42.21	13.11 (11.26–15.15)		0.47 (0.37–0.60)	**0.41 (0.32–0.52)**
Other[b]	3	71	2.49	2.82 (0.34–9.81)		0.09 (0.02–0.37)	**0.06 (0.01–0.23)**
Histological type					.07		
TCC	38	2068	72.43	16.92 (15.33–18.61)		Ref.	Ref.
Other[c]	29	787	27.57	16.26 (13.75–19.03)		0.95 (0.76–1.19)	0.85 (0.65–1.10)
HPV DNA specimen					.19		
Fixed tissue	34	1813	63.50	16.05 (14.39–17.82)		Ref.	Ref.
Fresh and mixed tissue	18	1042	36.50	17.95 (15.66–20.41)		1.14 (0.93–1.40)	**1.80 (1.42–2.27)**
Publication date					.61		
1990–1999	37	1916	67.11	16.49 (14.86–18.23)		Ref.	Ref.
2000–2010	15	939	32.89	17.25 (14.89–19.82)		1.06 (0.86–1.30)	0.83 (0.61–1.12)

NOTE. CI, confidence ratio; OR, odds ratio; Ref., reference; TCC, transitional cell carcinoma.

[a]Adjusted for region, histological type, HPV DNA specimen, and publication calendar period.
[b]Others included 1 study from Oceania and 2 studies that did not specify clearly.
[c]Others included adenocarcinoma, undifferentiated carcinoma, small-cell carcinoma, and mixed or unclear histological types.

Gabarito

1. Principais diferenças: Modelo de efeitos fixos: assume que todos os estudos na metanálise compartilham um tamanho de efeito comum, com quaisquer diferenças observadas entre os estudos sendo devidas a erros aleatórios. Este modelo é apropriado quando os estudos que estão sendo sintetizados são considerados provenientes de uma única população com características homogêneas. Modelo de efeitos aleatórios: reconhece que o verdadeiro tamanho do efeito pode variar entre os estudos devido a erros aleatórios e diferenças genuínas nos efeitos subjacentes. Este modelo permite a heterogeneidade entre os estudos, incorporando na análise a variabilidade dentro do estudo e entre estudos.
2. A Tabela 1 apresentada previamente conta com diferentes características dos 52 estudos incluídos nessa meta-análise, entre eles os diferentes continentes nos quais cada estudo foi realizado, os subtipos histológicos de HPV, em qual tipo de tecido o HPV foi identificado e diferentes períodos de publicação. Devemos levar em consideração que indivíduos de países diferentes tem dietas dieferentes, se exercitam de forma diferente, tem acesso a sistemas de saúde distintos, apresentam renda e desigualdades sociais distintas entre si, podem apresentar subtipos de HPV com maior ou menor prevalência que outras regiões, apresentam incentivo e recursos diferentes para fomentar pesquisas médicas, entre muitas outras variáveis. Tendo isso em mente, fica claro a necessidade de se utilizar um modelo randômico neste caso, levando-se em conta tanto o tamanho da variabilidade a que tal estudo está submetido, quanto por este estudo englobar uma população grande, a qual é extremamente heterogênea entre si, de forma que a

presença dessas diferentes variáveis não permitiria a existência de um efeito comum.

Referências

1. Borenstein, Michael; Hedges, Larry V.; Higgins, Julian P. T.; Rothstein, Hannah R.. Introduction to Meta-Analysis (p. 64). Wiley. Kindle Edition.
2. Kanters, S. (2022). Fixed- and Random-Effects Models. In: Evangelou, E., Veroniki, A.A. (eds) Meta-Research. Methods in Molecular Biology, vol 2345. Humana, New York, NY. https://doi.org/10.1007/978-1-0716-1566-9_3
3. Dettori JR, Norvell DC, Chapman JR. Fixed-Effect vs Random-Effects Models for Meta-Analysis: 3 Points to Consider. Global Spine J. 2022 Sep;12(7):1624-1626. doi: 10.1177/21925682221110527. Epub 2022 Jun 20. PMID: 35723546; PMCID: PMC9393987.
4. Li N, Yang L, Zhang Y, Zhao P, Zheng T, Dai M. Human papillomavirus infection and bladder cancer risk: a meta-analysis. J Infect Dis. 2011 Jul 15;204(2):217-23. doi: 10.1093/infdis/jir248. PMID: 21673031; PMCID: PMC3114469.
5. Dalgaard, P. (2011). *Introductory statistics with R*. Lightning Source UK Ltd.
6. Fox, J., Weisberg, S., & Fox, J. (2011). *An R companion to applied regression*. SAGE.
7. Gelman, A., & Hill, J. (2007). *Data analysis using regression and multilevel/hierarchical models*. Cambridge University Press.

Capítulo 11 – Heterogeneidade em Metanálises

"Heterogeneity in meta-analysis"

José Arnaldo Shiomi da Cruz

Everson Luiz de Almeida Artifon

Ao realizar uma metanálise, raramente encontramos estudos completamente homogêneos. Cada pesquisa traz diferenças em termos de população, intervenções, comparadores, desfechos, metodologias e contextos clínicos. Essas diferenças geram o que chamamos de heterogeneidade. Entender, quantificar e lidar com a heterogeneidade é uma das etapas mais importantes para garantir a validade de uma metanálise. Ela pode alterar a interpretação dos resultados e, em alguns casos, indicar que não é adequado realizar a síntese quantitativa dos dados.

A heterogeneidade pode ser classificada em três grandes categorias. A heterogeneidade clínica ocorre quando os estudos diferem quanto às características dos pacientes, às intervenções aplicadas ou aos desfechos avaliados. Por exemplo, uma metanálise sobre tiazídicos em nefrolitíase pode incluir estudos com populações mais jovens ou mais idosas, com diferentes doses ou tipos de diuréticos e avaliando recorrência em períodos distintos. A heterogeneidade metodológica surge de diferenças no desenho dos estudos, na qualidade metodológica ou na forma de medir os desfechos. Já a heterogeneidade estatística se manifesta nos resultados quantitativos, quando a variabilidade entre os efeitos observados nos estudos é maior do que a esperada pelo acaso.

Para quantificar a heterogeneidade estatística, utilizamos principalmente duas medidas. O teste do qui-quadrado de Cochran (Q) avalia se a variabilidade entre os estudos é maior do que o esperado, mas é pouco sensível quando há poucos estudos e sensível demais quando há muitos. O índice I^2, por sua vez, expressa em porcentagem a proporção da variação entre estudos que se deve à heterogeneidade e não ao acaso. Valores próximos de 0% sugerem ausência de heterogeneidade relevante, entre 25% e 50% indicam heterogeneidade baixa a moderada, e acima de 75% sugerem heterogeneidade substancial. Outra medida possível é a tau^2, que estima a variância entre os efeitos dos estudos em modelos de efeitos randômicos.

A presença de heterogeneidade não invalida automaticamente a metanálise, mas exige interpretação cuidadosa. Se a heterogeneidade for baixa, os resultados podem ser considerados mais consistentes. Quando for moderada ou alta, o pesquisador deve investigar suas causas e considerar análises de subgrupos ou metarregressão. Em situações de heterogeneidade muito elevada, pode ser preferível apresentar apenas uma síntese narrativa dos resultados, em vez de combiná-los estatisticamente.

Por exemplo, imagine uma metanálise sobre o uso de antibióticos profiláticos em nefrolitotripsia percutânea. Alguns estudos podem ter avaliado apenas pacientes de baixo risco, enquanto outros incluíram casos com alto risco de infecção. Se o I^2 encontrado for de 70%, isso indica heterogeneidade considerável, possivelmente explicada pela diferença no perfil de risco da população. Uma análise de subgrupos comparando baixo risco versus alto risco poderia esclarecer se os resultados são consistentes em ambos os cenários.

Em resumo, a heterogeneidade é inevitável na maioria das metanálises. O importante é reconhecê-la, quantificá-la e interpretá-la corretamente. Ignorar a heterogeneidade pode levar a conclusões equivocadas, enquanto explorá-la de forma crítica fortalece a validade e a aplicabilidade clínica da revisão sistemática.

Teste seus conhecimentos

1. Quais são os três tipos principais de heterogeneidade e como cada um se manifesta?
2. O que significa um valor de I^2 de 0%, 40% e 85%?
3. Por que o teste do qui-quadrado (Q) tem limitações na avaliação da heterogeneidade?
4. O que deve ser feito quando a heterogeneidade é substancial?
5. Dê um exemplo clínico de como a heterogeneidade pode surgir em uma metanálise de nefrolitíase.

Respostas comentadas

1. Heterogeneidade clínica: diferenças em pacientes, intervenções ou desfechos; metodológica: diferenças no desenho ou qualidade dos estudos; estatística: variabilidade nos resultados quantitativos.

2. I^2 = 0% indica ausência de heterogeneidade relevante; 40% indica heterogeneidade moderada; 85% indica heterogeneidade substancial.

3. O teste Q é pouco sensível quando há poucos estudos (não detecta heterogeneidade) e muito sensível quando há muitos estudos (detecta diferenças pequenas sem relevância clínica).

4. Deve-se explorar possíveis causas, realizar análises de subgrupos ou metarregressão. Se persistir alta, considerar síntese narrativa em vez de quantitativa.

5. Em uma metanálise sobre tiazídicos em nefrolitíase, estudos com populações de diferentes idades e doses distintas do medicamento podem gerar heterogeneidade clínica e estatística.

Gabarito

1. Clínica, metodológica e estatística.
2. 0% = nenhuma; 40% = moderada; 85% = substancial.
3. Baixa sensibilidade com poucos estudos e alta com muitos.
4. Investigar causas, análises de subgrupos/metarregressão ou síntese narrativa.
5. Exemplo: diferentes perfis de pacientes e doses em estudos sobre tiazídicos.

Referências

1. Higgins JPT, Thompson SG, Deeks JJ, Altman DG. Measuring inconsistency in meta-analyses. BMJ. 2003;327:557–560.
2. Higgins JPT, Thomas J, Chandler J, Cumpston M, Li T, Page MJ, Welch VA (eds). Cochrane Handbook for Systematic Reviews of Interventions. Version 6.2, 2021.

3. Ioannidis JPA, Patsopoulos NA, Evangelou E. Uncertainty in heterogeneity estimates in meta-analyses. BMJ. 2007;335:914–916.

Capítulo 12. Risco de viés

Bruno Damico Terada

Felipe Giraldo Alvarez Gonçalves

Como posso avaliar se os estudos incluídos na minha meta-análise são de boa qualidade? Existem parâmetros objetivos para mensurar isto?

Considerações iniciais

A análise dos riscos de vieses faz parte da *Quality Assessment* (Análise de Qualidade) da nossa meta-análise. Como o nome autoexplicativo sugere, a ideia central neste passo do seu trabalho é avaliar se os estudos nele incluídos são estudos fortes ou fracos/metodologicamente bons ou ruins. Neste momento, é possível que o caro leitor esteja se perguntando: "Mas isso não é algo totalmente subjetivo? Como eu, um mero autor de primeira viagem, posso ter a banca de avaliar a qualidade de uma pesquisa de um Professor PhD?". A isso, eu respondo: a análise **não** é completamente subjetiva; pelo contrário, existem critérios objetivos, e há, inclusive, instrumentos específicos e bem estabelecidos para guiá-lo, meu bom leitor. Portanto, nosso objetivo neste capítulo é apresentar a você os principais critérios e conceitos que usamos para analisar vieses, bem como os principais instrumentos para medi-los em sua meta-análise.

Ainda nas considerações iniciais, é importante partir para algumas ideias centrais, que vão nos acompanhar ao longo deste capítulo. Em primeiro lugar, a definição de viés: viés é um erro sistemático/metodológico de um trabalho científico que faz com que ele chegue a uma conclusão falsa; não condizente com a realidade. Este conceito é crucial, porque sabemos que nenhum estudo é completamente ideal. O ideal seria podermos estudar toda a população mundial, com um seguimento de 100%, sem desistências de participantes, etc. Aí sim teríamos resultados que, sem sombra de dúvidas, condizem com a realidade. Porém, como nada disso é possível, nós, do meio científico, nos contentamos com o uso de amostras da população, eventuais desistências, perda de seguimento, e assim por diante, que nos permitem tão somente chegar perto da realidade, por meio de inferências estatísticas. Mas, como o leitor provavelmente já percebeu, juntamente com essas imperfeições inevitáveis de todo e qualquer trabalho científico, surgem as possibilidades de erros e vieses. Assim, tenha sempre em mente que nenhum estudo é totalmente perfeito, e que, por melhor que ele seja, há sempre espaço para algum(ns) viés(eses). Que este capítulo, então, sirva para te ajudar a identificá-los!

Erro sistemático x erro aleatório

Como vimos, há várias partes de um trabalho científico que podem apresentar erros. Por isso, os dividimos em duas categorias de acordo com a sua natureza, isto é, aquilo que gerou aquele determinado erro.

Em primeiro lugar, temos os erros aleatórios, que, na verdade, não são erros propriamente ditos, mas sim imprecisões. Isto porque, como seu nome sugere, eles são oriundos do acaso, pelo qual nenhuma intervenção do pesquisador pode ser culpada. Voltemos um pouco àquilo que foi discutido nas Considerações Iniciais deste capítulo. Quando se estuda apenas uma amostra de uma população, fica nítido que os resultados do trabalho dizem respeito, naturalmente, a esta parcela específica da população que foi analisada. Os erros aleatórios, então, se originam justamente das diferentes amostras que se pode ter de uma mesma população, gerando resultados ligeiramente diferentes entre si. É aleatório, porque não tem relação com o desenho do estudo, ele depende apenas do acaso de haver sido selecionado um grupo de participantes de um local X, no tempo Y. Se o mesmo estudo, com o mesmíssimo desenho, for feito anos depois no mesmo hospital, ou se for feito no mesmo ano, mas em outro país, por exemplo, os resultados com certeza serão numericamente diferentes, porque são pessoas distintas sendo analisadas. Contudo, muita atenção! Nenhum desses resultados é errado, eles são somente imprecisos, porque todos eles chegam perto da mesma "verdade absoluta" - que seria atingida caso fosse estudada toda a população ao invés de uma pequena amostra dela -, mas nenhum deles a atinge na mosca. Portanto, todos os estudos, como sempre avaliam apenas parcelas da população, estão sujeitos aos erros aleatórios!

Já os erros sistemáticos, estes sim nos preocupam quando pensamos em riscos de vieses. O erro sistemático ocorre quando há algum erro na metodologia do estudo, que faz com que seus resultados se afastem da "verdade absoluta" da realidade dos fatos. Neste caso, se o mesmo trabalho, com o mesmo desenho, for reproduzido múltiplas vezes, todas elas chegariam também em resultados falsos. Como discutido anteriormente, é este, por definição, o viés.

Ter estes conceitos bem sedimentados em mente é importante, para que não encontremos vieses onde não há. O erro aleatório, por exemplo, é tão maior quanto menor for a amostra. Em uma amostra pequena, um resultado está muito mais sujeito à sorte/ao acaso do que em uma amostra grande. Isso quer dizer que um trabalho com amostra pequena não é, necessariamente, enviesado; ele só é impreciso em seus resultados. Em compensação, pode haver um trabalho randomizado, com amostra grande, mas metodologicamente ruim: este sim é enviesado, apesar de ter resultados mais precisos (isto é, com um intervalo de confiança mais estreito). Devemos, com isso, sempre nos atentar à diferença entre o que é erro aleatório e o que é erro verdadeiramente sistemático em um trabalho que estivermos analisando.

Instrumentos para análise do risco de viés

Para sistematizar e padronizar a análise de riscos de vieses de estudos incluídos em uma revisão sistemática, foram desenvolvidos alguns instrumentos. Eles variam de acordo com o desenho do estudo, de tal forma que existem as ferramentas de risco de viés específicas para os estudos randomizados e outras para os não randomizados. Aqui, vamos explorar as duas principais, preconizadas pela Cochrane: *Risk of Bias 2 (RoB 2)* [Cochrane] e *Risk Of Bias In Non-randomised Studies - of Interventions (ROBINS-I)* [Cochrane].

Ambas as ferramentas nada mais são do que questionários acerca dos estudos incluídos na sua revisão. Elas são divididas em domínios/áreas, que correspondem às diferentes partes do trabalho nas quais podem haver alguns erros metodológicos específicos e, consequentemente, vieses. O risco de viés é calculado individualmente para cada domínio e, a partir disso, se calcula também um risco global de viés para o estudo todo. Para cada domínio, o instrumento conta com perguntas sinalizadoras. Você deve responder a cada pergunta e, ao final, o algoritmo calcula o risco de viés individual do domínio em questão; quando todos os domínios forem analisados, o algoritmo revela o risco de viés do trabalho como um todo. A seguir, vamos mostrar as especificidades de cada um dos instrumentos e ensinar como usá-los.

Risk of Bias 2 (RoB 2)

O Risk of Bias 2 é um instrumento para analisar risco de vieses em estudos randomizados. Ele conta com 5 domínios, que são: (1) Randomization process (Processo de randomização); (2) Deviations from intended interventions (Desvio das intervenções planejadas); (3) Missing outcome data (Informações faltantes sobre um desfecho); (4) Measurement of the outcome (Medição dos desfechos); (5) Selection of the reported result (Seleção dos resultados reportados). Como explorado anteriormente, para cada um desses cinco domínios há perguntas sinalizadoras que deverão ser respondidas. Cada pergunta deve ser respondida com uma das seguintes opções: Yes (Y); Probably yes (PY); Probably no (PN); No (N); No information (NI). Então, a partir das respostas fornecidas, o algoritmo do RoB 2 irá calcular, para cada domínio, o seu risco de viés, dentre as seguintes possibilidades: Low risk of bias (Baixo risco de viés); Some concerns (Algumas preocupações/risco intermediário de viés); High risk of bias (Elevado risco de viés). Por fim, de acordo com o risco individual em cada domínio, o algoritmo fornece o risco global do estudo, seguindo as mesmas três opções de baixo, intermediário ou elevado risco de viés.

Aprendendo a usar a ferramenta

O RoB 2 está disponível online e gratuitamente, no site da Cochrane: https://methods.cochrane.org/bias/resources/rob-2-revised-cochrane-risk-bias-tool-randomized-trials . Uma vez nesta tela, você deve clicar no link sinalizado:

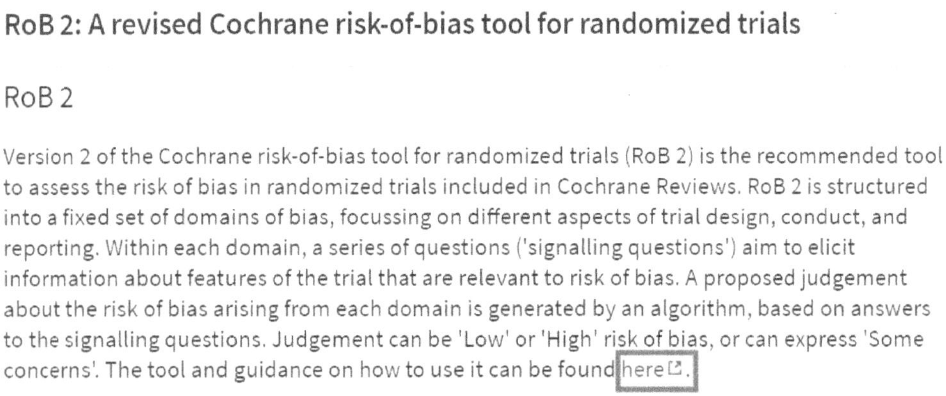
RoB 2: A revised Cochrane risk-of-bias tool for randomized trials

RoB 2

Version 2 of the Cochrane risk-of-bias tool for randomized trials (RoB 2) is the recommended tool to assess the risk of bias in randomized trials included in Cochrane Reviews. RoB 2 is structured into a fixed set of domains of bias, focussing on different aspects of trial design, conduct, and reporting. Within each domain, a series of questions ('signalling questions') aim to elicit information about features of the trial that are relevant to risk of bias. A proposed judgement about the risk of bias arising from each domain is generated by an algorithm, based on answers to the signalling questions. Judgement can be 'Low' or 'High' risk of bias, or can express 'Some concerns'. The tool and guidance on how to use it can be found here.

Figura 1. Tela inicial do site da Cochrane sobre o RoB 2. Clique no link indicado.

Ele abrirá uma segunda janela, onde você acessará a versão atual do RoB 2, em outro link. Você encontrará diversas informações importantes sobre o RoB 2, como um manual de uso, templates, entre outros. Para acessar e utilizar o instrumento, clique no link sinalizado abaixo. Ele o encaminhará para uma tabela no Excel, na qual a ferramenta está pronta para uso.

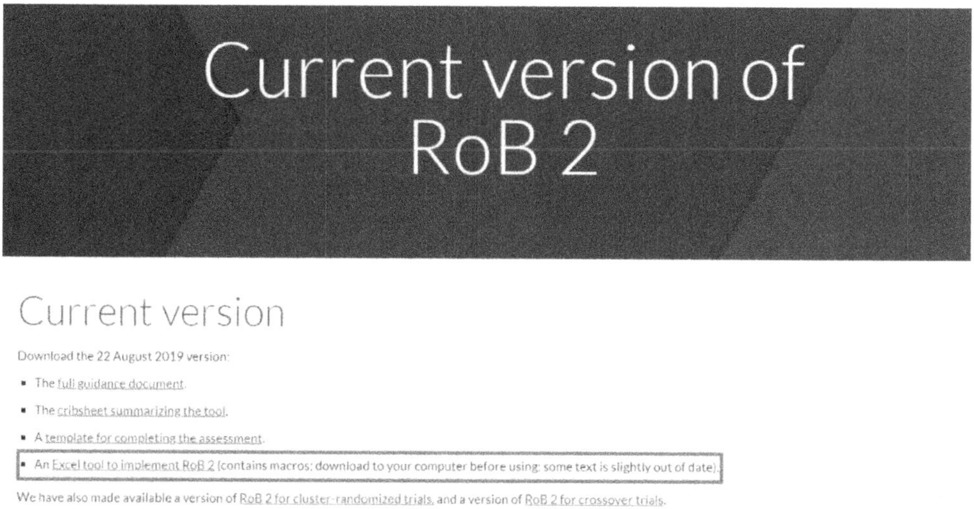

Figura 2. Selecione o link para acessar a planilha de Excel do RoB 2.

Uma vez com a planilha de Excel em mãos, você deverá clicar no retângulo correspondente a “RoB 2 Assessment Form”, na tela inicial. Este é o instrumento pronto para uso.

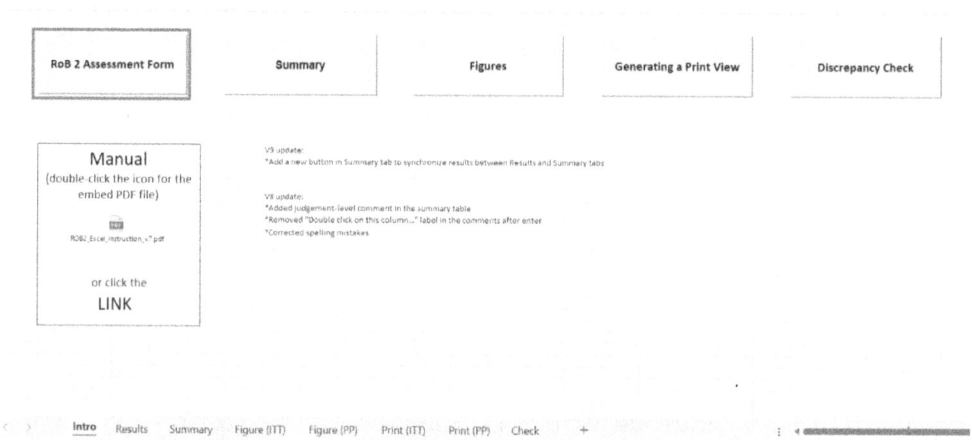

Figura 3. Tela inicial da planilha de Excel do RoB 2. Clique em “RoB 2 Assessment Form” para utilizar a ferramenta.

Feito isso, você terá o instrumento propriamente dito aberto na sua tela. Ele é bastante intuitivo, e já contém todos os 5 domínios, com todas suas perguntas, opções de respostas e o risco de viés resultante.

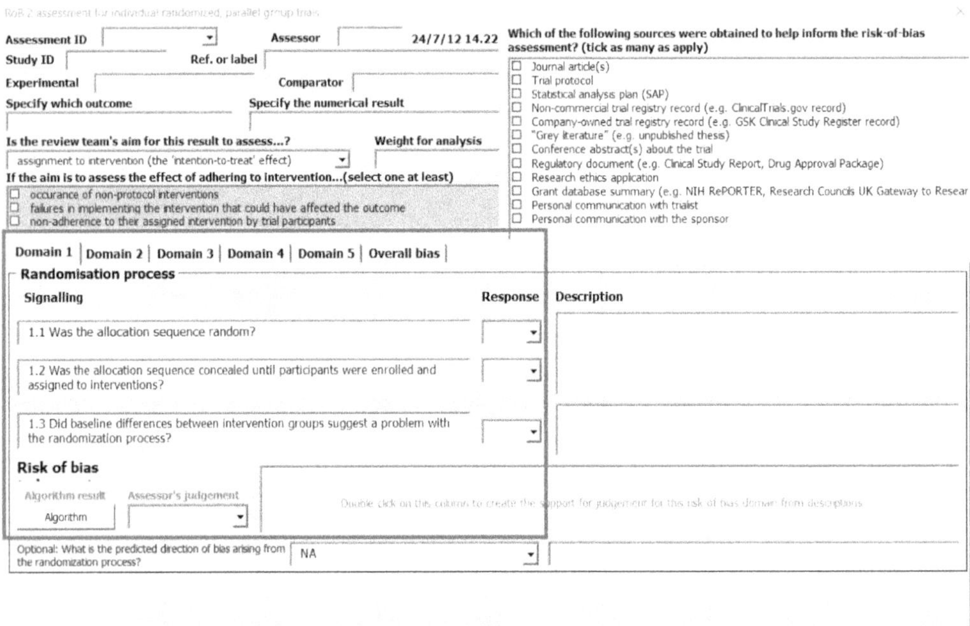

Figura 4. Tela inicial da ferramenta RoB 2 pronta para uso.

Para responder às perguntas, basta selecionar uma dentre as opções (Y, PY, PN, N, NI). Quando todas as perguntas de um domínio forem respondidas, basta clicar na caixa "Algorithm result" para obter o risco de viés daquele domínio, já calculado automaticamente pelo software. Abaixo, seguem dois exemplos hipotéticos em um mesmo domínio, demonstrando que o risco é calculado automaticamente pelo sistema de acordo com as diferentes respostas que você fornece:

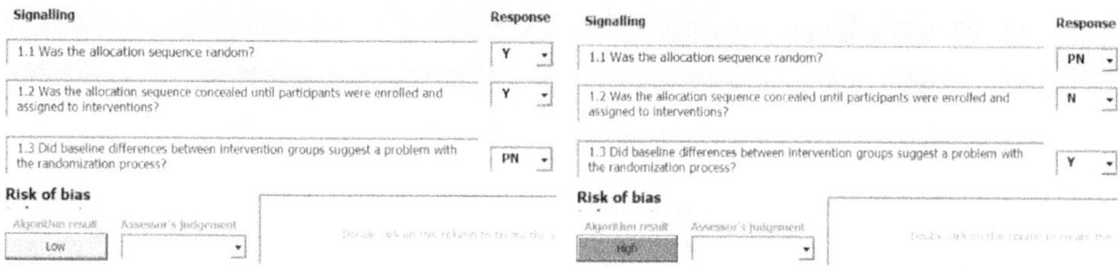

Figura 5. Exemplos hipotéticos de riscos de vieses no domínio 1. Note que o algoritmo muda o risco sozinho a depender das respostas que forem imputadas.

Por fim, quando você tiver respondido às perguntas de todos os domínios, basta clicar na aba "Overall bias", e o algoritmo terá calculado o risco de viés global do estudo a partir dos domínios. Guarde o risco de viés para cada domínio individualmente e o risco geral, já que todas essas informações deverão aparecer em sua revisão sistemática. Repita o mesmo processo para todos os estudos incluídos na sua revisão.

Agora que o caro leitor já está familiarizado com a ferramenta, vamos explorar cada um de seus domínios.

Domínio 1: Bias due to randomization process

A randomização consiste em dividir os participantes de maneira totalmente aleatória, de tal forma que cada grupo do estudo seja o mais demograficamente plural possível - com misturas de idades, comorbidades, etnias, etc. - e que ambos os grupos tenham uma amostra comparável entre si, em termos demográficos. Em estudos científicos, isso é de fundamental importância, pois padroniza os fatores prognósticos entre os grupos, isto é, fatores que podem interferir no desfecho da pesquisa, como idade, comorbidades, severidade da doença de base, entre outros. O interessante é que, caso bem feita, a randomização elimina tanto as variáveis de confusão conhecidas quanto as desconhecidas, reduzindo consideravelmente o risco de vieses. Nesse sentido, o objetivo desse domínio no RoB 2 é de avaliar a qualidade do processo de randomização.

O instrumento pede que você avalie o "allocation sequence generation" e "allocation sequence concealment", mas o que exatamente seriam essas coisas? Basicamente, quando um estudo randomiza seus participantes, ele o faz com base em uma sequência; uma lista de randomização, gerada aleatoriamente. É essa lista que determina para qual grupo cada participante será dividido. Como se fosse uma lista de entrada em uma festa: se você está na lista A, vai para a festa A, e o mesmo para a B. Avaliar a "sequence generation", então, significa examinar se essa sequência de randomização foi gerada através de um método válido, ou seja, se ela foi feita de forma realmente aleatória. Depois, essa lista não pode ser conhecida previamente pelos participantes nem pelos pesquisadores até que se acabe o período de recrutamento, já que ninguém pode saber como serão as alocações seguintes. O conhecimento sobre alocações futuras pode gerar viés, à medida que o pesquisador pode selecionar pessoas com fatores prognósticos "bons" para um grupo e "ruins" para o outro. Assim, julgar o "sequence concealment" é analisar se a sequência de randomização foi mesmo escondida até que estivessem finalmente divididos os grupos da pesquisa.

Com base nisso, métodos considerados válidos de randomização incluem: sequência numérica aleatória gerada por computador; tabela numérica aleatória; cara ou coroa; dados; cartas embaralhadas; entre outros. São considerados métodos inválidos todos aqueles que tenham algum padrão repetitivo previsível, por exemplo: alternância (ABABABABAB...); data de aniversário do paciente; número de registro do paciente; data de internação do paciente; entre outros. Eles não são válidos, uma vez que, sendo sequências previsíveis, qualquer um que a souber pode interferir em divisões futuras, gerando viés de seleção.

E o que é considerado aceitável para a ocultação da sequência de randomização? Tudo aquilo que impeça qualquer pesquisador de saber informações sobre a próxima alocação antes que os grupos sejam definidos. São eles: envelope opaco, lacrado; alocação centralizada, em que um centro externo à pesquisa aloca os participantes sem que os pesquisadores tenham conhecimento. Só tome cuidado! Muitas vezes, informações sobre a ocultação da sequência não aparecem no paper que estamos analisando. Nesses casos, podemos considerar que provavelmente foi feita corretamente quando o estudo for metodologicamente bom em seus outros aspectos.

Por fim, você deve avaliar, neste domínio, se há diferenças demográficas entre os grupos que sugerem algum problema na randomização. Para isso, procure a famosa "tabela 1" do estudo, em que constam os dados populacionais. Se não houver discrepâncias entre os grupos, ou apenas alguma discrepância mínima e aleatória, podemos considerar adequado. Entretanto, caso haja uma diferença muito considerável em um fator prognóstico muito relevante para o resultado final da pesquisa, podemos considerar que tem risco de viés na randomização.

Domínio 2: Bias due to deviations from intended interventions

Este domínio trata dos possíveis desvios das intervenções planejadas, que ocorrem quando algum(ns) participante(s) recebe(m) uma intervenção distinta daquela para qual foi randomizado. É possível, por exemplo, que o participante seja do grupo controle e, sabendo dessa informação, passe a se tratar por conta própria com a droga destinada ao grupo intervenção, ou até mesmo outra droga. Outro exemplo é o paciente que deixa de tomar o remédio devido a efeitos colaterais; não adere à intervenção. O que fazer nessas situações? A análise dos resultados deve considerar a divisão original de grupos, ou deve considerar a intervenção que cada pessoa de fato recebeu? É com isso que vamos nos ocupar no domínio 2 do RoB 2.

Para isso, vamos precisar de alguns conceitos: análise estatística por intenção de tratamento ("intention-to-treat"/ "ITT") ou por protocolo ("per-protocol"). Na intenção de tratamento, os pacientes são analisados no grupo original para o qual foram randomizados. Como o próprio nome diz, neste caso é avaliada a intenção de se tratar o paciente no grupo intervenção ou controle. Em termos práticos, se um paciente deixa de usar a droga, ou se "muda" de grupo, seus dados ainda são incluídos no seu grupo original durante a análise estatística. Porém, quando o estudo faz a avaliação por protocolo, isso significa o oposto: cada paciente é analisado de acordo com a intervenção que ele de fato recebeu. Assim, se houve algum desvio, os dados relativos a este participante são analisados juntamente ao grupo que recebeu esta mesma intervenção - não é avaliada a intenção, mas sim o resultado de haver verdadeiramente recebido cada intervenção.

Tanto uma avaliação por intenção de tratamento quanto por protocolo têm vantagens e desvantagens. Na primeira, o benefício é que não se perde o balanceamento gerado pela randomização. Você se lembra que, quando criamos grupos randomizados, nós balanceamos fatores prognósticos, de maneira que cada grupo é demograficamente muito parecido com o outro? Quando a divisão aleatória inicial se perde, esse balanço é potencialmente perdido também. Como a análise por ITT mantém a divisão randômica, ela mantém esse balanço de fatores prognósticos. Contudo, sua desvantagem é nítida: ela não avalia tão bem o resultado do tratamento efetivamente, já que inclui, em cada grupo, algumas pessoas que divergiram. Mais uma vez, o oposto se aplica ao "per-protocol": pode-se avaliar melhor o efeito real de cada intervenção, mas, em compensação, se perde o equilíbrio entre os grupos.

O RoB 2 pede para que você, caro leitor, escolha se quer avaliar seus estudos incluídos sob a óptica da intenção de tratamento ou por protocolo. E agora? A dica é: se sua meta-análise incluiu estudos observacionais, você só pode fazer análise por protocolo, uma vez que em um estudo observacional não existe intenção de tratamento - os participantes são avaliados pela intervenção que receberam. Com isso, para manter a uniformidade em todo o seu estudo, você deve examinar os randomizados também por protocolo. Porém, caso todos os trabalhos da sua meta-análise sejam randomizados, você tem a opção de escolher ITT - se a maioria dos estudos incluídos tiver feito análise por ITT, você pode escolhê-la para o seu trabalho. O importante é: mantenha a uniformidade! Todos os estudos devem ser examinados com a mesma lupa.

Voltando no nosso algoritmo, a escolha entre "intention-to-treat" ou "per-protocol" é importante, visto que as perguntas sinalizadoras do domínio 2 são diferentes para cada caso. Na planilha de Excel, você tem, no topo da página, a possibilidade de escolher o modelo de análise estatística:

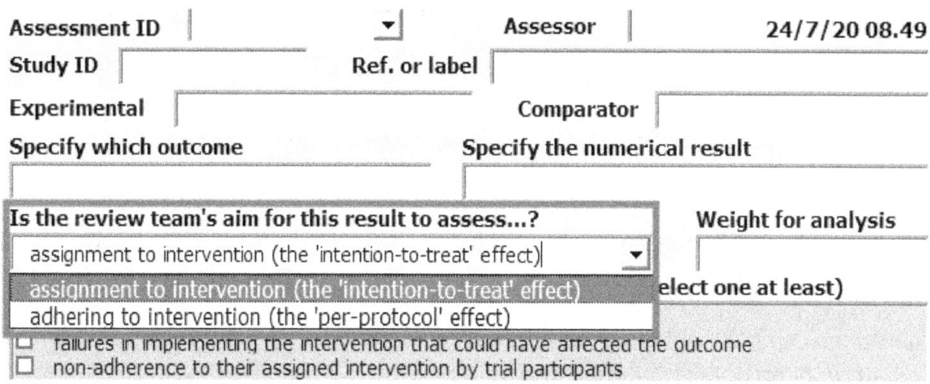

Figura 6. Campo para selecionar o modelo de análise estatística usado para avaliar os estudos. As perguntas do domínio 2 são alteradas automaticamente de acordo com a sua escolha.

Por fim, outro conceito muito valioso neste domínio é o de cegamento. Quando conversamos sobre esconder a lista de randomização, no domínio 1, o bom leitor deve se lembrar que estávamos nos referindo somente até o momento da divisão dos participantes em seu respectivo grupo. Porém, alguns trabalhos mantêm a divisão de grupos escondida ao longo de toda a duração do estudo, de forma que os participantes não sabem qual intervenção estão recebendo - e, em alguns, até mesmo os pesquisadores não o sabem. A isso chamamos cegamento, ou "blind". O cegamento é muito valorizado neste domínio, já que, quando temos um trabalho simples-cego ou duplo-cego, as possíveis mudanças de grupo se tornam aleatórias e pouco significativas. O risco de viés, nesse caso, é muito mais baixo, pois qualquer desvio dos grupos originais não tem relação com o participante saber a intervenção que está recebendo; os desvios tornam-se ocasionais. E isso é levado em consideração no domínio 2 do RoB 2.

Domínio 3: Bias due to missing outcome data

Aqui, a ideia é avaliar os dados faltantes sobre algum desfecho estudado no trabalho. A falta de dados pode ser um fator gerador de viés, pois ela altera a estimativa do tamanho do efeito de uma intervenção. Mas nem toda falta de dados é, necessariamente, geradora de viés. E é isso que devemos avaliar neste domínio.

Em primeiro lugar, devemos pensar quais motivos podem levar à falta de dados acerca de um determinado desfecho. Bom, para citar alguns exemplos, pode ocorrer de, por alguma razão, o participante retirar consentimento de participação no estudo antes da coleta dos dados; outro caso pode ser de um paciente que deixou de comparecer à consulta bem no dia em que aquele desfecho foi medido, ou, até mesmo, o paciente compareceu, mas o aparelho de medição estava quebrado bem naquele dia; a pessoa pode simplesmente ter se mudado de cidade, e perdeu seguimento; ela pode ter falecido antes de ser medido o desfecho; entre outros. Você deve ter notado que existem milhares de razões para a ausência de algum dado, e você deve ter percebido também que nem todas elas causam viés. E isso se dá, porque existem perdas de seguimento ("follow-up") que são aleatórias, e essas não são preocupantes.

E quando devemos nos preocupar com a perda de seguimento? Quando ela possivelmente tiver relação com o próprio desfecho que está sendo medido. Imagine um estudo hipotético, randomizado e duplo-cego, que avalia a droga X *versus* placebo e, dentre os desfechos analisados, há os efeitos colaterais. Vamos adicionar à nossa suposição que a droga X é conhecida por efeitos adversos muito fortes. Digamos que, durante esse estudo, uma parcela grande dos participantes do grupo intervenção decidiu abandoná-lo antes das medições de desfechos, justamente porque sentia os fortes efeitos adversos; o mesmo não ocorreu no grupo placebo, pois os pacientes apresentavam poucos desses sintomas. Nesse caso, a perda de seguimento aconteceu pelo próprio motivo que está sendo examinado. Isso causaria um viés bastante relevante. Como só sobraram, no grupo intervenção, pessoas que não sentiam o efeito colateral, é até possível que os resultados deste estudo hipotético apontassem que a droga X gera poucos eventos adversos. Sabemos que isso não é a realidade - eis então um viés, causado pela ausência de dados de alguns participantes.

O caro leitor talvez já tenha percebido que este domínio do RoB 2 conta com alguma subjetividade. Primeiro, porque cabe a você definir se a falta de dados no estudo analisado é numericamente relevante ou não - porque, vale lembrar, praticamente todo trabalho tem perda de dados, mas isso não necessariamente impacta de forma significativa no resultado. Para tanto, veja se o desfecho em questão é raro ou não. Se ele for raro, isto é, ocorrer em poucos pacientes, então uma falta mínima de dados já pode ser relevante; caso contrário, pode ser ignorada. A outra questão é que cabe a você identificar se é possível e provável que a ausência de dados tenha relação direta com o que está sendo investigado, como no exemplo anterior. Para isso, é importante a leitura crítica, meu bom leitor.

Domínio 4: Bias in measurement of the outcome

O domínio 4 do RoB 2 trata da forma como o desfecho foi medido. Nesse cenário, um viés pode ocorrer caso os valores medidos para determinado desfecho sejam distintos da realidade, seja porque foi usado um método incorreto de aferição, ou um instrumento inadequado, entre outras possibilidades. É válido ressaltar que este domínio não avalia se o desfecho escolhido é adequado, mas sim se a forma usada para medi-lo é correta. Você deve procurar escores, questionários, instrumentos que sejam validados e usados pela literatura.

São valorizados, nessa área, os estudos em que o investigador responsável pela medição dos desfechos seja cego quanto aos grupos dos participantes. Isso reduz consideravelmente o risco de viés, especialmente para desfechos que requerem um pouco mais de subjetividade, ou julgamento do pesquisador. Quando o investigador desconhece a divisão de grupos, é mais difícil que haja o favorecimento de algum dos lados durante as medidas dos desfechos. Caso contrário, cabe novamente a você, leitor, definir se parece provável e possível que o conhecimento do investigador acerca dos grupos tenha influenciado nas medições. Mais uma vez, se faz necessária leitura crítica, buscando entender se há subjetividade na análise daquele desfecho, e se isso pode ter afetado a análise do pesquisador.

Devemos também nos atentar para aquelas medidas que são "patient-reported", ou seja, referidas pelo próprio paciente. Escalas de dor e muitos outros escores de sintomas seguem esse modelo. Em casos como esse, o paciente é considerado o "outcome assessor" (pessoa que mede o desfecho). Para se analisar o risco de viés, você deve se lembrar de outras partes do desenho do estudo: se os participantes são cegos quanto ao grupo a que pertencem, e se, caso não o sejam, há chances relevantes de haver viés na medição.

Domínio 5: Bias in selection of the reported result

No domínio 5 do RoB 2, buscamos por qualquer indício de que possa ter ocorrido "selective reporting", que consiste na apresentação dos resultados de forma seletiva, contando somente com aqueles que foram interessantes para os pesquisadores (resultados positivos, ou estatisticamente significativos, ou de grande magnitude). Costumamos dizer que, é sempre possível "torturar" os dados para que eles digam o que se quer ouvir, isto é, que se chegue a um resultado favorável. Fazer múltiplas análises estatísticas, usar inúmeros instrumentos para medir um mesmo desfecho, até se atingir um resultado que se queira. Neste domínio, você deverá procurar se, no trabalho que está sendo analisado, houve essa "tortura" dos dados.

Para avaliar o risco de viés nesta área, é importante que você busque, se existir, acesso ao registro prospectivo do estudo (por exemplo no site *clinicaltrials.gov* ou outra plataforma) ou alguma publicação sobre o protocolo do trabalho, antes de sua execução. Tais informações são valiosas, já que permitem que seja comparado tudo que estava previsto antes do estudo ser iniciado e depois de publicado. Então se, na publicação final, houver desfechos, instrumentos de medida, análises estatísticas distintos daquilo que havia sido programado, devemos tomar cuidado.

As perguntas sinalizadoras deste domínio pedem para que você identifique se o resultado reportado foi selecionado dentre múltiplas medições do mesmo desfecho, ou ainda se veio de múltiplas análises estatísticas. Um exemplo seria um trabalho em que 4 escalas diferentes para depressão foram usadas, mas somente foi publicado o resultado referente a uma delas; ou mesmo se o trabalho analisou escores de depressão e ansiedade, mas apenas relatou os resultados sobre ansiedade. Porém, tenha cautela quando for julgar, visto que muitos resultados podem ser publicados somente em apêndices ou materiais suplementares. Vasculhe bem antes de atribuir o risco de viés neste domínio.

Overall risk of bias

Para finalizar, feitos todos os riscos de vieses por domínios, pode ser calculado o risco de viés final do estudo como um todo. Há somente 3 possibilidades: "low risk", "some concerns" e "high risk". Para que o estudo seja considerado de baixo risco de viés, é necessário que todos os domínios tenham apresentado baixo risco. Para ter um risco intermediário, é suficiente pelo menos um domínio com risco intermediário, mas nenhum com alto risco de viés. Por fim, para um trabalho apresentar alto risco, basta um dos domínios ser categorizado com risco alto; ou ainda, se houver muitas áreas consideradas com "some concerns". O instrumento, porém, é um pouco flexível, por permitir alguns julgamentos do avaliador. Em alguns casos, por exemplo, é possível considerar um trabalho que apresente um domínio como "some concerns", e todos os outros de baixo risco de viés, como um estudo que tenha baixo risco de viés globalmente. Mas não foge muito a essa regra, ainda assim.

Risk Of Bias In Non-randomised Studies - of Interventions (ROBINS-I)

O Risk Of Bias In Non-randomised Studies - of Interventions (ROBINS-I) é um instrumento para analisar risco de vieses em estudos não randomizados. Ele conta com 7 domínios, que são: (1) Confounding (Variáveis de confusão); (2) Selection of participants into the study (Seleção dos participantes para o estudo); (3) Classification of interventions (Classificação das intervenções); (4) Deviations from intended interventions (Desvio das intervenções planejadas); (5) Missing data (Falta de dados); (6) Measurement of outcomes (Medição dos desfechos); (7) Selection of the reported result (Seleção dos resultados reportados). Como explorado anteriormente, para cada um desses cinco domínios há perguntas sinalizadoras que deverão ser respondidas. Cada pergunta deve ser respondida com uma das seguintes opções: Yes (Y); Probably yes (PY); Probably no (PN); No (N); No information (NI). Então, a partir das respostas fornecidas, você irá calcular, para cada domínio, o respectivo risco de viés, dentre as seguintes possibilidades: Low risk of bias (Baixo risco de viés); Moderate risk of bias (Risco moderado de viés); Serious risk of bias (Grave risco de viés); Critical risk of bias (Risco crítico de viés). Por fim, de acordo com o risco individual em cada domínio, o instrumento fornece o risco global do estudo, seguindo as mesmas quatro opções de baixo, moderado, grave ou crítico risco de viés.

Aprendendo a usar a ferramenta

O ROBINS-I é um pouco mais antigo do que o RoB 2. Com isso, a ferramenta não é tão interativa e simples quanto a anterior, mas não deixa de ser bastante funcional. No site da Cochrane, https://methods.cochrane.org/robins-i , você consegue encontrar o link para a página oficial do ROBINS-I, com diversas informações sobre o uso do instrumento, manuais, explicações e o template:

ROBINS-I tool

Non-randomised studies of the effects of interventions (NRSI) are critical to many areas of healthcare evaluation. Designs of NRSI that can be used to evaluate the effects of interventions include observational studies such as cohort studies and case-control studies in which intervention groups are allocated during the course of usual treatment decisions, and quasi-randomised studies in which the method of allocation falls short of full randomisation. The ROBINS-I tool ("Risk Of Bias In Non-randomised Studies - of Interventions") is concerned with evaluating risk of bias in estimates of the effectiveness or safety (benefit or harm) of an intervention from studies that did not use randomisation to allocate interventions.

Cochrane Scientific Committee recommendation (Full statement, July 2017):
ROBINS-I is the preferred tool to be used in Cochrane Reviews for non-randomized studies of interventions, although it is not mandatory, and will require author teams to have sufficient knowledge and experience to apply the tool. An alternative option is the Newcastle-Ottawa Scale. Please await further announcements on guidance and support to implement this tool.

Key resources:

- The ROBINS-I official tool webpage including:
    - Background information and detailed guidance for using the tool
    - An empty template of the tool.

Figura 7. Tela inicial do site da Cochrane sobre o ROBINS-I. Clique no link indicado.

Você pode acessar o template de base do ROBINS-I, um documento que você pode preencher com os dados relativos ao estudo que você estiver analisando:

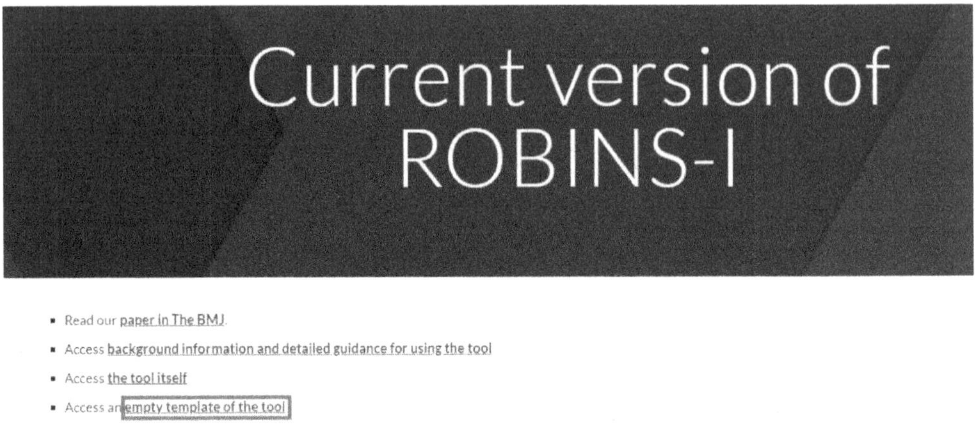

Figura 8. Selecione o link para acessar o template do ROBINS-I.

Abaixo, segue um exemplo do template do ROBINS-I, com as perguntas sinalizadoras e espaços para serem preenchidos:

Risk of bias assessment

Responses underlined in green are potential markers for low risk of bias, and responses in red are potential markers for a risk of bias. Where questions relate only to sign posts to other questions, no formatting is used.

Signalling questions	Description	Response options
Bias due to confounding		
1.1 Is there potential for confounding of the effect of intervention in this study? **If** N/PN **to 1.1:** the study can be considered to be at low risk of bias due to confounding and no further signalling questions need be considered **If** Y/PY **to 1.1**: determine whether there is a need to assess time-varying confounding:		Y / PY / PN / N
1.2. Was the analysis based on splitting participants' follow up time according to intervention received? **If N/PN**, answer questions relating to baseline confounding (1.4 to 1.6) **If Y/PY**, go to question 1.3.		NA / Y / PY / PN / N / NI
1.3. Were intervention discontinuations or switches likely to be related to factors that are prognostic for the outcome? **If N/PN**, answer questions relating to baseline confounding (1.4 to 1.6) **If Y/PY**, answer questions relating to both baseline and time-varying confounding (1.7 and 1.8)		NA / Y / PY / PN / N / NI
Questions relating to baseline confounding only		
1.4. Did the authors use an appropriate analysis		NA / Y / PY / PN / N / NI

Figura 9. Exemplo do template do ROBINS-I.

Há, porém, uma tabela no Excel semelhante àquela do RoB 2, que você pode baixar para facilitar a análise. Você o encontra pelo site:

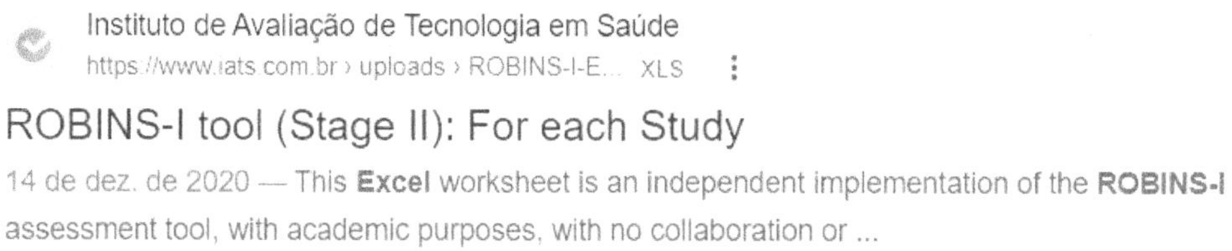

Figura 10. Site para baixar a planilha de Excel do ROBINS-I.

Quando você abrir o Excel, você deve clicar em "Stage II - RoB Assessment", para usar a ferramenta:

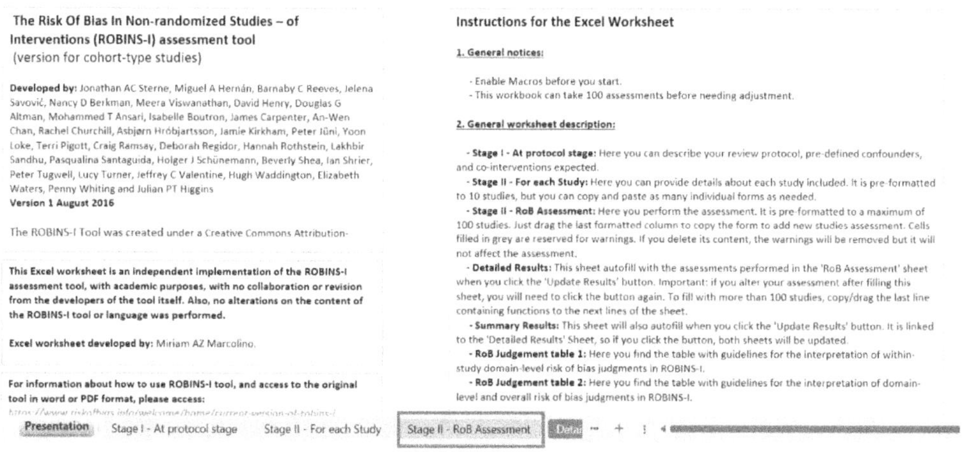

Figura 11. Página inicial da planilha de Excel do ROBINS-I. Clique em "Stage II - RoB Assessment" para utilizar a ferramenta.

Fazendo isso, você terá acesso à tabela com todos os domínios e suas perguntas sinalizadoras, para que você preencha com as respostas e calcule os riscos de viés:

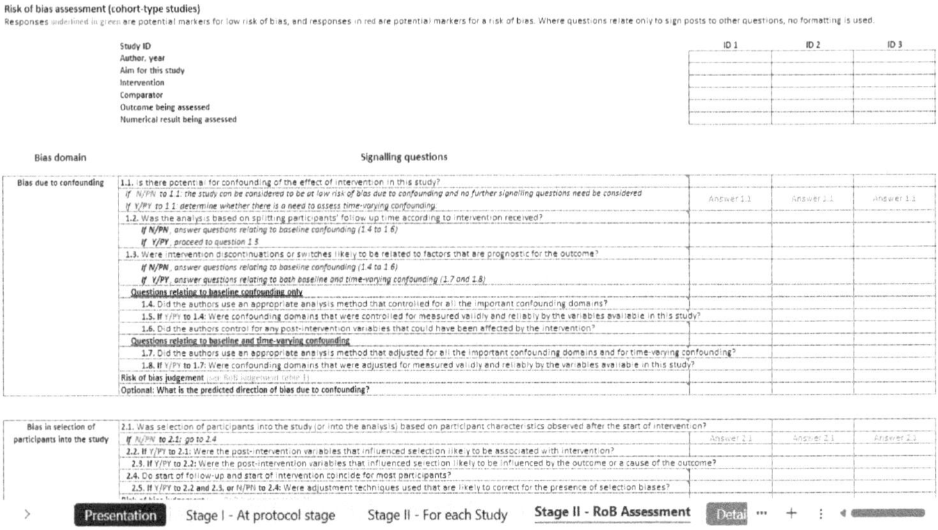

Figura 12. Tela inicial da ferramenta ROBINS-I

Infelizmente, esse instrumento não é tão interativo e tecnológico quanto o RoB 2. Ainda assim, ele é funcional e irá te ajudar a fazer a análise dos riscos de vieses dos estudos não randomizados de sua meta-análise. Vamos conversar um pouco melhor sobre cada domínio do ROBINS-I agora.

Domínio 1: Bias due to confounding

Para o domínio 1 do ROBINS-I, é muito importante o conceito de variável de confusão (ou fator de confusão ou confundidor). Trata-se de uma variável relacionada, ao mesmo tempo, à exposição e ao desfecho, sem fazer parte da linha de acontecimentos que levam a exposição àquele desfecho. Em termos mais simples, é algum fator que se relaciona de forma independente com a exposição e com o desfecho, gerando uma relação espúria entre os dois. Talvez fique mais fácil de se entender com um exemplo. Suponhamos que um estudo observacional quer avaliar se o tabagismo aumenta a incidência de câncer gástrico. Sabemos que tabagismo e etilismo são vícios que muito comumente caminham juntos, e sabe-se também que o etilismo aumenta a incidência do câncer gástrico. Em outras palavras, o etilismo é um fator associado, ao mesmo tempo, à exposição (tabagismo) e ao desfecho (neoplasia maligna gástrica), mas de forma independente. Nesse caso, pode ocorrer de o estudo superestimar o efeito do tabagismo, pois não é capaz de distinguir se o efeito foi causado pelo fumo ou pelo álcool, que também está presente em muitos dos pacientes analisados.

Antes de iniciar a análise de riscos de vieses, então, o ROBINS-I pede para que você reflita de maneira crítica sobre o tema da sua meta-análise, buscando imaginar quais são os possíveis fatores de confusão que você pode encontrar. Estudos não randomizados, por definição, apresentam maior chance de confusão, pois, como vimos anteriormente, é a randomização que elimina as variáveis de confusão, sejam elas conhecidas ou não. Porém, há algumas formas de reduzir o risco de viés por confusão em estudos não randomizados, e você deve procurá-las nos estudos analisados.

Uma das maneiras de se reduzir risco viés nesse domínio é o pareamento dos pacientes. Basicamente, significa selecionar, dois a dois, participantes com características semelhantes - idade, etnia, IMC, etc. - exceto a exposição que se quer estudar, para que a exposição seja a única diferença significativa entre eles. Outra maneira é uma análise estatística estratificada, em que há a divisão de subgrupos sem os fatores de confusão, para eliminar seus efeitos. No exemplo anterior, seria a criação de um subgrupo de pacientes tabagistas e não etilistas e um outro subgrupo de participantes que apresentam os dois vícios conjuntamente, fazendo-se análises estatísticas separadas para cada subgrupo. A terceira forma de reduzir confusão é uma análise multivariável em que se faz um ajuste na variável de confusão para que ela fique sempre imutável na análise estatística.

Neste domínio, o principal objetivo é identificar se alguma dessas possibilidades citadas para reduzir os fatores de confusão foram feitas no estudo analisado. Em estudos não randomizados, é muitíssimo raro não haver potencial de confundidores, portanto o importante não é que eles não existam, mas sim que os autores tenham usado estratégias de minimizar erros por conta deles.

Para o risco de viés final do domínio, considera-se como "low risk" o estudo em que não há potencial para confundidores (muito raros!). "Moderate risk" se refere a trabalhos em que há possíveis variáveis de confusão, mas que foram todas medidas e ajustados corretamente, e de que essa medida é confiável. Um estudo de "serious risk" é um em que há pelo menos um confundidor que não foi medido ou ajustado e, por fim, "critical risk" é atribuído quando há possibilidade de existir um fator de confusão que não pôde ser previsto e nem ajustado, a partir de um controle negativo. É uma situação também muito rara, pois poucos estudos fazem o controle negativo, que seria uma análise comparando o grupo intervenção *versus* o não-intervenção, controlando para os fatores de confusão conhecidos, quanto a um desfecho que não tenha absolutamente nenhuma relação com a intervenção (ou seja, o resultado teria que ser negativo). Se vier positivo, significa que há uma variável de confusão extra que não foi medida nem ajustada, indicando risco crítico de viés.

Domínio 2: Bias in selection of participants into the study

Neste capítulo, falamos diversas vezes que todo estudo seleciona uma amostra de participantes, que deve refletir a população geral de interesse. No domínio 2 do ROBINS-I, você deve analisar se a seleção dessa amostra é realmente representativa da população, especialmente no que se refere à associação entre exposição e desfecho. Caso a amostra não reflita a população de interesse, temos aí um viés de seleção.

Dentre as perguntas sinalizadoras, você deve identificar se os participantes foram recrutados depois de já ter sido iniciada a intervenção. Se for esse o caso, há risco de viés de seleção, porque esses pacientes podem ter sido escolhidos por conta de características ou parâmetros que já são consequência de terem iniciado a intervenção, tornando-os diferentes da população geral. Isso é comum em estudos retrospectivos, já que pacientes são selecionados de acordo com a intervenção. Devemos estar atentos para isso, especialmente se esses parâmetros associados à intervenção - os quais podem ter levado à seleção dos pacientes - estiverem também relacionados ao desfecho, uma vez que isso superestima a relação entre os dois.

Além disso, é necessário saber se o início da intervenção e do seguimento coincide para todos os participantes. Isso é importante, porque, caso não coincidam para os pacientes, pode ocorrer de os desfechos terem ocorrido antes de ser iniciado o seguimento em alguns deles.

Por fim, pensando em um paralelo com o domínio anterior, existem formas de, através de análise estatística, reduzir o efeito de um possível viés de seleção? A resposta é que sim, mas são estratégias mais complexas do que no caso anterior, já que devem ser feitas estimativas do quão diferente a amostra é da população. Por conta disso, muitos estudos não as fazem.

Domínio 3: Bias in classification of interventions

Em todo trabalho, deve ser muito claro o que é a intervenção e o que é o controle. Os grupos devem ser bem definidos, e as intervenções que cada um recebe idem. Portanto, os estudos devem ser claros nas explicações e definições. Por exemplo, se um trabalho se propuser a analisar efeitos da droga X, ele deve explicar exatamente como ele enquadrou os pacientes usuários da droga X: qualquer pessoa que já tenha tomado o remédio, pessoas que receberam a prescrição do remédio, pessoas em uso da droga há pelo menos um tempo pré-determinado, qual a dose?

As perguntas sinalizadoras deste domínio pedem para que você saiba se os grupos foram bem definidos e se a informação utilizada para se definir o que foi enquadrado como a intervenção foi registrada logo que a intervenção se iniciou. Em termos mais claros, com o exemplo anterior, os pacientes do grupo que recebeu a droga X foram incluídos nesse grupo logo que começaram a tomá-la? Quanto mais tempo decorrido entre o início da intervenção e a inclusão do paciente no grupo, maior o risco de haver viés. Isso é ainda mais preocupante em estudos caso-controle, em que pode haver o viés de memória. Muitas vezes, quando a definição dos grupos intervenção/exposição e controle depende de um dado da memória do paciente, é possível que o fato de já haver ocorrido aquele desfecho influencie a importância que ele atribui àquela exposição, causando viés.

Domínio 4: Bias due to deviations from intended interventions

Bom, o caro leitor deve ter percebido que, a partir do domínio 4, o ROBINS-I se torna bastante semelhante ao RoB 2, pois os domínios tratam de temas em comum entre os dois - válidos tanto para os estudos não randomizados quanto para os randomizados.

Neste domínio, você deve avaliar se houve desvios das intervenções. Houve desvios de intervenções que fogem à prática clínica normal? Em caso positivo, devemos ficar mais atentos para o risco de viés. O que seria o esperado na prática clínica normal? Seria, por exemplo, pacientes deixarem de tomar a intervenção por conta de efeitos adversos. Um exemplo de anormalidade, seria muitos pacientes substituírem o controle pela intervenção por acharem que é mais eficaz - isso traz maior risco de viés -, ou mesmo um trabalho em que haja muitas mudanças de grupo sem as devidas explicações. Se esses desvios forem desbalanceados entre os grupos, e se estiverem possivelmente relacionados ao desfecho, esse estudo requer atenção.

Este domínio também pede que você analise a presença de co-intervenções. Como o nome sugere, co-intervenções são outras intervenções além daquela que está sendo estudada - exemplos: mudanças de estilo de vida, outras drogas, entre outros.. Se as houve, elas foram balanceadas entre os grupos?

Domínio 5: Bias due to missing data

Para este domínio, você deve avaliar se há dados disponíveis para todos ou, pelo menos, para a maioria dos pacientes. Lembrando que esse julgamento depende se o desfecho for algo raro ou não, então é relativo.

Como estamos falando de trabalhos não randomizados, incluindo, portanto, os retrospectivos, você deve analisar também se há dados faltantes sobre a própria intervenção. Em outras palavras, se houve exclusão de pacientes por não se saber se receberam a intervenção ou não. Nessa mesma linha, é importante saber se houve exclusão de participantes por falta de dados sobre outros parâmetros, como fatores de confusão. Nesses casos, avalie também se a proporção de pacientes excluídos por essas razões é similar entre os dois grupos.

Domínio 6: Bias in measurement of outcomes

Neste domínio, o ROBINS-I pede algumas informações sobre o cegamento dos pesquisadores. Eles eram cegos quanto aos grupos de cada participante? Caso contrário, a medida do desfecho pode ter sido influenciada por isso? Lembrando que quanto mais subjetiva for a medida do desfecho, maior a chance de ter sido influenciada por um pesquisador não-cego, e vice-versa.

Você também deve analisar se as medidas dos desfechos foram as mesmas para os dois grupos, e se houve erros sistemáticos na medida do desfecho associada à intervenção.

Domínio 7: Bias in selection of the reported result

Assim como no RoB 2, este domínio do ROBINS-I avalia o risco de "reporting bias". Você deve avaliar se há a possibilidade e a probabilidade de que os resultados relatados sejam selecionados dentre inúmeras medições de um mesmo desfecho e/ou múltiplas análises estatísticas, relatando somente aquilo que for favorável para os pesquisadores. Se o estudo tiver feito análises de subgrupos, você também deve avaliar se houve "selective reporting" conforme os diferentes subgrupos.

Overall risk of bias

Por fim, uma vez que todos os riscos de vieses foram analisados em cada domínio, é possível de se chegar ao risco global do estudo. Ele será considerado de baixo risco de viés ("low risk") quando todos os domínios individualmente forem considerados de baixo risco. Para ser um estudo de risco moderado ("moderate risk"), quando pelo menos um dos domínios tiver risco moderado, mas nenhuma área com risco acima disso. Já um estudo com risco grave de viés ("serious risk") é aquele que apresenta ao menos um domínio com risco grave, mas nenhum crítico. Para ser considerado de risco crítico de viés ("critical risk"), é necessário que haja pelo menos um domínio com risco crítico. E, finalmente, um estudo pode ser classificado como "no information" (sem informações), quando ele não apresentar nenhum domínio com risco grave ou crítico, mas tiver informações faltantes para algum dos domínios.

Apresentando os resultados

Agora que você, caro leitor, já sabe os conceitos importantes sobre vieses, já conheceu alguns dos principais instrumentos para avaliar riscos de vieses, e já fez toda a análise relativa aos estudos incluídos em sua meta-análise, falta somente aprender como relatar esta parte do seu trabalho no seu paper.

Não tem nenhum segredo. A análise do risco de viés entra na parte de *Quality Assessment*. Nela, você fará um pequeno texto resumindo os resultados da sua avaliação. Você deve incluir o número de estudos que eram randomizados e quantos não o eram; e sintetizar a classificação global de cada um deles. Depois, vale a pena explicar brevemente alguns dos pontos que você considerar mais relevantes da análise, por exemplo apresentando, de forma geral, quais foram os principais problemas apresentados pela maior parte dos estudos incluídos, ou domínios que tiveram riscos mais elevados e o motivo disso.

Por fim, é sempre interessante montar uma tabela com os dados de todos os estudos, mostrando visualmente o risco de viés em cada um dos domínios e os riscos globais, para todos os estudos. A tabela pode ser feita por extenso ou com símbolos que indiquem os riscos de vieses, mas o importante é que seja clara.

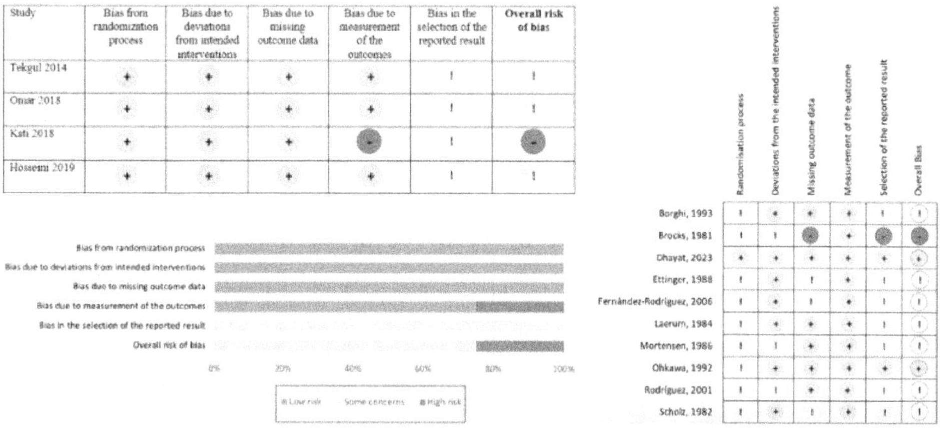

Figura 13. Exemplo de diferentes tabelas para apresentar o resultado dos riscos de vieses de estudos incluídos.

Para a confecção da tabela, você pode montar a arte por conta própria, mas também existe uma ferramenta que o faz de maneira automática. Ela se chama Risk-of-Bias Visualization (Robvis), e pode ser acessada pelo site https://mcguinlu.shinyapps.io/robvis/ . Para utilizá-la, é muito simples: basta baixar o dataset, na parte inferior da página inicial do site, relativo ao instrumento de risco de viés correto. Neste dataset, você substitui os dados na tabela pelas informações correspondentes aos estudos que você analisou. Depois, basta fazer um upload desta tabela no site, que o Robvis monta a arte correta.

Teste seus conhecimentos

1. Marque as afirmativas a seguir como verdadeiras (V) ou falsas (F):

a. ( ) A análise de riscos de vieses é completamente subjetiva, pois depende da avaliação pessoal do pesquisador.

b. ( ) Erros aleatórios são considerados imprecisões e não são culpa do pesquisador.

c. ( ) O cegamento dos pesquisadores é importante para reduzir o risco de viés na medição dos desfechos.

d. ( ) O processo de randomização em um estudo visa garantir que os grupos de participantes sejam demograficamente diferentes.

e. ( ) A perda de seguimento é sempre uma fonte de viés significativo.

f. ( ) A randomização adequada deve evitar qualquer padrão previsível, como alternância ou uso de datas de aniversário.

2. No contexto do domínio “Deviations from intended interventions” do RoB 2, o que é a análise por intenção de tratamento (ITT)? E quando a usamos em nossa meta-análise?

a. Avaliar os participantes no grupo para o qual foram originalmente randomizados, independentemente das intervenções que realmente receberam; Nós a usamos quando a meta-análise inclui tanto estudos randomizados quanto não randomizados observacionais.

b. Avaliar os participantes de acordo com a intervenção que realmente receberam; Nós a usamos quando a meta-análise somente inclui estudos randomizados.

c. Avaliar os participantes de acordo com a intervenção que realmente receberam; Nós a usamos quando a meta-análise inclui tanto estudos randomizados quanto não randomizados observacionais.

d. Avaliar os participantes no grupo para o qual foram originalmente randomizados, independentemente das intervenções que realmente receberam; Nós a usamos quando a meta-análise somente inclui estudos randomizados.

3. Transcrito abaixo, estão os métodos de um estudo randomizado. Faça a análise de risco de vieses nos domínios 1 e 2 utilizando o instrumento Risk of Bias 2 (RoB 2). Considere que você está analisando o efeito “per-protocol”.

Methods

Study design and participants

This study was a parallel-group randomized controlled clinical trial undertaken in the kidney stone prevention clinic of Shahid Labbafinejad medical center, from April 2018 to May 2020. The patients were recurrent calcium stone formers who had serum 25-hydroxyvitamin D (25(OH)D) level of 10–20 ng/mL, aged 18–70 years, had body mass index (BMI) of less than 30 kg/m^2 [12], 24-U Ca below 300 mg [6], normal serum calcium levels who agreed to participate in the study. The recurrent calcium kidney stone was defined as having at least two episodes of radiopaque stones in the past medical history of the patient [13, 14]. The following cases were not included in our study: patients who were pregnant or lactating, using calcium supplements or other forms of vitamin D supplements or any medical drug which may affect serum or urinary calcium, had any history of kidney stone passage or gross hematuria within two months before the study, had known history of primary hyperparathyroidism or diseases that affect vitamin D and calcium metabolism (such as sarcoidosis or some other chronic granulomatous disorders), diabetes mellitus, and any malignancy or malabsorption. Patients who had 24-h urine volume under or over-collection [15] were also excluded from the study.

The study was approved by the ethics committee of the Urology and Nephrology Research Center, Shahid Beheshti University of Medical Sciences (IR. SBMU. UNRC.1395.26), and Tehran University of Medical Sciences (IR.TUMS.VCR.REC.1397.193). The trial was registered in the Iranian Registry of Clinical Trials (IRCT) (IRCT20160206026406N4). All the study protocols were performed in accordance with the 1964 Declaration of Helsinki, and all participants gave written informed consent before the study.

Study interventions and outcomes

Study participants received either a daily dose of 2000 IU oral cholecalciferol for 12 weeks (maintenance dose) or a weekly dose of 50,000 IU oral cholecalciferol for eight weeks (loading dose). The final assessment was performed 12 weeks after the beginning of the study. These doses were selected according to loading treatment and maintenance therapy recommendations for VDD management, published by the endocrine society clinical practice guidelines [16]. In addition, all patients received general nutritional consultation for preventing kidney stone recurrence according to the European Association of Urology guidelines [17] with emphasis on taking adequate calcium from dairy products (800–1200 mg/day), salt intake restriction to less than 5 g/day, and consumption of moderate amounts of animal proteins (0.8–1 g/kg/day) [18–20].

Because of the differences in the study protocol, participants and researchers were not blind to the study protocol, and only the statistician was blinded for the statistical analyses.

statistical analyses.

Study variables included demographic, anthropometric, the duration and episodes of kidney stone disease, serum 25(OH)D, parathyroid hormone (PTH), calcium, and phosphate concentrations. 24-h urine analysis for volume and concentration of urea, creatinine, calcium, sodium, potassium, phosphate, magnesium, citrate, oxalate and uric acid, and also participant's dietary intake data. Demographic, anthropometric, and kidney stone history data were collected at the beginning of the study. Serum and 24-h urine samples were taken at the beginning and the end of study. All the laboratory measurements were performed as we reported in our previous study [9]. The LithoRisk® software (Biohealth, Italy) was used to calculate relative supersaturations of calcium salts, i.e., calcium oxalate (CaOxSS) and calcium phosphate (CaPSS). Dietary intakes were assessed by two 24-h dietary recalls on non-consecutive days at the beginning, the sixth week of intervention, and the end of study. The recalls were analyzed using Nutritionist 4 software (N-Squared Computing), modified according to Iranian food composition.

Statistical methods

The sample size was calculated using the following equation:

$$n \geq \frac{2(Z_{1-\alpha/2} + Z_{1-\beta})^2\sigma^2}{(\mu_0 - \mu_1)^2}$$

Considering the type one error of 0.05, type 2 error of 0.20, and *effect size* = $\frac{\mu_1 - \mu_2}{\sigma}$ of 0.75, the minimum required sample size was 28 in each group. Patients were randomized into study groups with an allocation ratio of 1:1 with a simple randomization method. A random sequence was generated using a computer program to produce the comparable groups and eliminate the source of bias in treatment assignments.

All the statistical analyses were performed using SPSS software version 24.0 (IBM, Chicago, Illinois, USA).

Data are shown as mean ± standard deviation or median (IQR) for quantitative variables and frequency (percentage) for qualitative ones. The Kolmogorov–Smirnov test was used to assess the normality of data distribution. According to normality test results, the independent sample T-test or Mann–Whitney test was used to compare the mean outcome quantities between the two study groups. The Chi-Square test or Fisher exact test were also used to compare qualitative factors between the two groups. Serum variables, 24-h urine analysis, and supersaturation changes were compared between groups using a univariate general linear model (GLM) with generalized estimating equations (GEE) approach. Finally, multivariable GEE analysis was performed to assess the 24-h urinary calcium changes by adjusting confounding variables. Regression coefficient (β) were reported along with 95% confidence interval. The β (regression coefficient) signifies how much the mean of a dependent variable (for example the level of serum parathyroid hormone) changes when the participants received loading vitamin D repletion therapy (50,000 IU cholecalciferol/oral/weekly) compared with the maintenance vitamin D repletion protocol (2000 IU cholecalciferol/oral/daily). A p- value < 0.05 was considered statistically significant.

Table 1 Baseline characteristics of participants

	Study subgroups		P- value
	2000 IU/daily	50,000 IU/weekly	
Age, years, mean (SD)	45.75 (10.88)	47.03 (11.20)	0.652†
Gender, Number (percentage)			
Female	9 (32.1)	6 (17.6)	0.398‡
Male	19 (67.9)	28 (82.4)	
Family history of urolithiasis, Number (percentage)			
Yes	19 (67.9)	19 (55.9)	0.340‡
No	9 (32.1)	15 (44.1)	
Kidney stone duration, years, median (IQR)	14.50 (4.00, 25.00)	5.00 (1.50, 12.00)	**0.027***§
Stone episode, number, median (IQR)	4.00 (2.50, 7.50)	2.00 (1.00, 5.00)	0.170§
BMI, Kg/m2, mean (SD)	27.55 (2.66)	27.10 (2.33)	0.476†

Results are expressed according to variable distribution. †Independent T test, ‡Chi square Test

§ Mann–Whitney test. * $p < 0.05$. Bold values emphasize statistical significance. Abbreviation: IQR, Inter Quartile Range; BMI, Body Mass Index; SD, Standard Deviation

Gabarito

1. a. (F). Apesar de haver subjetividades em certas partes da análise de risco de viés, há muitos critérios objetivos para embasá-la.

b. (V)

c. (V)

d. (F). O processo de randomização procura garantir que os grupos sejam demograficamente comparáveis, para que a única diferença entre eles seja a intervenção recebida.

e. (F). A perda de seguimento somente é fonte de viés significativo quando ela está diretamente relacionada a algum desfecho a ser analisado. Caso contrário, perdas de seguimento aleatórias não são necessariamente preocupantes.

f. (V)

2. D

Além da definição de "intention-to-treat", é importante saber, nessa questão, que a análise ITT deve ser usada somente quando há apenas estudos randomizados na meta-análise. Quando há envolvimento de pelo menos um estudo observacional, a análise deve ser "per-protocol", já que assim são os estudos observacionais.

3. Domínio 1: Some concerns

- 1.1 Was the allocation sequence random? Y - *O método de randomização utilizado (programa de computador) é adequado.*
- 1.2 Was the allocation sequence concealed until participants were enrolled and assigned to interventions? PY - *Aqui poderia ser possível a resposta "NI" também, já que não há informações a respeito disso no paper. Mas o PY se deve ao fato de que o estudo se preocupou em ser transparente quanto a muitas partes da metodologia - mesmo as inadequadas -, levando a crer que provavelmente a sequência de randomização foi escondida, mas isso apenas não foi relatado na publicação.*
- 1.3 Did baseline differences between intervention groups suggest a problem with the randomization process? PY - *Na tabela 1 se vê diferença estatisticamente significativa entre a duração das pedras nos rins. Essa variável é importante, e foi diferente entre os grupos.*

Domínio 2: High risk

- 2.1 Were participants aware of their assigned intervention during the trial? Y - *Participantes não-cegados.*

- 2.2 Were carers and people delivering the interventions aware of participants' assigned intervention during the trial? Y - *Pesquisadores não-cegados.*

Referências

- Boutron I, Page MJ, Higgins JPT, Altman DG, Lundh A, Hróbjartsson A. Chapter 7: Considering bias and conflicts of interest among the included studies. In: Higgins JPT, Thomas J, Chandler J, Cumpston M, Li T, Page MJ, Welch VA (editors). *Cochrane Handbook for Systematic Reviews of Interventions* version 6.4 (updated August 2023). Cochrane, 2023. Available from www.training.cochrane.org/handbook.
- Higgins JPT, Savović J, Page MJ, Elbers RG, Sterne JAC. Chapter 8: Assessing risk of bias in a randomized trial. In: Higgins JPT, Thomas J, Chandler J, Cumpston M, Li T, Page MJ, Welch VA (editors). *Cochrane Handbook for Systematic Reviews of Interventions* version 6.4 (updated August 2023). Cochrane, 2023. Available from www.training.cochrane.org/handbook.
- Sterne JAC, Hernán MA, McAleenan A, Reeves BC, Higgins JPT. Chapter 25: Assessing risk of bias in a non-randomized study. In: Higgins JPT, Thomas J, Chandler J, Cumpston M, Li T, Page MJ, Welch VA (editors). *Cochrane Handbook for Systematic Reviews of Interventions* version 6.4 (updated August 2023). Cochrane, 2023. Available from www.training.cochrane.org/handbook.
- Sterne JAC, Savović J, Page MJ, Elbers RG, Blencowe NS, Boutron I, Cates CJ, Cheng H-Y, Corbett MS, Eldridge SM, Hernán MA, Hopewell S, Hróbjartsson A, Junqueira DR, Jüni P, Kirkham JJ, Lasserson T, Li T, McAleenan A, Reeves BC, Shepperd S, Shrier I, Stewart LA, Tilling K, White IR, Whiting PF, Higgins JPT. RoB 2: a revised tool for assessing risk of bias in randomised trials. *BMJ* 2019; **366**: l4898.
- Sterne JAC, Hernán MA, Reeves BC, Savović J, Berkman ND, Viswanathan M, Henry D, Altman DG, Ansari MT, Boutron I, Carpenter JR, Chan AW, Churchill R,

Deeks JJ, Hróbjartsson A, Kirkham J, Jüni P, Loke YK, Pigott TD, Ramsay CR, Regidor D, Rothstein HR, Sandhu L, Santaguida PL, Schünemann HJ, Shea B, Shrier I, Tugwell P, Turner L, Valentine JC, Waddington H, Waters E, Wells GA, Whiting PF, Higgins JPT. ROBINS-I: a tool for assessing risk of bias in non-randomized studies of interventions. BMJ 2016; 355; i4919; doi: 10.1136/bmj.i4919.

- Lepine HL, Llata FM, Porto BC, Hobaica NC, Passerotti CC, Sanderberg RA, Artifon EL, Otoch JP, da Cruz JA. Effect of irrigation solution temperature on complications of percutaneous nephrolithotomy: a systematic review of the literature, meta-analysis and trial sequential analysis of randomized clinical trials. Minerva Urol Nephrol. 2024 May 31. doi: 10.23736/S2724-6051.24.05731-8. Epub ahead of print. PMID: 38819387.

- Porto BC, Terada BD, Gonçalves FG, Hobaica NC, Passerotti CC, Artifon EL, Jacomo AL, Otoch JP, Shiomi DA Cruz JA. Thiazide diuretics for preventing calcium oxalate recurrent kidney stones: an updated systematic review, meta-analysis and trial sequential analysis of randomized controlled trials. Minerva Urol Nephrol. 2025 Jun;77(3):298-307. doi: 10.23736/S2724-6051.25.05903-8. PMID: 40528770.

- McGuinness, LA, Higgins, JPT. Risk-of-bias VISualization (robvis): An R package and Shiny web app for visualizing risk-of-bias assessments. Res Syn Meth. 2020; 1- 7. https://doi.org/10.1002/jrsm.1411

- Sardari Masihi L, Borumandnia N, Taheri M, Basiri A, Imani H, Jalali S, Tavasoli S. Effect of two vitamin D repletion protocols on 24-h urine calcium in patients with recurrent calcium kidney stones and vitamin D deficiency: a randomized clinical trial. Eur J Med Res. 2023 Jul 22;28(1):246. doi: 10.1186/s40001-023-01226-z. PMID: 37481570; PMCID: PMC10362614.

Capítulo 13. Sistema GRADE

"GRADE system"

Juan Victor Nabhan Martinez

Soraya Hussein Orra

Qual a sua história e como podemos aplicar durante a produção científica?

O QUE É?

O sistema GRADE (Grading of Recommendation Assessments, Development and Evaluation), em português "Classificação de análise de recomendações, desenvolvimento e avaliação", é utilizado para analisar a qualidade de estudos científicos de síntese, como revisões sistemáticas, subsidiando a elaboração de diretrizes clínicas e recomendações em saúde.

O GRADE Working Group, fundado em 2000, é composto por desenvolvedores de diretrizes, clínicos, pesquisadores da área da saúde e outros profissionais. Esse grupo estruturou um sistema com elevada transparência e rigor metodológico para classificar a qualidade das evidências e a força das recomendações. Além disso, promoveu a unificação de sistemas previamente existentes, reduzindo conflitos decorrentes de classificações heterogêneas. O próprio Working Group desaconselha o uso de versões modificadas do sistema, pois isso pode comprometer sua padronização.

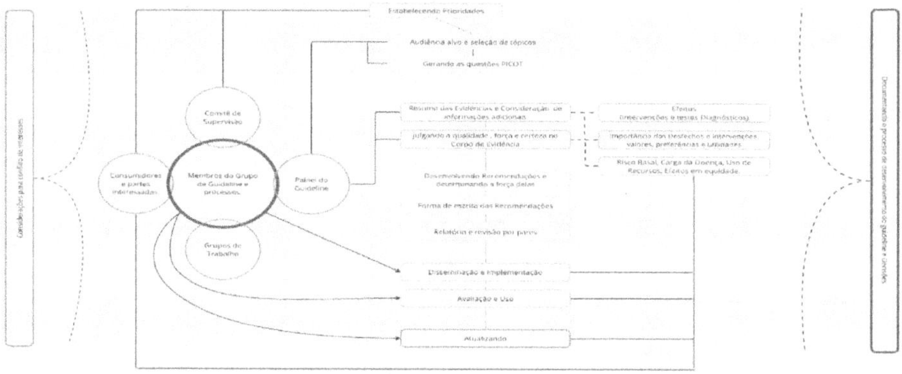

(figura 1)

A figura acima (figura 1) apresenta, de forma esquemática, as etapas para a formulação de uma diretriz ou recomendação, bem como as responsabilidades após sua publicação.

O processo inicia-se com a definição do plano de estudo, do orçamento disponível e do treinamento dos participantes, além da avaliação de potenciais conflitos de interesse. Em seguida, o comitê de supervisão e os grupos de consumidores e partes interessadas definem as prioridades de pesquisa. O painel da diretriz, juntamente com grupos de apoio, identifica a população-alvo, desenvolve as perguntas clínicas estruturadas (PICOT), resume a evidência, julga a qualidade e a precisão dos resultados e, por fim, formula recomendações, determinando sua força e linguagem adequada para o público-alvo. Decide-se, então, como essa diretriz será publicada e quem irá realizar a revisão pré publicação (internamente pelo working group e/ou externamente, por partes interessadas).

Após a publicação, permanece a responsabilidade de monitorar a clareza e a utilização da diretriz, bem como avaliar seu impacto sobre a saúde da população. Também deve ser definido quando e como ocorrerá a revisão ou atualização do documento, diante de novas evidências ou fatores relevantes.

Vale ressaltar que, além de ser utilizado para a análise de dados, o sistema GRADE também tem um importante papel na proposição de soluções para problemas. Para isso, é disponibilizado um modelo base para especificar questões clínicas, analisar alternativas de tratamento, além de escolher *outcomes* de interesse e classificar a importância destes.

QUALIDADE DE EVIDÊNCIA

O sistema GRADE apresenta uma maneira diferente de demonstrar a qualidade de cada evidência científica. Sua abordagem envolve uma gradação de qualidade de evidência dependendo do *outcome* de cada paciente, ou seja, para cada desfecho analisado. Essa avaliação pode ser atribuída a 4 níveis (tabela 1):

Nível de Evidência	Definição	Implicações
Alto	Alta confiança do efeito estar próximo daquele estimado.	Estudos adicionais provavelmente não modificarão a confiança no efeito.
Moderado	Confiança moderada no efeito estimado.	Estudos posteriores provavelmente irão alterar a confiança do efeito.
Baixo	A confiança no efeito é baixa	Estudos posteriores provavelmente terão impacto para alterar a confiança do efeito.
Muito Baixo	A confiança de efeito é muito baixa.	Qualquer estimativa de efeito é incerta.

Tabela 1. descreve a qualidade de evidência presente nos artigos.

Vale ressaltar que, além de classificar em quatro categorias, o sistema também aborda cinco motivos para diminuir a qualidade das evidências do estudo e três outros motivos para aumentar. Segue tabela 2:

Itens	*Critério*	*Aplicação*
Fatores de diminuem a qualidade da evidência:		
1. Limitações do estudo	Avaliar o resultado de cada delineamento	Reduzir 1 ponto se o risco de viés for sério e 2 pontos se for muito sério.
2. Inconsistência dos resultados	Avaliar divergência de desfechos, sobreposição de intervalos de confiança inconsistentes.	Reduzir 1 ponto caso seja importante.
3. Evidência indireta	Avaliar se há diferenças entre os grupos escolhidos para o estudo.	Reduzir 1 ponto se for sério e 2 pontos se for muito sério.
4. Imprecisão	Avaliar se a amostra e o intervalo de confiança são pequenos.	Reduzir 1 ou 2 pontos.
5. Viés de publicação	Avaliar se estudos foram publicados ou não, além da influências dos financiamentos.	Reduzir 1 ponto em casos de suspeita de viés de publicação.
Fatores que aumentam a qualidade de evidência:		

1. Grande magnitude de efeito	Se houver um grande efeito, há uma maior confiança na evidência.	Aumentar 1 ponto em RR ≥2 ou ≤0,5; aumentar 2 pontos se RR ≥ 5 ou ≤ 0,2
2. Grande Dose-resposta	Observar a alteração do efeito conforme a exposição.	Aumentar 1 ponto
3. Confundidores ou vieses reduziriam o efeito encontrado	Presença de vieses que não prejudicam o resultado final.	Aumentar 1 ponto

tabela 2

Um exemplo, segundo o "The GRADE Handbook": em um ensaio clínico randomizado sem limitações importantes, a evidência inicia como alta; já em estudos observacionais, o ponto de partida é baixo. Contudo, tanto limitações relevantes quanto fatores especiais (como grande magnitude de efeito) podem alterar essa classificação.

APLICABILIDADE

De início, é importante estabelecer as questões clínicas relacionadas ao tema de estudo, baseando-se no esqueleto a seguir:

- (Intervenção) vs (comparação) deveria ser utilizado para (problema de saúde em questão)?
- (Intervenção) vs (comparação) deveria ser utilizado em (população)?
- (Intervenção) vs (comparação) deveria ser utilizado para diagnosticar (condição alvo) em (população ou problema de saúde)

Referência: The GRADE handbook.

Em seguida, mostra-se necessário incluir e classificar todos os desfechos (outcomes) importantes e críticos (os outcomes de importância limitada geralmente não entram nos guidelines) a fim de estabelecer a melhor conduta. Para isso, esses devem ser classificados da seguinte maneira, como demonstrado na tabela 3:

escala de classificação								
1 Menor importância	2	3	4	5	6	7	8	9 Maior importância
De importância limitada para decisão. Não é incluso no guideline			*Importante mas não crítico* para decisão. Incluído no guideline			*Crítico* para decisão. Incluído no guideline.		

Tabela 3

Acima (Tabela 3) podemos identificar uma classificação (de 1 a 9) em graus de importância dos desfechos em: "de importância limitada" , de 1 a 3 pontos; "importante porém não crítico", de 4 a 6; e "crítico", de 7 a 9. Com isso é possível entender quais serão os focos do estudo e quais desfechos não entraram na formulação de recomendações e diretrizes.

Também é pertinente ressaltar que a seleção e classificação dos outcomes que estarão contidos no estudo deverá acontecer até o fim da fase de protocolo da metanálise e antes da análise das evidências. O julgamento de um outcome como crítico, importante não crítico ou de baixa importância apoia–se idealmente em revisões sistemáticas, além da experiência da equipe e dos pacientes. Após a análise das evidências, os desfechos são reavaliados para garantir que todos os críticos e importantes estejam contemplados. Por fim, são comparados os outcomes desejáveis e indesejáveis da intervenção, através de reuniões com membros do painel, usando um modelo Evidência para Recomendação o qual inclui o Resumo dos Resultados ou o Perfil de Evidência.

Como aplicar durante a produção científica?

O primeiro passo é entrar no *site* GRADEpro GDT (https://www.gradepro.org/). Ao acessar a página, aparecerá está tela inicial, onde é preciso realizar o login.

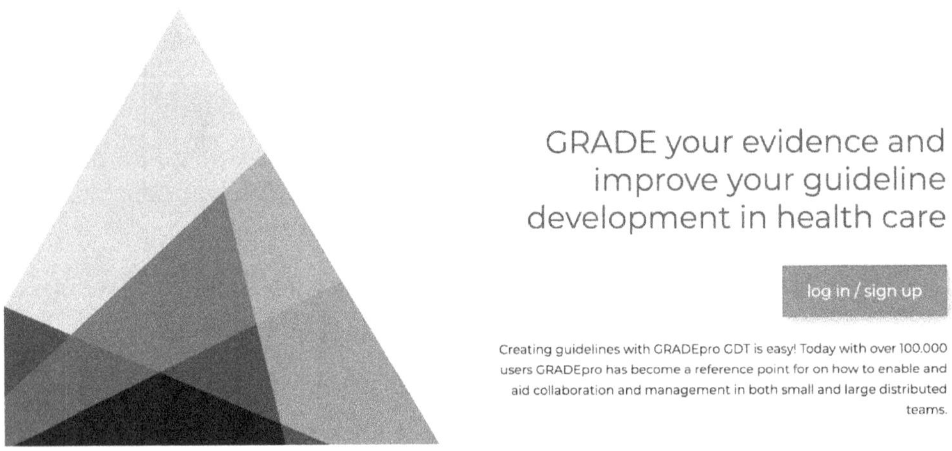
GRADE your evidence and improve your guideline development in health care
log in / sign up
Creating guidelines with GRADEpro GDT is easy! Today with over 100.000 users GRADEpro has become a reference point for on how to enable and aid collaboration and management in both small and large distributed teams.

Figura 1. Página inicial do site

Logo em seguida você é encaminhado para a página abaixo, onde deve preencher com as suas informações e, posteriormente, confirmar o *e-mail* utilizado.

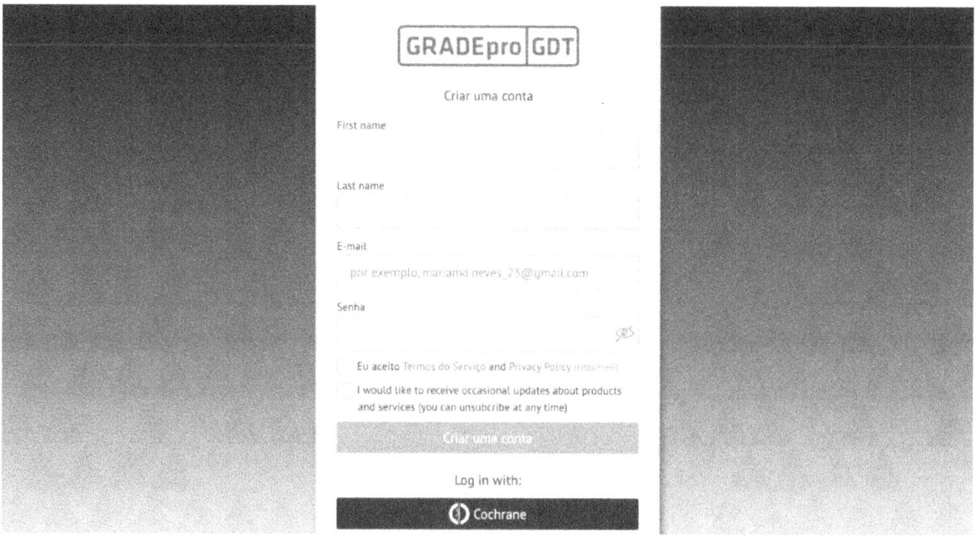

Figura 2. Página do login

Ao criar a conta, você virá para essa página, onde deve clicar em "Novo projeto", no canto superior direito. Com isso, você adicionará o nome do projeto. Caso queira importar algum projeto, clique no botão ao lado, em "Importar projeto".

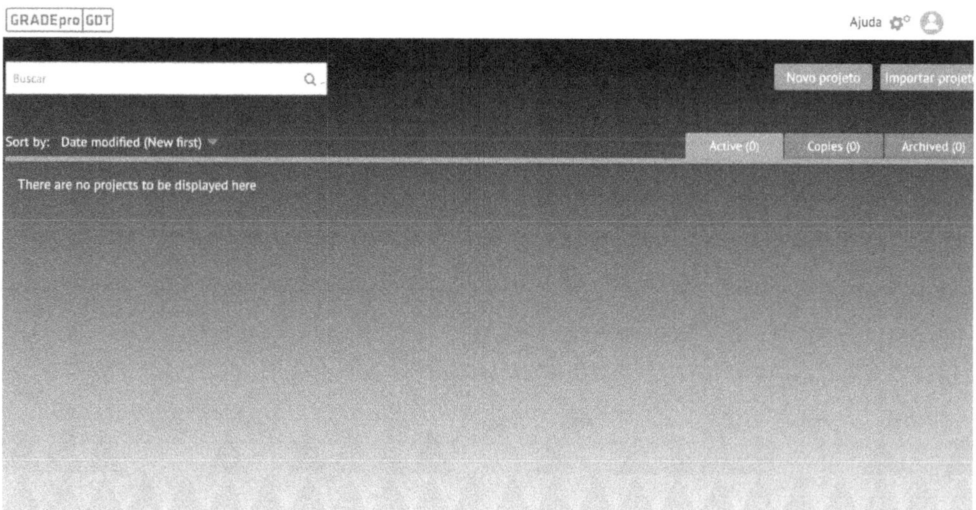

Ao fazer isso, você chegará a essa página, onde terá acesso às ferramentas para realizar o seu projeto.

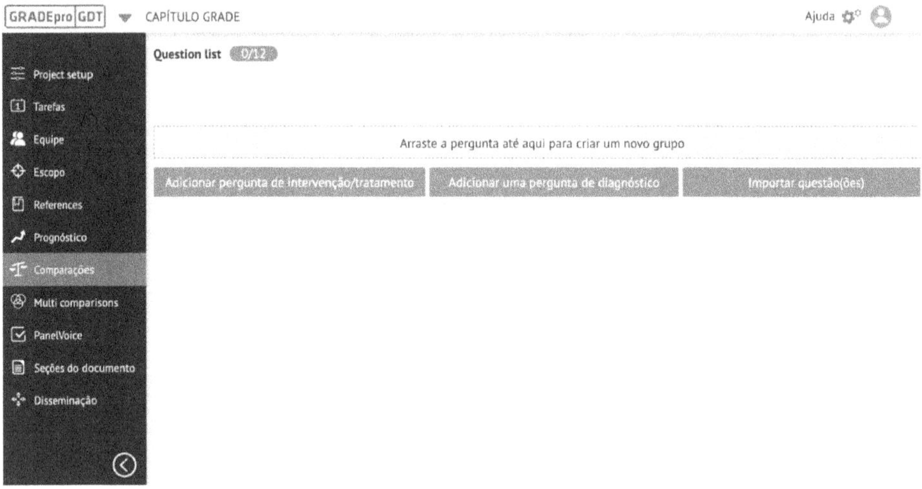

Do lado esquerdo da tela, tem-se o painel de menu, com opções. Em cada uma das opções é possível acessar certos tipos de ferramentas. Explicarei abaixo algumas:

1. **Tarefas:** a área de tarefas é uma espécie de calendário, onde você pode organizar os seus projetos e compartilhar datas com a sua equipe.

2. **Equipe:** a equipe é onde é possível adicionar as pessoas ao seu time. É subdividida em 2: Membros e Conflito de interesses. Na categoria Membros você pode adicionar participantes do projeto através dos nomes e e-mails. Em "conflito de interesses" você seleciona um tipo de formulário que quer realizar para cada pesquisador, a fim de identificar possíveis conflitos de interesse da equipe.

3. **Escopo:** Subdividido em: Geral, Perguntas e Outcomes. Auxilia a equipe a criar, realizar brainstorms e selecionar as melhores perguntas para trabalhar em cima, utilizando um passo a passo de 7 etapas tanto para Perguntas quanto para Outcomes:
   1 - Rascunho Inicial: Perguntas iniciais acerca do tema de estudo.
   2 - Brainstorming: Discussão da equipe onde os membros enviam propostas e as discutem.

3 - Lista Completa: Após a exposição de ideias entre os membros no passo acima, o moderador as revisa e nessa parte também há a modificação dos itens, se necessário, pelos usuários (não moderador).
4 - Priorização: são enviados formulários por e-mail a cada usuário com o ímpeto de priorizar as questões coletadas.
5 - Lista Final para Aprovação: formação da lista definitiva.
6 - Lista aprovada: Membros da equipe aprovam a lista de perguntas.
7 - Concluído: As perguntas selecionadas como importantes são transferidas automaticamente para a categoria "Comparações".

4. **References:** onde são colocados os artigos que serão utilizados no seu trabalho. Você pode adicionar manualmente cada referência ou então pode realizar o upload dos artigos diretamente do seu dispositivo. Nesta seção você pode identificar as referências duplicadas também.

5. **Prognóstico:** Na área de prognósticos têm-se modelos e tabelas cuja função é caracterizar a evolução de uma doença ou condição de saúde, reunindo estudos de relevância e analisando os resultados desses estudos sobre o curso da condição consegue-se realizar recomendações.

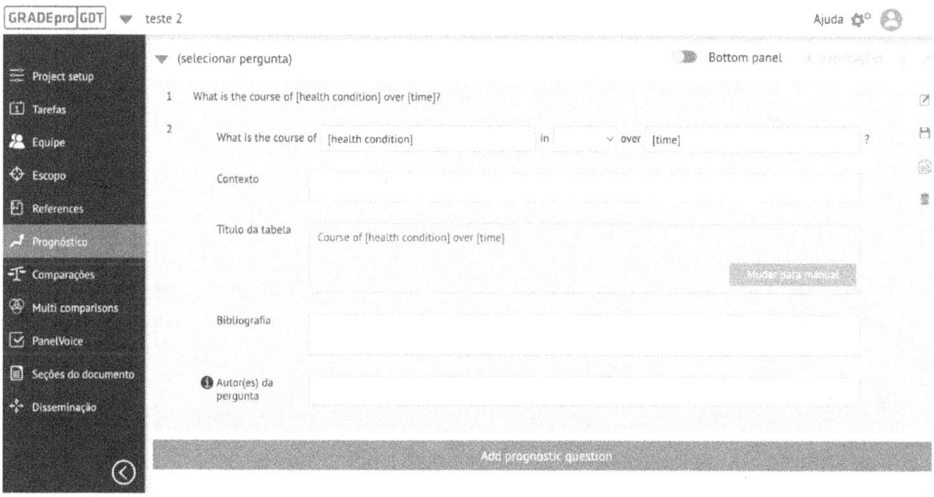

6. **Comparações**: é a ferramenta principal, onde se pode criar perguntas, *outcomes,* importar tabelas e entre outras funcionalidades. Neste módulo há a possibilidade de adicionar perguntas de diagnóstico e de tratamento (utiliza-se

as mesmas perguntas listadas no começo da seção "Aplicabilidade"), é possível também agrupar essas para melhor organização de desfechos.

7. **PanelVoice**: ao acessar o *PanelVoice* pela primeira vez, eles perguntam se você tem interesse em se familiarizar mais com a ferramenta, indicando o que cada uma das funções pode fazer.

Passo 1/5

Nesta coluna (questions), você tem sua lista de perguntas. Após clicar em uma pergunta escolhida, você irá para a tabela de Evidência para Decisão para editá-la ou ver os resultados da votação.

Passo 2/5

Nesta coluna (Responses), você tem o número de respostas. Clique no número para ver quem ainda não votou e para enviar um lembrete.

Passo 3/5

Esta coluna (Status) mostra qual parte da tabela de Evidência para Decisão em cada pergunta está em andamento ou fechada.

Passo 4/5

Esta coluna (exibe as ações que você pode realizar em cada etapa:

Enviar - quando você deseja enviar uma pergunta pela primeira vez

Reenviar - quando você muda seu julgamento durante a votação e deseja enviar a ETD atualizada para os membros do painel

Fechar a parte atual - quando a parte atual da versão de trabalho está pronta.

Enviar próxima parte do trabalho - quando você terminou de enviar a ETD atual e deseja finalizar a pergunta na próxima

Começar a trabalhar na próxima pergunta.

Passo 5/5

Por último, no ícone (Feedback status) você pode ver a matriz de respostas para cada pergunta que você enviou aos membros do painel. Você também pode enviar lembretes para aqueles que ainda não votaram.

8. **Seções do documento**: ferramenta que é utilizada para auxiliar na escrita do seu trabalho.
9. **Disseminação**: é a ferramenta que permite que você publique o seu trabalho.

Tutoriais GRADEpro

Ao acessar o *site* do GRADEpro, https://gdt.gradepro.org/app/help/user_guide/index.html, é possível ter acesso a vídeos com tutoriais mais aprofundados acerca de como utilizar a plataforma.

Teste os seus conhecimentos!

1. Qual é o papel do sistema GRADE na análise de estudos científicos?
2. Como os desfechos são classificados no sistema GRADE? Qual é a importância dessa classificação?

3. Quais são as três questões clínicas fundamentais que devem ser estabelecidas no início de um estudo usando o sistema GRADE?

Gabarito

1. O sistema GRADE é usado para avaliar a qualidade de desfechos de estudos científicos. Ela promove a unificação de evidências e recomendações.

2. No sistema GRADE, os desfechos são classificados de acordo com os seus graus de importância, variando de 1 a 9: "de importância limitada" (1 a 3 pontos), "importante porém não crítico" (4 a 6) e "crítico" (7 a 9). Essa classificação auxilia no entendimento dos focos do estudo e quais desfechos entrarão na formulação de recomendações e diretrizes. A seleção e classificação dos desfechos acontecem até o fim da fase de protocolo da metanálise e antes da análise das evidências.

3. As três questões clínicas fundamentais que devem ser estabelecidas no início de um estudo usando o sistema GRADE são:

    - (Intervenção) vs (comparação) deveria ser utilizado para (problema de saúde em questão)?
    - (Intervenção) vs (comparação) deveria ser utilizado em (população)?
    - (Intervenção) vs (comparação) deveria ser utilizado para diagnosticar (condição alvo) em (população ou problema de saúde)?

REFERÊNCIAS

Schünemann H., Brożek J., Guyatt G. , Oxman A. ; *GRADE Handbook - Introduction to GRADE Handbook,* outubro de 2013

GALVÃO, T. F.; PEREIRA, M. G.. Avaliação da qualidade da evidência de revisões sistemáticas. Epidemiologia e Serviços de Saúde, v. 24, n. 1, p. 173–175, jan. 2015.

Schünemann HJ, Wiercioch W, Etxeandia I, Falavigna M, Santesso N, Mustafa R, Ventresca M, Brignardello-Petersen R, Laisaar KT, Kowalski S, Baldeh T, Zhang Y, Raid U, Neumann I, Norris SL, Thornton J, Harbour R, Treweek S, Guyatt G, Alonso-Coello P, Reinap M, Brozek J, Oxman A, Akl EA. Guidelines 2.0: systematic development of a comprehensive checklist for a successful guideline enterprise. CMAJ. 2014 Feb 18;186(3):E123-42.

Iorio A, Spencer FA, Falavigna M, Alba C, Lang E, Burnand B, McGinn T, Hayden J, Williams K, Shea B, Wolff R, Kujpers T, Perel P, Vandvik PO, Glasziou P, Schunemann H, Guyatt G. Use of GRADE for assessment of evidence about prognosis: rating confidence in estimates of event rates in broad categories of patients. BMJ. 2015 Mar 16;350:h870.

Schünemann HJ, Oxman AD, Brozek J, Glasziou P, Jaeschke R, Vist GE, Williams JW Jr, Kunz R, Craig J, Montori VM, Bossuyt P, Guyatt GH; GRADE Working Group. Grading quality of evidence and strength of recommendations for diagnostic tests and strategies. BMJ. 2008 May 17;336(7653):1106-10.

Puhan MA, Schünemann HJ, Murad MH, Li T, Brignardello-Petersen R, Singh JA, Kessels AG, Guyatt GH; GRADE Working Group.A GRADE Working Group approach for rating the quality of treatment effect estimates from network meta-analysis.BMJ. 2014 Sep 24;349:g5630.

Capítulo 14. Análise de sensibilidade

Bruno Damico Terada

Felipe Giraldo Alvarez Gonçalves

Como posso avaliar se os resultados da minha meta-análise são robustos?

Considerações iniciais

Meu caro leitor, já lhe ocorreu alguma vez a seguinte reflexão: "como cada estudo individualmente influencia a estimativa do efeito global na minha meta-análise?". É uma pergunta pertinente, já que costumamos incluir uma variedade de resultados: alguns positivos, outros negativos para o mesmo desfecho, além de estimativas de efeitos diversas, umas superestimadas, outras subestimadas. Quando jogamos os dados no *software* de estatística e obtemos nosso *forest plot*, o resultado final surge quase como por mágica, computando todas essas divergências entre os estudos. No entanto, nem sempre compreendemos como cada um deles contribui para esse resultado.

Em alguns casos, isso não faz muita diferença. Quando todos os trabalhos apontam para uma mesma conclusão, não há necessidade de entender como cada um deles influencia o global, pois todos dizem a mesma coisa. Porém, quando há uma heterogeneidade muito grande entre os estudos, ou mesmo, se um dos estudos tiver uma amostra muito maior que os outros - pesando mais na análise estatística, portanto - essa reflexão já se torna mais necessária. A ideia central é entender: será que o resultado que eu encontrei aconteceu porque é essa a verdade absoluta, ou ele é originado desses outros fatores metodológicos? Lembre-se de que números são apenas números. Chegar a um resultado numérico de significância estatística não quer dizer, necessariamente, que aquela corresponde à verdade.

Também devemos nos lembrar que, ao fazermos uma meta-análise, há algumas decisões subjetivas envolvidas no processo. A definição de alguns desfechos, por exemplo, não é clara ou uniforme entre os estudos incluídos. Ainda assim, costumeiramente incluímos os dados de todos os trabalhos que consideraram aquele desfecho - mesmo que as definições tenham sido ligeiramente distintas. Contudo, para que nossos resultados sejam robustos e consistentes, é ideal descobrirmos se eles são originados dessas subjetividades - o que é indesejável - ou se, de fato, correspondem à realidade dos fatos.

Com isso, uma manobra estatística que temos para endereçar todos esses problemas é a análise de sensibilidade, da qual vamos tratar neste capítulo.

Explorando o conceito

A análise de sensibilidade (*sensitivity analysis*, em inglês) é uma técnica utilizada para determinar a influência de um ou mais estudos na estimativa de efeito de uma meta-análise. Para isso, é necessário repetir a meta-análise várias vezes. Primeiramente, ela é realizada de forma convencional, incluindo todos os estudos que abordam o desfecho em questão, sem qualquer restrição. Em seguida, nas análises subsequentes, retiramos um estudo por vez, a fim de avaliar o impacto de cada um na estimativa final. Em termos simples, a análise de sensibilidade consiste em excluir, um a um, os estudos da análise estatística para compreender o impacto individual de cada um no valor final. Por isso, essa técnica também é conhecida como "leave-one-out" (algo como "deixe um de fora"), pois envolve, literalmente, deixar um estudo de fora da análise para avaliar sua influência.

A análise de sensibilidade não é parte medular da estatística de toda revisão sistemática com meta-análise. Mas é muito bem-vinda quando cabível. Nós, quando conduzimos uma pesquisa, e nossos leitores, quando a lêem, não queremos saber se, por exemplo, a droga X performa estatisticamente melhor do que a droga Y. O que queremos mesmo saber é: “E aí? A droga X é mesmo melhor que a droga Y, ou não?

Qual eu devo usar no meu consultório?". A estatística é somente um mecanismo que temos para responder a esses questionamentos de forma confiável. Por isso, os números propriamente ditos pouco nos interessam, se não houver pensamento crítico por trás deles. E a análise de sensibilidade ocupa justamente esse papel.

A análise de sensibilidade permite a crítica a respeito dos achados, já que, a partir dela, chegamos mais perto de compreender se a estatística da meta-análise é consistente. Caso ela demonstre que as conclusões originais se mantêm, isso aumenta a confiabilidade dos resultados, demonstrando robustez e fortalecendo a meta-análise. No fundo, o que isso mostra para nós é: "Puxa, mesmo suprimindo essas questões metodológicas, heterogeneidades e subjetividades, o resultado ainda é igual. É... Isso provavelmente é por conta de um efeito real da intervenção, mesmo.". Porém, quando ocorre o contrário, naturalmente isso não inviabiliza a meta-análise, mas a enfraquece, de modo que se deve interpretar os resultados com maior cautela. Nesse caso, geralmente se deve apontar a necessidade de novas pesquisas sobre o tema, com vistas a enriquecer o conhecimento a esse respeito.

Como comentamos nas Considerações Iniciais, há inúmeras razões pelas quais se pode realizar uma análise *leave-one-out*. O guia da Cochrane, *Cochrane Handbook for Systematic Reviews of Interventions* [Deeks], traz uma lista detalhada - vale a pena ler para se informar. Contudo, aqui para nós, os dois principais motivos são alta heterogeneidade entre estudos ou uma grande superioridade amostral de um estudo em comparação com os demais. Nenhum desses dois cenários é muito difícil de ser compreendido, pois, em ambos os casos, é possível que um único estudo seja capaz de distorcer a estimativa geral de efeito, causando resultados falsos.

Heterogeneidade

A heterogeneidade entre trabalhos é medida pelo valor de I^2, que pode ser interpretado de diversas formas. Segundo a Cochrane, valores entre 0%-40% podem ser irrelevantes; entre 30%-60% podem indicar heterogeneidade moderada; enquanto valores entre

50%-90% e 75%-100% podem implicar heterogeneidade substancial e considerável, respectivamente. O peso dado a essa porcentagem depende não apenas do valor encontrado, mas também da magnitude e direção da estimativa dos efeitos.

Quando nos deparamos com uma heterogeneidade relevante, é recomendável realizar uma análise de sensibilidade. Primeiro, porque ela permite a análise dos dados excluindo-se o trabalho dissonante, o que nos ajuda a compreender melhor a tendência dos resultados dos estudos mais homogêneos. Além disso, há casos em que não é claro qual pesquisa diverge significativamente das demais. Nessas situações, a análise *leave-one-out* é valiosa, pois permite identificar o estudo *outlier*. Posteriormente, esse estudo pode ser analisado criticamente para entender os motivos da sua divergência.

Naturalmente, existem outros métodos estatísticos para avaliar e compreender a heterogeneidade, mas eles não são o foco deste capítulo. Esses métodos não substituem a análise de sensibilidade, pois cada um tem sua função específica. O fato é que, na presença de heterogeneidade, a análise de sensibilidade é uma maneira eficaz de incrementar sua meta-análise. Ela fornece mais fundamentos para a discussão do que está sendo estudado e aproxima os resultados da realidade dos fatos.

Tamanho de amostra

Quando sua meta-análise inclui um estudo com uma amostra muito grande, uma análise de sensibilidade pode ser extremamente útil. Quanto maior a amostra de um estudo, maior será o seu peso na estatística. Em alguns casos, estudos menores podem ter um peso quase insignificante, o que é indesejável.

Nessas situações, há duas possibilidades: o estudo de grande amostra pode ter resultados que convergem ou divergem dos demais. Em ambos os cenários, a análise de sensibilidade é crucial. No primeiro caso, em que há convergência, essa análise pode demonstrar a robustez dos resultados. Se a diferença estatisticamente significativa se mantiver mesmo após a exclusão do estudo de maior peso, isso sugere um efeito real da intervenção. No entanto, se a diferença estatística se perder, provavelmente será necessário mais estudos sobre o tema.

No segundo caso, em que há divergência entre o estudo de maior amostra e os outros, a análise de sensibilidade é igualmente importante. Ela permite entender a tendência dos resultados dos outros estudos e possibilita a elaboração de críticas e hipóteses sobre os resultados encontrados, enriquecendo o trabalho.

Faça você mesmo

Agora que já tratamos da parte teórica da coisa, vamos colocar a mão na massa. Como se faz uma análise de sensibilidade?

Bem, como você já entendeu, ela consiste basicamente em excluir da meta-análise os estudos de interesse, um por vez. Então, uma forma bastante óbvia de realizar essa análise seria simplesmente refazer o seu *forest plot*, mas, dessa vez, não incluindo os dados do trabalho em questão. Para isso, lembre-se do *Capítulo 9*, no qual você aprendeu a confecção de um gráfico de floresta. Contudo, essa maneira é um pouco mais trabalhosa, já que requer que você inclua, um a um, todos os dados no programa novamente.

No *Review Manager*, há uma maneira muito mais simples de realizar a análise de sensibilidade. Quando você está confeccionando a meta-análise de um desfecho, você irá se deparar com a seguinte tela:

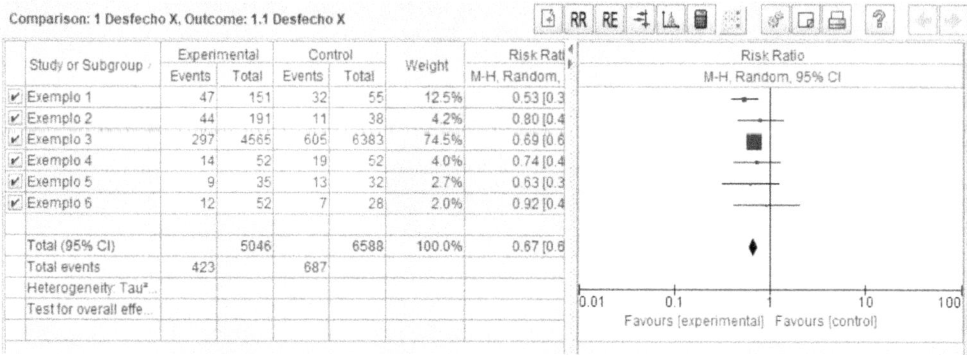

Figura 1. Tela da confecção de uma meta-análise hipotética no Review Manager.

Note, ao lado da identificação de cada estudo, as caixas com o "check". Elas indicam quais estudos estão incluídos naquela análise.

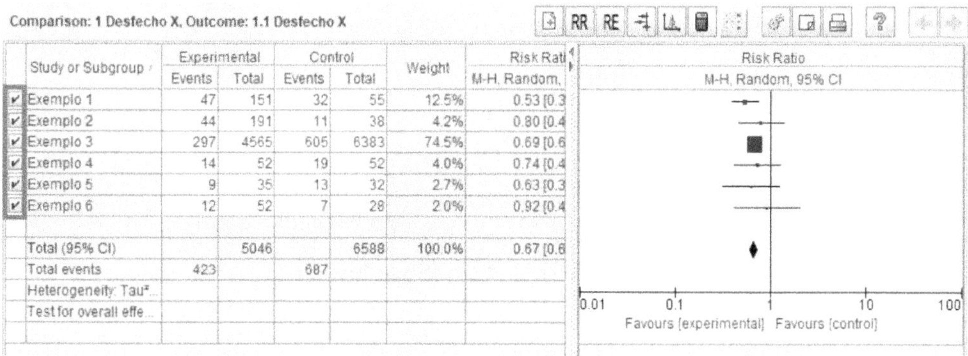

Figura 2. Em destaque, a identificação de quais estudos estão incluídos na meta-análise do desfecho.

Para realizar a análise de sensibilidade, então, basta que você simplesmente clique nas caixas relativas ao(s) estudo(s) que você desejar excluir da análise. Quando você faz isso, note que o trabalho é automaticamente retirado, e os pesos de cada um dos restantes, juntamente com o gráfico de floresta resultante, são automaticamente atualizados.

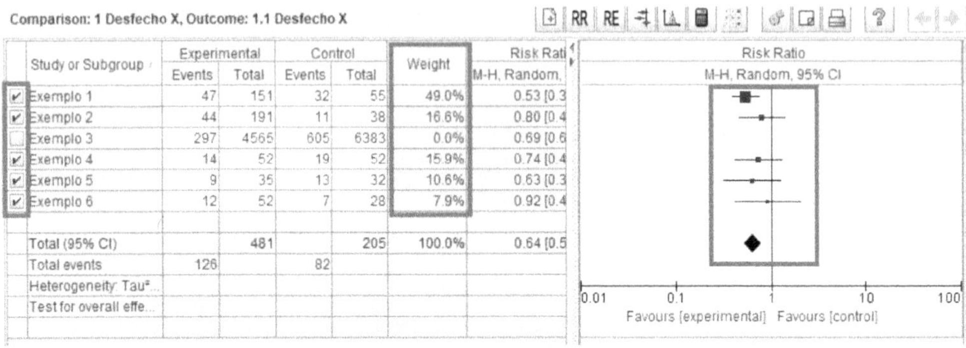

Figura 3. Exemplo de uma análise de sensibilidade da meta-análise hipotética. À esquerda, perceba que o estudo "Exemplo 3" foi excluído da análise. Os pesos e o gráfico foram automaticamente atualizados, à direita.

Pronto, sua análise de sensibilidade está feita! Você pode, depois, repetir o processo para outros estudos, excluindo-os também um por um.

Teste seus conhecimentos

1. Qual é o objetivo principal da análise de sensibilidade em uma meta-análise?

a. Confirmar que todos os estudos incluídos são estatisticamente significativos

b. Determinar a influência de um ou mais estudos na estimativa de efeito global

c. Excluir os estudos que não contribuem para o resultado final

d. Comparar diferentes métodos estatísticos utilizados nos estudos

e. Analisar detalhadamente a heterogeneidade entre os estudos, permitindo compreender as razões para havê-la

2. Discuta a importância de considerar a heterogeneidade entre os estudos ao realizar uma meta-análise e como a análise de sensibilidade pode contribuir para essa avaliação.

3. Abaixo, temos a imagem de dois gráficos de floresta, representando a meta-análise do desfecho principal (Figura A) e a análise de sensibilidade do mesmo desfecho, excluindo o estudo de maior amostra (Figura B). Neste trabalho, os autores buscaram avaliar o controle da dor no pós-operatório da ureteroscopia (cirurgia para remoção de pedras nos rins) com o uso de antiinflamatórios não esteroidais (AINEs) *versus* drogas opióides. O desfecho principal foi a taxa de visitas ao pronto-socorro por conta de dor após a operação.

Discuta os principais achados da análise de sensibilidade e elabore uma conclusão plausível a que se pode chegar a partir dela.

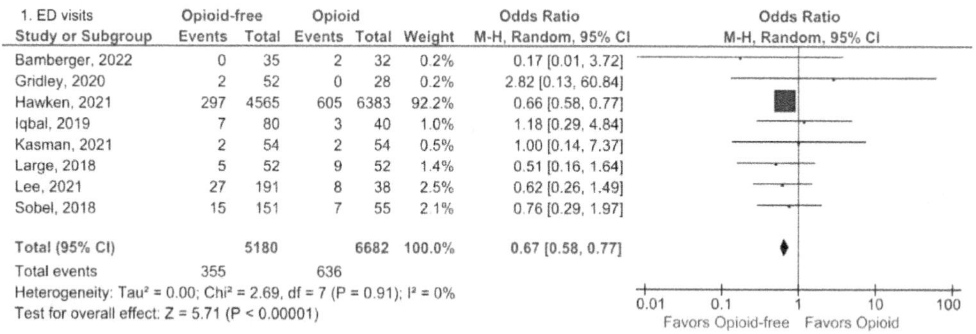

Figura A. Forest plot de visitas ao pronto-socorro no pós-operatório.

Study or Subgroup	Opioid-free Events	Opioid-free Total	Opioid Events	Opioid Total	Weight	Odds Ratio M-H, Random, 95% CI
Bamberger, 2022	0	35	2	32	2.6%	0.17 [0.01, 3.72]
Gridley, 2020	2	52	0	28	2.6%	2.82 [0.13, 60.84]
Hawken, 2021	297	4565	605	6383	0.0%	0.66 [0.58, 0.77]
Iqbal, 2019	7	80	3	40	12.3%	1.18 [0.29, 4.84]
Kasman, 2021	2	54	2	54	6.1%	1.00 [0.14, 7.37]
Large, 2018	5	52	9	52	17.9%	0.51 [0.16, 1.64]
Lee, 2021	27	191	8	38	31.6%	0.62 [0.26, 1.49]
Sobel, 2018	15	151	7	55	26.8%	0.76 [0.29, 1.97]
Total (95% CI)		**615**		**299**	**100.0%**	**0.71 [0.43, 1.16]**
Total events	58		31			

Heterogeneity: $Tau^2 = 0.00$; $Chi^2 = 2.64$, df = 6 (P = 0.85); $I^2 = 0\%$
Test for overall effect: Z = 1.37 (P = 0.17)

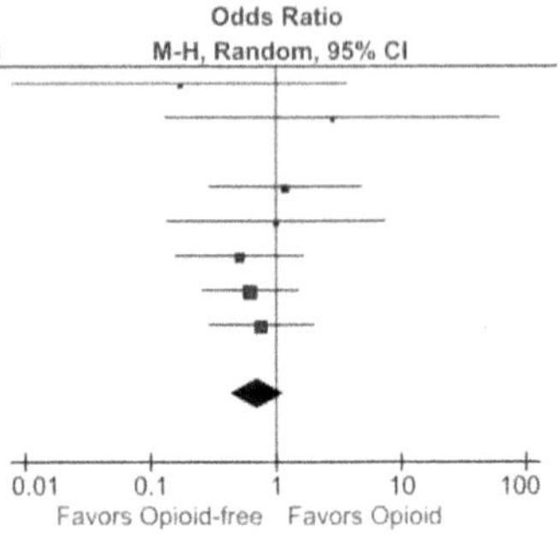

Figura B. Análise de sensibilidade para o desfecho de visitas ao pronto-socorro no pós-operatório.

Gabarito

1. B

Como discutido detalhadamente no capítulo, a análise de sensibilidade é um instrumento essencial para avaliar a influência de um estudo na estimativa de efeito de uma meta-análise. Isso é feito ao excluí-lo da análise e observar como a estatística se comporta. Por essa razão, a resposta correta é a letra B. Alguns podem ter considerado a alternativa E. No entanto, essa alternativa está incorreta. Embora a análise leave-one-out realmente ajude a abordar a heterogeneidade, ela não permite identificar as razões para a existência dessa heterogeneidade. A análise de sensibilidade apenas revela quais estudos são outliers.

2. Considerar a heterogeneidade entre os estudos ao realizar uma meta-análise é crucial porque a heterogeneidade indica variabilidade nos resultados dos estudos incluídos, que pode ser causada por diferenças na metodologia, populações estudadas, intervenções, ou outras variáveis. Alta heterogeneidade pode comprometer a validade das conclusões de uma meta-análise, tornando-as menos generalizáveis. A análise de sensibilidade contribui para essa avaliação ao permitir que o pesquisador exclua sistematicamente estudos individuais para ver como isso afeta a estimativa global do

efeito. Isso ajuda a identificar estudos que podem ser *outliers* ou que têm uma influência desproporcional nos resultados. Dessa forma, a análise de sensibilidade aumenta a compreensão da consistência dos resultados e a robustez das conclusões da meta-análise.

3. Na figura 1, observa-se claramente uma diferença estatisticamente significativa favorecendo o grupo *opioid-free*. Isso sugere que os pacientes tratados com AINEs tiveram um manejo da dor pós-operatória melhor do que aqueles que receberam opióides, resultando em uma redução nas visitas ao pronto-socorro no primeiro grupo. No entanto, é evidente que o estudo de Hawken et al. contribui significativamente para a análise estatística geral. Quando realizamos a análise de sensibilidade, excluindo este estudo, obtivemos um resultado ligeiramente diferente. Após o *leave-one-out*, houve perda da significância estatística, embora o resultado ainda favoreça numericamente o grupo *opioid-free*. Portanto, a conclusão é que provavelmente existe um efeito favorável da intervenção (tratamento com AINEs), evidenciado pelo favorecimento numérico deste grupo. No entanto, sem o estudo de Hawken et al., não há poder estatístico suficiente para comprovar isso. São necessários mais estudos para aumentar a amostra e, assim, alcançar uma diferença significativa mesmo na ausência do estudo de maior amostra.

Referências

- Deeks JJ, Higgins JPT, Altman DG (editors). Chapter 10: Analysing data and undertaking meta-analyses. In: Higgins JPT, Thomas J, Chandler J, Cumpston M, Li T, Page MJ, Welch VA (editors). *Cochrane Handbook for Systematic Reviews of Interventions* version 6.4 (updated August 2023). Cochrane, 2023. Available from www.training.cochrane.org/handbook.

- Parpia, S., Morris, T.P., Phillips, M.R. *et al.* Sensitivity analysis in clinical trials: three criteria for a valid sensitivity analysis. *Eye* 36, 2073–2074 (2022). https://doi.org/10.1038/s41433-022-02108-0

- Marušić, M.F., Fidahić, M., Cepeha, C.M. *et al.* Methodological tools and sensitivity analysis for assessing quality or risk of bias used in systematic reviews published in the high-impact anesthesiology journals. *BMC Med Res Methodol* 20, 121 (2020). https://doi.org/10.1186/s12874-020-00966-4

Capítulo 15. Metanálise de "braço único"

Breno Cordeiro Porto

Nathalie Cordeiro Hobaica

Agora que entendo o conceito de uma meta-análise, qual seria a diferença entre um estudo braço único ou um estudo de dois ou múltiplos braços?

Considerações iniciais

Muitas pessoas podem nunca ter ouvido falar de uma meta-análise de braço único. De forma geral, o tipo de meta-análise tida como padrãomais comumente discutida é aquela na qual se compara um grupo intervenção e um grupo controle a fim de comparar desfechosse avaliar um desfecho comparativo, e verificar. Essa estratégia nos então apermite examinar a validade ou não dessade uma intervenção, seja ela uma técnica cirúrgica diferente, um novo fármaco que depende de validação para ser lançado no mercado, ou diferentes doses posologias de drogas uma droga para o tratamento de uma doença específica. Esse tipo de meta análise, na qual se comparam dois grupos distintos, é, portanto, é uma meta-análise de dois braços.

Contudo, em algumas situações, específicas a maneira mais recomendável, ou ás vezes até mesmo a única possível, é a comparação análise de uma coorte com um único braçode um desfecho em modelo de braço único. Mas como funciona mo funcionaria isso?

Neste caso, principalmente quando a análise de braço único, neste caso, pode ser empregada em situações como: na ausência de uma coorte numerosa, ou quando não temos uma ausência de grupo controle, análise de desfechos em os indivíduos, doenças raras, e estudos puramente epidemiológicos (prevalência, incidência, recorrência). previamente submetidos a uma determinada terapia, acabam sendo comparados com eles mesmos, podendo ser realizada uma meta-análise como forma de análise estatística mais apuradaNote que, nesses casos, não há comparação direta que vise estabelecer superioridade, a análise apenas expressa uma proporção de uma única intervenção ou objeto de análise. Logo, aA esse tipo de estudo damos o nome de meta-análise de braço único.

Usos de estudo braço único

Como desenho, o estudo de braço único acompanha uma amostra com a condição-alvo exposta a uma intervenção (ou simplesmente descrita, em epidemiologia) e observa a resposta ao longo do tempo. Sua utilidade principal, quando intervencional, é gerar sinais preliminares de eficácia/segurança e estimar parâmetros para ensaios subsequentes. Em epidemiologia, serve para estimar proporções e taxas.Como já dito, o desenho de estudo mais simples é o estudo de braço único, e por conseguinte a meta-análise de braço único é a forma mais simples também de desenvolver uma meta-análise. Nesse tipo de estudo, uma amostra de indivíduos com uma condição médica alvo recebe a terapia experimental e é acompanhada ao longo do tempo para observar sua resposta. A principal utilidade desse tipo de estudo é para se obter evidências preliminares da eficácia do tratamento e coletar dados adicionais sobre a segurança, mas não é comumente usado para confirmar sua eficácia, principalmente frente as limitações metodológicas que o são inerente. Esse design pode ser desejável quando a população de pacientes disponível é limitada, tornando, portanto, inviável a randomização seleção de muitos participantes para um grupo de controle.

Ao projetar estudos de braço único, é importante definir claramente o objetivo ou a hipótese de interesse. Por exemplo, em um estudo com um desfecho binário (resposta vs. não resposta), o objetivo pode ser demonstrar "qualquer efeito", ou seja, a hipótese nula é "resposta zero" ou, de forma equivalente, que o limite inferior do intervalo de confiança para a taxa de resposta é maior que zero. Uma taxa mínima de resposta clinicamente relevante seria então identificada para dimensionar o estudo. O estudo seria desenhado de modo que, se a resposta verdadeira fosse a taxa mínima de resposta relevante, a probabilidade de o limite inferior do intervalo de confiança para a taxa de resposta ser acima de zero (ou seja, rejeitando a hipótese nula de "resposta zero") fosse igual ao poder desejado.

Exemplifiquemos então uma meta-análise de único-braçoabraço único qual preconizou a avaliação da eficácia e segurança do fármaco Tofaticinibe para tratamento da Colite Ulcerativa. Abaixo podemos visualizar os forest plots nos quais o gráfico avaliou-se a resposta clínica, no B remissão da doença e no C remissão clínica sem uso de corticoide na terapia. Contudo, no forest plot abaixo (Figura 1), é possível notar que no eixo X do gráfico os resultados são apresentados através de uma razão de uma proporção, o que difere de uma meta-análise padrão (duplo-braço), que permite concluir se o desfecho foi melhor no grupo intervenção, melhor no controle ou se não houve diferença. Especificamente por conta dessa limitação particularidade metodológica das meta-análises de braço único, geralmente estas são de grande utilidade em estudos de epidemiologia, já que aferem principalm ente taxas de incidência, recorrência e prevalência dos devidos desfechos.

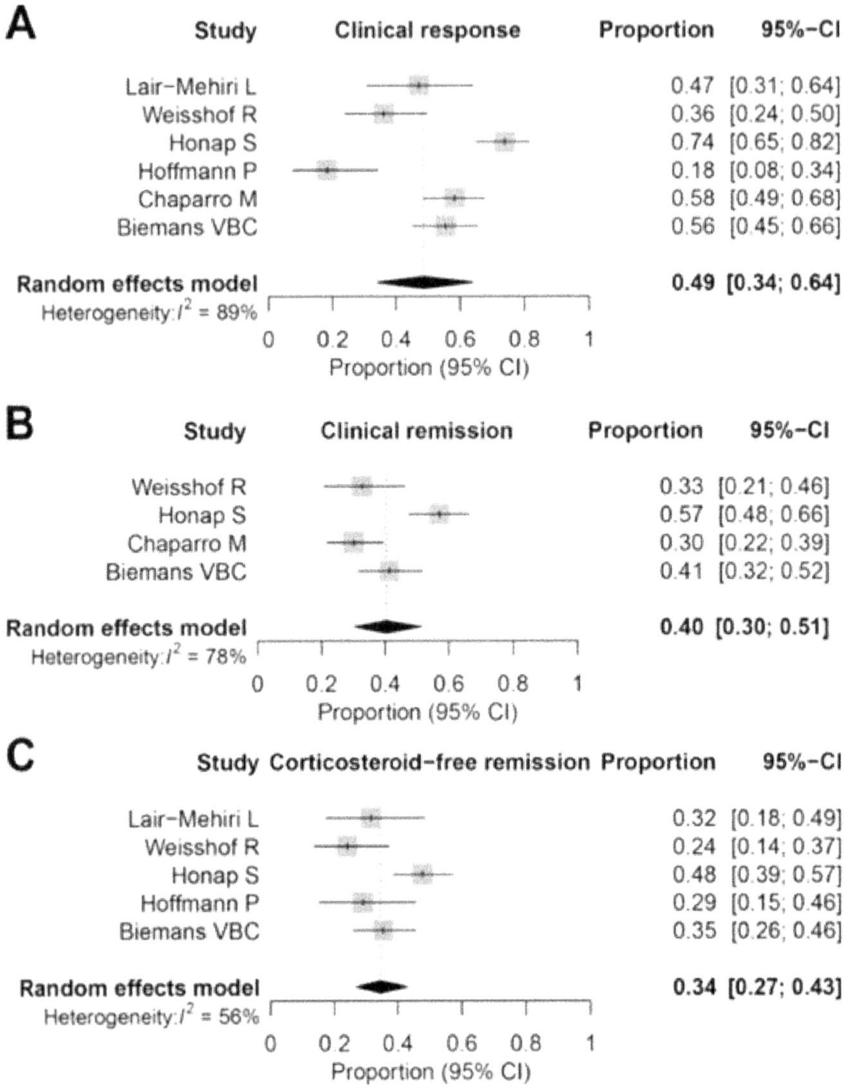

Figura 1. Combinando todos os 6 estudos que relatam dados de resposta clínica na indução de pacientes tratados com Tofaticinibe, a estimativa agrupada da taxa foi de 49% (IC 95%: 34-64%; intervalo: 18-74%; I^2 = 89% - Fig. 2A). Sobre a taxa de remissão clínica na indução, a estimativa agrupada combinando os 4 estudos que relatam esses dados foi de 40% (IC 95%: 30-51%; intervalo: 30-57%; I^2 = 78% - Fig. 2B), enquanto a taxa de remissão clínica sem corticosteroides, proveniente dos 5 estudos que relatam esse desfecho, foi de 34% (IC 95%: 27-43%; intervalo: 24-48%; I^2 = 56% - Fig. 2C).

Limitações da meta-análise de braço único

Esse desenho de estudo, embora aparentemente simples, apresenta diversas limitações que tornam a interpretação dos resultados desafiadora. Em primeiro lugar, ele não permite distinguir o efeito específico da intervenção do efeito placebo e da história natural da doença. Assim, as respostas observadas podem decorrer de eficácia terapêutica, de um placebo associado a uma terapia ineficaz ou de melhora espontânea. Mesmo quando há melhora, pode-se argumentar que o participante melhoraria sem tratamento ou que a mudança se deveu à crença de estar recebendo uma terapia eficaz. A ausência de um grupo de comparação também dificulta a leitura dos achados. Por exemplo, se um estudo não mostra alteração no estado clínico, isso significa que a intervenção é inútil? É possível que, sem tratamento, a condição tivesse piorado; nesse cenário, a terapia teria um efeito positivo que permanece invisível em um desenho de braço único.Este desenho de estudo possui várias limitações e, apesar de sua simplicidade, a interpretação dos resultados pode ser complicada. Primeiramente, há uma incapacidade de distinguir entre o efeito do tratamento, um efeito placebo e o efeito da história natural da doença. As respostas podem teoricamente ser devidas à eficácia do tratamento, a um efeito placebo de uma terapia ineficaz, ou a uma melhora espontânea. Para um sujeito que respondeu ao tratamento, poderia ser argumentado que ele teria respondido mesmo sem tratamento, ou que respondeu porque acreditava estar recebendo uma terapia eficaz. Além disso, é difícil interpretar a resposta sem uma referência de comparação. Por exemplo, se um estudo é conduzido e nenhuma mudança no status do sujeito é observada, isso implica que a terapia não é útil? Pode ser que, se os sujeitos fossem deixados sem tratamento, sua condição teria piorado. Nesse caso, a terapia está tendo um efeito positivo, mas esse efeito não é observável em um desenho de braço único.

Diante dessas limitações, estudos de braço único são mais indicados quando a história natural da doença é bem conhecida, os efeitos placebo são mínimos ou inexistentes e o uso de controle com placebo não é eticamente aceitável. Podem ser considerados quando não se espera melhora espontânea relevante, o efeito placebo é pequeno e a randomização para placebo seria antiética. Por outro lado, não são boas escolhas para investigar tratamentos de dor crônica, dada a magnitude do efeito placebo nesses cenários. Ainda assim, esse tipo de estudo é frequentemente empregado quando não há coortes maiores disponíveis, sobretudo em áreas nas quais faltam — ou há pouco interesse em conduzir — estudos controlados. Em linhas gerais, fica claro que, frente a tantas restrições, estudos de braço único têm baixa validade para orientar a adoção de uma conduta em detrimento de alternativas.Devido a essas limitações, os estudos de braço único são melhor utilizados quando a história natural da doença é bem compreendida, quando os efeitos placebo são mínimos ou inexistentes, e quando um controle placebo não é eticamente desejável. Esses desenhos podem ser considerados quando a melhora espontânea dos participantes não é esperada, os efeitos placebo não são grandes, e a randomização para um placebo pode não ser ética. Por outro lado, esses desenhos não são boas escolhas para estudos que investigam tratamentos para dor crônica devido ao grande efeito placebo nesses estudos. Ainda assim, devemos lembrar que esse tipo de estudo é mais utilizado na ausência de coortes maiores, principalmente na ausência ou até interesse em áreas específicas. De forma geral, fica claro então que frente a tantas limitações, esses estudos de braço único tem baixa validade para indicar uma determinada conduta em detrimento de outras.

Cabe ressaltar, porém, que, apesar dessas limitações, eles podem ser a única opção quando se avaliam terapias para as quais o uso de placebo é antiético ou quando as alternativas de estudos controlados são restritas. Por isso, estudos de braço único têm sido comumente implementados em oncologia. Um exemplo é o trabalho de Wang et al. (2022), que se propôs a comparar a eficácia de terapias neoadjuvantes — imunoterapia versus quimioterapia — no tratamento do câncer de pulmão ressecável de células não pequenas; diante da pequena coorte disponível, a meta-análise de braço único mostrou-se uma alternativa viável para comparar a eficácia dessas intervenções. Nesse estudo, os principais desfechos avaliados foram a resposta patológica maior (MPR, *major pathological response*) e a resposta patológica completa (pCR, *pathological complete response*). A Figura 2 apresenta um *forest plot* abrangendo todos os desfechos do trabalho; a seguir, consideraremos apenas os desfechos principais (MPR e pCR), os dois primeiros listados no gráfico, descritos da seguinte forma:Deve-se pontuar ainda que apesar de tantas limitações, os estudos de braço único podem ser a única opção nos casos de estudos que propõe avaliar terapias para as quais placebos não são éticos ou as opções para estudos controlados são limitadas. Dessa forma estudos de braço único têm sido comumente implementados em oncologia. Um bom exemplo disso pode ser retratado no estudo do Wang et al de 2022, o qual propôs-se a comparar a eficácia das terapias neoadjuvantes de imunoterapia e quimioterapia no tratamento de cânceres de pulmão ressecáveis do tipo histológico células não pequenas, e frente a coorte pouco numerosa a disposição para este estudo, a meta-análise de braço único tornou-se uma maneira viável decomparar a eficácia de tais intervenções. Neste estudo, os principais desfechos avaliados foram maior resposta patológica e resposta patológica completa. Na Figura 2 podemos observar um grande forest plot que compreende todos os desfechos avaliados neste trabalho. Neste momento, nos valeremos apenas dos desfechos principais (MPR = Major Patological Response; e pCR = pathological Complete Response), que são os dois primieros descritos no gráfico e foram descritos da seguinte forma:

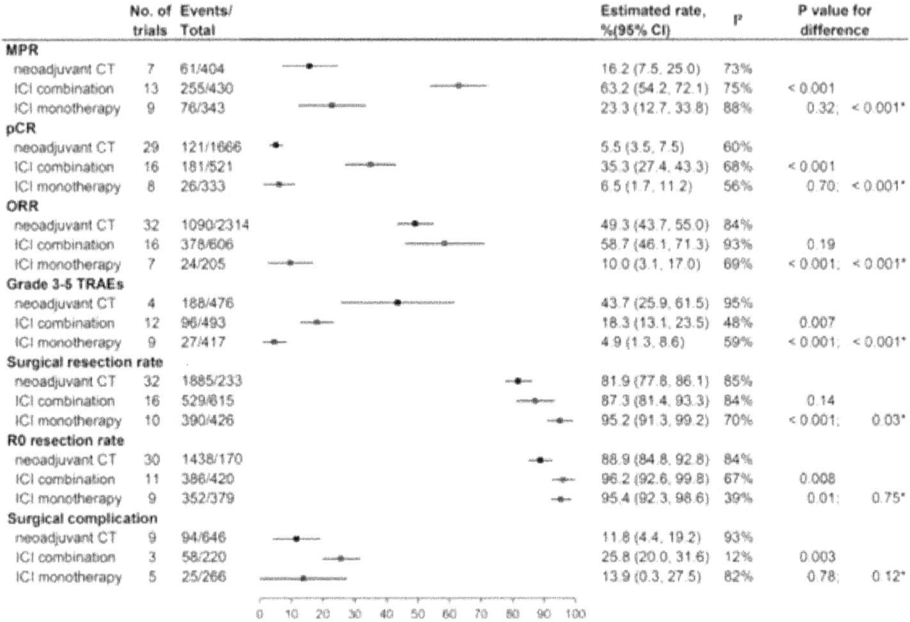

Figura 2. Desfechos da terapia neoadjuvante com Quimioterapia (CT) vs. terapia de combinação neoadjuvante com ICI vs. monoterapia neoadjuvante com ICI. MPR, resposta patológica maior; pCR, resposta patológica completa; ORR, taxa de resposta objetiva; TRAEs, eventos adversos relacionados ao tratamento; ICI, inibidor de checkpoint; CT, quimioterapia.

A taxa estimada de MPR foi de 63,2% (IC 95%: 54,2%–72,1%; I^2 = 75%) para a combinação de terapias neoadjuvantes de imunoterapia, sendo superior à de terapia neoadjuvante de imunoterapia em monoterapia (23,3%, IC 95%: 12,7%–33,8%, I^2 = 88%; P < 0,001) e terapia neoadjuvante de quimioterapia (16,2%, IC 95%: 7,5%–25,0%; I^2 = 73%; P < 0,001). Contudo, não houve diferença significativa entre a monoterapia com terapia neoadjuvante de imunoterapia ou quimioterapia (P = 0,32).

Por outro lado, quando avaliado o índice de pCR, a taxa estimada de resposta patológica completa para a combinação de terapias neoadjuvantes de imunoterapia (35,3%, IC 95%: 27,4%–43,3%; I^2 = 68%) foi superior à de terapia neoadjuvante de imunoterapia em monoterapia (6,5%, IC 95%: 1,7%–11,2%, I^2 = 56%; P < 0,001) e terapia neoadjuvante de quimioterapia (5,5%, IC 95%: 3,5%–7,5%; I^2 = 60%; P < 0,001). Por fim, não foi observada diferença significativa entre a monoterapia com monoterapia com terapia neoadjuvante de imunoterapia ou quimioterapia (P = 0,70).

Tendo em vista tais resultados, fica claro que a análise dos resultados dessa meta-análise de braço único decorreu da simples comparação direta das taxas de ocorrência de recidiva de doença nos diferentes modelos terapêuticos, de forma que para considerar uma terapia mais eficaz que outra, bastaria que seu percentual bruto ultrapasse o da outra terapia, o que difere em muito da robustez da análise e comparabilidade estatística intrínseca a uma meta-análise de dois braços.

Teste seus conhecimentos

1. Tomando por base um trabalho que se propôs a avaliar a segurança e eficácia de um stent cardíado bioativo e não eluidor de medicações ("Polyzene-F nanocoated coronary stent system"). Abaixo podemos ver os forest plots deste trabalho (Figura 3). Tendo isso em vista, **como você explicaria a validade e aplicabilidade desses resultados na prática clínica?**

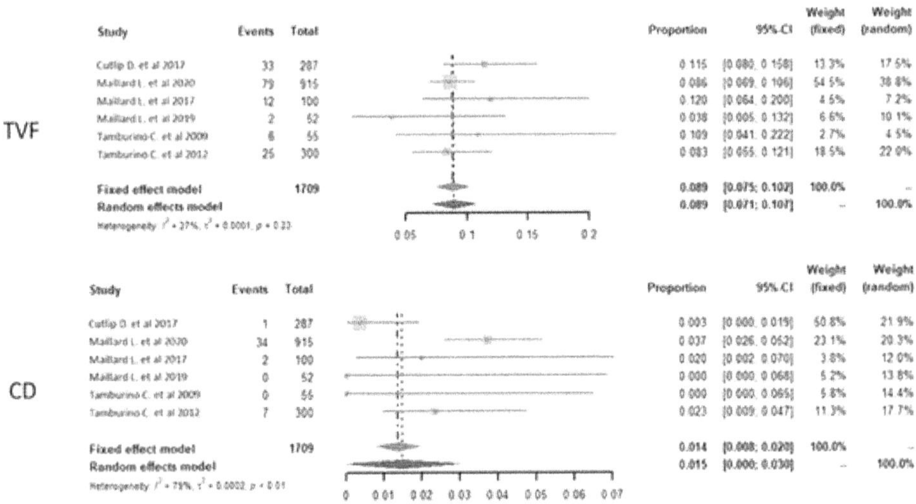

Figura 3. Forest plots de falha terapêutica vaso sanguíneo alvo (TVF) e morte cardíaca (CD)

2. Analisemos agora a meta-análise de braço único de Liu et al (2022), que avaliou a descompressão endoscópica transforaminal na estenose de forame em neurocirurgias. Nos gráficos abaixos (Figura 4), observamos os principais desfechos avaliados neste estudo (A: Escala visual analógica de dor; B: taxa de efeitos adversos). Com base em tais resultados, disserte quais conclusões podemos tirar e qual a relevância de um trabalho com esse, levando em conta suas limitações metodológicas.

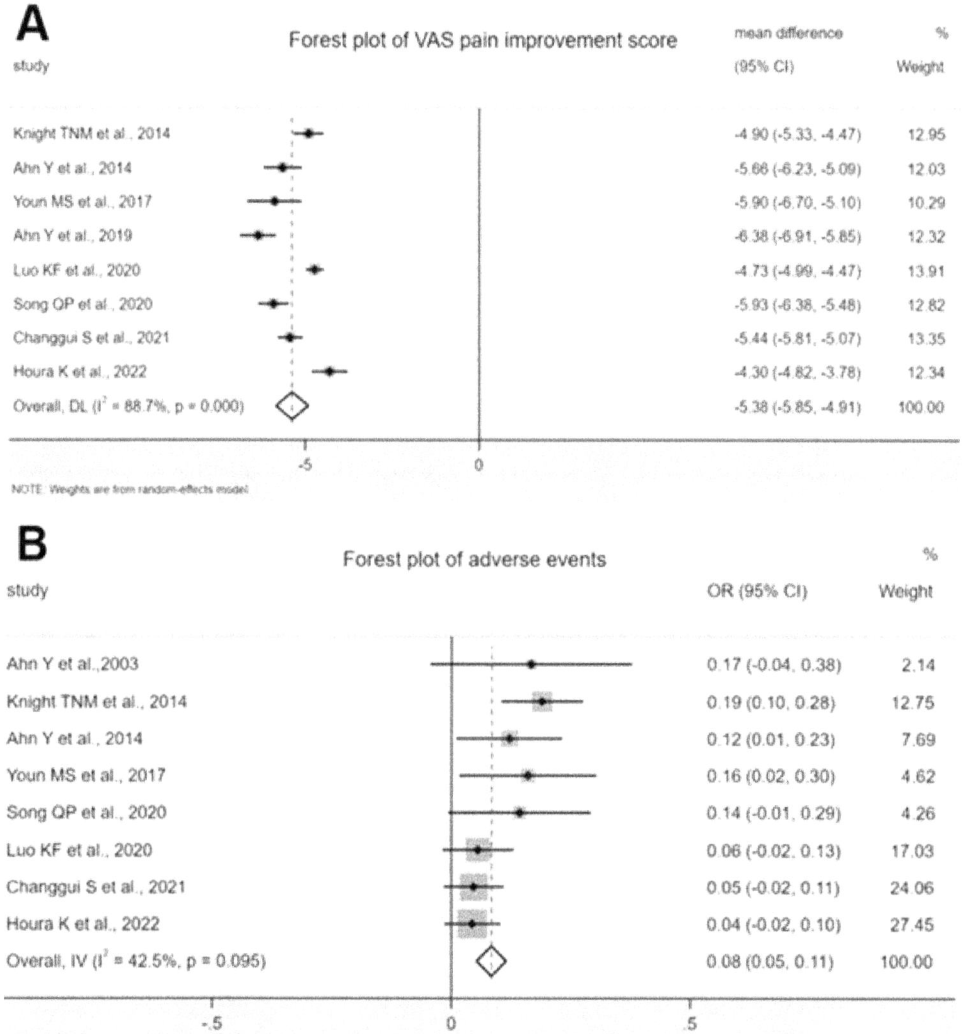

Figura 4. A: Escala visual analógica de dor; B: taxa de efeitos adversos.

3. **Quais considerações éticas devem ser levadas em conta ao realizar estudos de braço único que serão incluídos em uma meta-análise?**

Gabarito

1. Observando os resultados apresentados, temos que a taxa de falha terapêutica no vaso sanguíneo alvo (TVF) foi de 8,9%, ao passo que a taxa de morte cardíaca (CD) foi de 1,5%. Apesar de os resultados parecerem, de forma insconsiente, promissores, devemos lembrar que por se tratar de uma meta-análise de braço úniuco não há grupo controlador para avaliarmos a real eficácia dessa nova intervenção, já que não se trata de um resultado baseado numa razão real de eficácia. Logo, devemos recordar que os principais usos desse tipo de estudo são principalmente para fármacos que ainda estão em fases clínicas iniciais, intervenções que esbarram com questões éticas no que tange a existência de um grupo controle, e estudos de epidemiologia, principalmente para avaliação de taxas de propagação de doenças.

2. Através dos resultados obtidos, pode-se concluir que a endoscopia através da abordagem transforaminal produziu uma melhoria significativa da dor, principalmente em região dorsal, previamente reportada pelos pacientes no estudo. Embora o número de casos incluídos tenha sido pequeno, os resultados mostraram alívio significativo da queixa álgica curto prazo. Em consonância com isso, a taxa de efeitos adversos mostrou-se baixa (11,53%) quando comparada a outras coortes. Entretanto é importante ressaltar as limitações de tal análise, uma vez que não houve grupo controle para comparar e avaliar com a real viabilidade e eficácia desta técnica

3. Ao realizar estudos de braço único para uma meta-análise, é essencial justificar eticamente a escolha do desenho, obter consentimento informado dos participantes, avaliar rigorosamente riscos e benefícios, e obter aprovação de comitês de ética. Transparência na coleta e relato de dados, monitoramento

contínuo para segurança dos participantes, proteção da confidencialidade, comunicação dos resultados aos participantes e consideração especial para populações vulneráveis são também cruciais. Essas medidas asseguram a proteção dos participantes e a validade científica dos resultados.

Referências

1. Borenstein, Michael; Hedges, Larry V.; Higgins, Julian P. T.; Rothstein, Hannah R.. Introduction to Meta-Analysis (p. 64). Wiley. Kindle Edition.

2. Macaluso FS, Maida M, Ventimiglia M, Orlando A. Effectiveness and safety of tofacitinib for the treatment of ulcerative colitis: A single-arm meta-analysis of observational studies. Dig Liver Dis. 2022 Feb;54(2):183-191. doi: 10.1016/j.dld.2021.04.018. Epub 2021 May 16. PMID: 34011482.

3. Evans SR. Clinical trial structures. J Exp Stroke Transl Med. 2010 Feb 9;3(1):8-18. doi: 10.6030/1939-067x-3.1.8. PMID: 21423788; PMCID: PMC3059315.

4. Liu Y, Van Isseldyk F, Kotheeranurak V, Quillo-Olvera J, Bae J, Choi KC, Kim JS. Transforaminal Endoscopic Decompression for Foraminal Stenosis: Single-Arm Meta-Analysis and Systematic Review. World Neurosurg. 2022 Dec;168:381-391. doi: 10.1016/j.wneu.2022.04.087. PMID: 36527217.

5. Wang H, Liu T, Chen J, Dang J. Neoadjuvant immunotherapy and neoadjuvant chemotherapy in resectable non-small cell lung cancer: A systematic review and single-arm meta-analysis. Front Oncol. 2022 Sep 21;12:901494. doi: 10.3389/fonc.2022.901494. PMID: 36212419; PMCID: PMC9533019.

6. Bian J, Yang R, Wang D, Yu H, Liu Y, Liu Q. Evaluation of the safety and efficacy of a Polyzene-F nanocoated coronary stent system: A systematic review and single-arm meta-analysis. Front Cardiovasc Med. 2023 Mar 16;10:1095794. doi: 10.3389/fcvm.2023.1095794. PMID: 37008338; PMCID: PMC10063189.

Capítulo 16 – Meta-regressão

"Metaregression"

O que fazer quando a analise de subgrupos foi ineficaz para tratar a heterogeneidade I^2 ?

Bianca Namie Abe Takahasi

Yasmin Ribeiro Peregrino

A meta-regressão é uma técnica estatística avançada utilizada em meta-análises para explorar as causas da heterogeneidade entre estudos. Enquanto a análise de subgrupos divide os estudos em categorias e compara os resultados de forma mais simples, a meta-regressão permite avaliar a relação entre características dos estudos (variáveis independentes) e o tamanho do efeito (variável dependente), de forma contínua ou categórica. Isso a torna uma ferramenta poderosa para compreender porque os resultados dos estudos não são uniformes. Em meta-análise, "heterogeneidade" refere-se à variação de efeitos além do erro amostral; é quantificada pela estatística I^2 (proporção da variabilidade atribuída à heterogeneidade) e pela variância entre estudos (tau quadrado, τ^2).

O raciocínio é semelhante ao de uma regressão clássica: busca-se identificar se existe associação entre uma covariável (por exemplo, idade média dos participantes, duração do seguimento, dose de um medicamento) e o efeito observado. Em metanálises, o desfecho de interesse geralmente é a medida de efeito sintetizada (como risco relativo, odds ratio ou diferença média), e cada estudo contribui com um ponto nessa análise. Esses pontos são ponderados tipicamente pelo inverso da variância (maior precisão → maior peso). Para razões (risco relativo e odds ratio), usa-se a escala logarítmica (p.ex., log RR, log OR) e, depois da modelagem, os resultados são retransformados. A meta-regressão então estima se as diferenças entre os estudos podem ser explicadas, ao menos em parte, por essas variáveis.

Imagine uma metanálise sobre o uso de diuréticos tiazídicos para prevenir recorrência de cálculos renais. Suponha que os estudos incluídos apresentem durações de seguimento muito diferentes, variando de 6 meses a 5 anos. É possível que a eficácia dos tiazídicos seja mais evidente em seguimentos mais longos. A meta-regressão pode ser usada para avaliar se existe uma associação entre o tempo de seguimento e a magnitude da redução no risco de recorrência. Se a análise mostrar que quanto maior o tempo de seguimento, maior o efeito do medicamento, teremos uma explicação plausível para parte da heterogeneidade observada.

Apesar de útil, a meta-regressão tem limitações importantes. Em primeiro lugar, ela é uma análise observacional realizada no nível dos estudos, e não dos indivíduos. Isso implica risco de viés ecológico: a associação encontrada pode não refletir a realidade individual. Além disso, a meta-regressão exige um número adequado de estudos para gerar resultados confiáveis. A recomendação de "cerca de 10 estudos por covariável" é uma regra de bolso (heurística); o poder real depende do número de estudos (k), da magnitude da heterogeneidade e da colinearidade entre moderadores. Outra limitação é que nem sempre as variáveis relevantes são bem reportadas nos artigos originais, o que restringe o escopo da análise. Deve-se pré-especificar os moderadores para reduzir o risco de achados ao acaso por múltiplas comparações.

Na prática, a meta-regressão costuma ser conduzida sob um modelo de efeitos aleatórios (os verdadeiros efeitos variam entre estudos), estimando-se τ^2 por métodos como DerSimonian–Laird (DL), REML ou Paule–Mandel. Para refletir melhor a incerteza, especialmente com poucos estudos, recomenda-se o ajuste de Knapp–Hartung (KH), que recalibra erros-padrão e intervalos de confiança. Resultados devem relatar a τ^2 residual (heterogeneidade remanescente após os moderadores), o teste de heterogeneidade residual (Q_E) e um R^2 analógico (proporção da heterogeneidade explicada), além de, quando apropriado, um intervalo de predição (faixa esperada para o efeito em um novo estudo). Quando bem planejada e interpretada com cautela, a meta-regressão pode fornecer informações adicionais valiosas. Ela ajuda a explorar possíveis fontes da heterogeneidade, orientar hipóteses futuras e identificar contextos específicos nos quais uma intervenção pode ser mais ou menos eficaz. No entanto, nunca deve ser vista como prova definitiva, mas sim como uma ferramenta exploratória.

Os resultados da meta-regressão devem ser interpretados como geradores de hipóteses e não como conclusões finais.

Em suma, a meta-regressão representa um avanço metodológico dentro das metanálises. Quando conduzida adequadamente, pode trazer luz sobre variáveis que explicam discrepâncias entre estudos e auxiliar na individualização das conclusões. O pesquisador deve usá-la com responsabilidade, reconhecendo suas limitações e comunicando claramente o caráter exploratório dos resultados obtidos.

Teste seus conhecimentos

1. Qual a diferença entre análise de subgrupos e meta-regressão?

2. Qual é a variável dependente em uma meta-regressão e em que escala costuma ser analisada?

3. Por que a meta-regressão pode sofrer de viés ecológico?

4. Quantos estudos são recomendados por covariável e que ressalva deve ser feita?

5. Dê um exemplo clínico em urologia onde a meta-regressão seria útil.

Respostas comentadas

1. A análise de subgrupos compara categorias de estudos, enquanto a meta-regressão avalia associações contínuas ou categóricas entre covariáveis e efeito. Na meta-regressão, os estudos são ponderados (inverso da variância).

2. A variável dependente é a medida de efeito do estudo; para razões (RR/OR) usa-se a escala logarítmica (log RR, log OR) e, para diferenças, a escala natural.

3. Porque utiliza dados agregados do estudo e não individuais; a associação observada entre estudos pode não se aplicar a indivíduos.

4. Cerca de 10 estudos por covariável (heurística). O poder depende de k, heterogeneidade e colinearidade; recomenda-se parcimônia e, quando possível, ajuste de Knapp–Hartung (KH).

5. Em uma metanálise sobre tempo de internação após prostatectomia robótica, a meta-regressão poderia avaliar se o ano de publicação (indicando curva de aprendizado) está associado à redução no tempo de internação. Sob efeitos aleatórios, relatar τ^2 residual e R^2 analógico ajuda a quantificar quanto dessa variabilidade foi explicada.

Gabarito

1. Subgrupos = categorias; Meta-regressão = relação contínua/categórica com ponderação por precisão.

2. Medida de efeito (p.ex., log RR/log OR ou diferença média na escala natural).

3. Porque trabalha com dados agregados (risco de viés ecológico).

4. ≈10 estudos por covariável (regra de bolso); considerar KH e parcimônia nos moderadores.

5. Exemplo: ano de publicação associado ao tempo de internação em prostatectomia robótica (modelo de efeitos aleatórios, com τ^2 e intervalo de predição quando pertinente).

Referências

Thompson SG, Higgins JPT. How should meta-regression analyses be undertaken and interpreted? Stat Med. 2002;21(11):1559–1573.

Higgins JPT, Thompson SG, Spiegelhalter DJ. A re-evaluation of random-effects meta-analysis. J R Stat Soc Ser A. 2009;172(1):137–159.
Higgins JPT, Thomas J, Chandler J, Cumpston M, Li T, Page MJ, Welch VA (eds). Cochrane Handbook for Systematic Reviews of Interventions. Version 6.2, 2021.

Capitulo 17. ANÁLISE SEQUENCIAL DE ESTUDOS

"Trial Sequential Analysis"

Dr. José Arnaldo Shiomi da Cruz
Breno Cordeiro Porto

Afinal, quando eu sei que minha metanálise tem estudos suficientes? Posso me dar por satisfeito exclusivamente com o fato do meu efeito de amostra ter sido significativo?

Considerações iniciais

Nobres leitores, já devem ter se perguntado enquanto estão lendo ou desenvolvendo uma metanálise quantos artigos são necessários ou suficientes para chegar a uma conclusão. Rotineiramente, incluímos todos os dados disponíveis dos artigos que respeitaram nossos critérios de inclusão e exclusão.

Vejamos o exemplo a seguir: nesse estudo comparamos o uso de soro aquecido (37 graus) versus uso de soro temperatura ambiente durante a nefrolitotripsia percutânea, uma operação em que fazemos uma pequena incisão no rim e fragmentamos cálculos renais. O soro é utilizado para permitir a navegação dentro do rim. Segundo o forest plot (Figura 1) o Risk Ratio para hipotermia utilizando soro aquecido é de 0,64. O intervalo de confiança de 95% é de 0,46-0,89. A conclusão a que chegamos é que usar soro aquecido parece proteger contra hipotermia no cenário do estudo.

Study or Subgroup	Warm/Body temperature Events	Warm/Body temperature Total	Cold/Room temperature Events	Cold/Room temperature Total	Weight	Risk Ratio M-H, Random, 95% CI
Hosseini 2019 (Cold fluid)	6	20	16	20	17.9%	0.38 [0.19, 0.76]
Omar 2018	15	44	21	46	28.5%	0.75 [0.44, 1.25]
Tekgul 2014	19	30	27	30	53.6%	0.70 [0.52, 0.95]
Total (95% CI)		**94**		**96**	**100.0%**	**0.64 [0.46, 0.89]**
Total events	40		64			

Heterogeneity: $Tau^2 = 0.03$; $Chi^2 = 2.98$, $df = 2$ ($P = 0.22$); $I^2 = 33\%$
Test for overall effect: $Z = 2.65$ ($P = 0.008$)

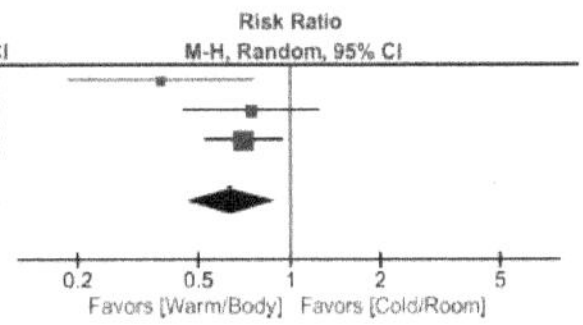

Figura 1. Forest plot avaliando hipotermia ao usar soro aquecido(Warm) versus soro em temperatura ambiente(Cold) na nefrolitotripsia percutânea.

Até aí, zero dúvidas, certo? Então, pergunto a vocês: temos 94 pacientes no grupo que foi operado com soro aquecido e 96 pacientes no grupo que foi operado com soro na temperatura ambiente. Isso é uma amostra muito pequena? É muito grande?

O forest plot não responde essa pergunta. Ele nos indica apenas que na síntese quantitativa dos dados dos 3 artigos, o soro aquecido parece estar relacionado com menos hipotermia do que quando usamos soro em temperatura ambiente.

Pensando nisso, diversos pesquisadores estudaram e tentaram desenvolver técnicas para responder esta pergunta. Entre elas temos o tema deste capítulo, a análise sequencial de estudos.

Análise sequencial de estudos

As meta análises visam descobrir o benefício ou dano de uma intervenção o mais cedo e da forma mais confiável possível. Como resultado, elas tendem a ser atualizadas quando novos estudos são publicados. Quando a avaliação da intervenção está apenas começando e apenas poucos estudos pequenos estão disponíveis, meta-análises podem ser realizadas com quantidades esparsas de dados e correm risco de erros aleatórios do tipo I (falso positivo) e do tipo II (falso negativo).

A análise sequencial de estudos é uma metodologia que pode ser usada em revisões sistemáticas e meta-análises para controlar erros aleatórios e para avaliar se mais ensaios precisam ser realizados. A análise sequencial de estudos pode ser realizada usando o software Trial Sequential Analysis, que está disponível gratuitamente junto com seu manual do usuário on-line no site da The Copenhagen Trial Unit.

À medida que as meta-análises são atualizadas, elas são submetidas a repetidos testes de significância, o que aumenta o risco de erros do tipo I. Quando há poucos dados disponíveis, o software Trial Sequential Analysis resolve esses problemas ao ter limites rigorosos para avaliar a significância estatística, usando limites de monitoramento. Os limites de monitorização também têm em conta o volume de testes de significância que foram realizados através do ajuste dos limiares utilizados para definir se os resultados são ou não considerados estatisticamente significativos [6].

A Análise Sequencial de estudos também é capaz de avaliar quando uma intervenção tem um efeito menor do que o que seria considerado clinicamente minimamente importante. Os limites de futilidade (futility boundaries), originalmente desenvolvidos para análise provisória em estudos clínicos randomizados, podem ser estimados e usados para fornecer um limite abaixo do qual uma intervenção seria considerada sem efeito clinicamente importante. Assim, a realização de novos ensaios é considerada fútil, pois a intervenção não possui o efeito clinicamente significante mesmo que se façam novos estudos.

Na Análise Sequencial de Estudos, quando nem os limites de monitoramento nem os limites de futilidade são ultrapassados, geralmente são necessárias informações adicionais. A Análise Sequencial de estudos também pode informar quanta informação adicional é necessária para obter uma resposta conclusiva sobre o efeito da intervenção versus o seu comparador – isto é chamado de distância entre a informação acumulada e a informação necessária.

Interpretando o gráfico

Quando você usa o software TSA para fazer a análise sequencial de estudos, o programa irá fornecer um gráfico como o da Figura 2. Os estudos são incluídos pelo programa em sequência cronológica e consideramos a região onde o estudo mais recente chegou para chegar às nossas conclusões.

São quatro áreas possíveis. Se nossa curva termina na área não significante estatisticamente significa que a amostra atual é insuficiente para chegar a uma conclusão. Precisamos realizar mais estudos sobre o assunto.

Se nossa curva termina na área de benefício, significa que nossa amostra é suficiente, favorável para o referido desfecho e significante. Não precisamos fazer mais estudos para responder nossa pergunta.

Se nossa curva termina na área de malefício, o significado é o contrário: significa que nossa amostra é suficiente, **desfavorável** para o referido desfecho e significante. Não precisamos fazer mais estudos para responder nossa pergunta.

Por fim, se nossa curva termina na área de cunha interna e atravessa a fronteira da futilidade, significa que nossa amostra é suficiente e não há diferença na nossa pergunta em questão. Não precisamos fazer mais estudos para responder nossa pergunta.

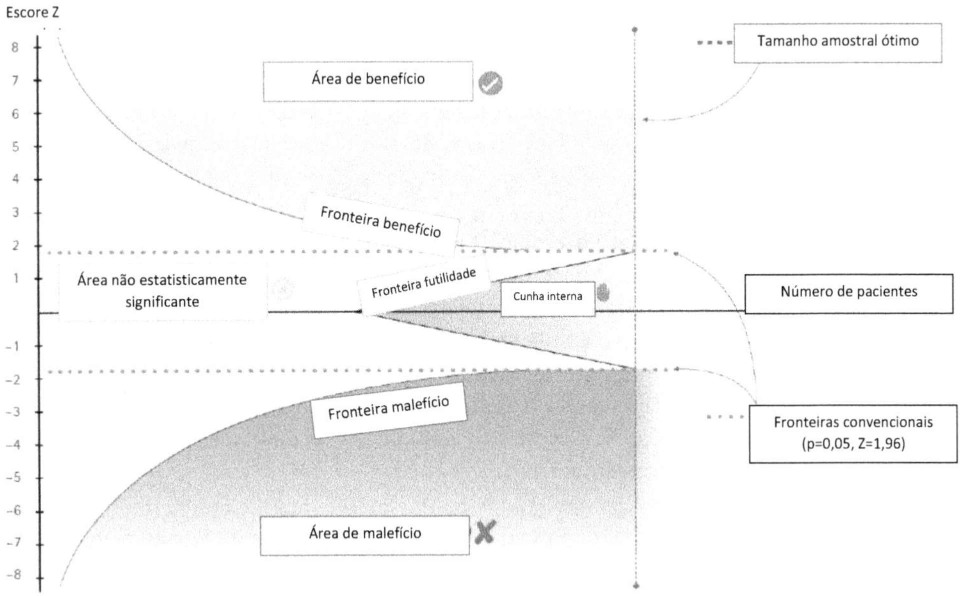

*Figura SEQ Figura * ARABIC 2. Gráfico de análise sequencial de estudos. O gráfico está subdividido em quatro zonas: área de benefício, área de malefício, cunha interna, zona não estatisticamente significativa. Adaptado de De Cassai A, Pasin L, Boscolo A, Salvagno M, Navalesi P. Trial sequential analysis: plain and simple. Korean J Anesthesiol. 2021 Aug;74(4):363-365. doi: 10.4097/kja.20637. Epub 2020 Dec 18.*

Imagine então que você utilizou o software TSA para realizar a análise sequencial de estudos dos estudos discriminados no forest plot da Figura 1. Você obtém o gráfico da Figura 3.

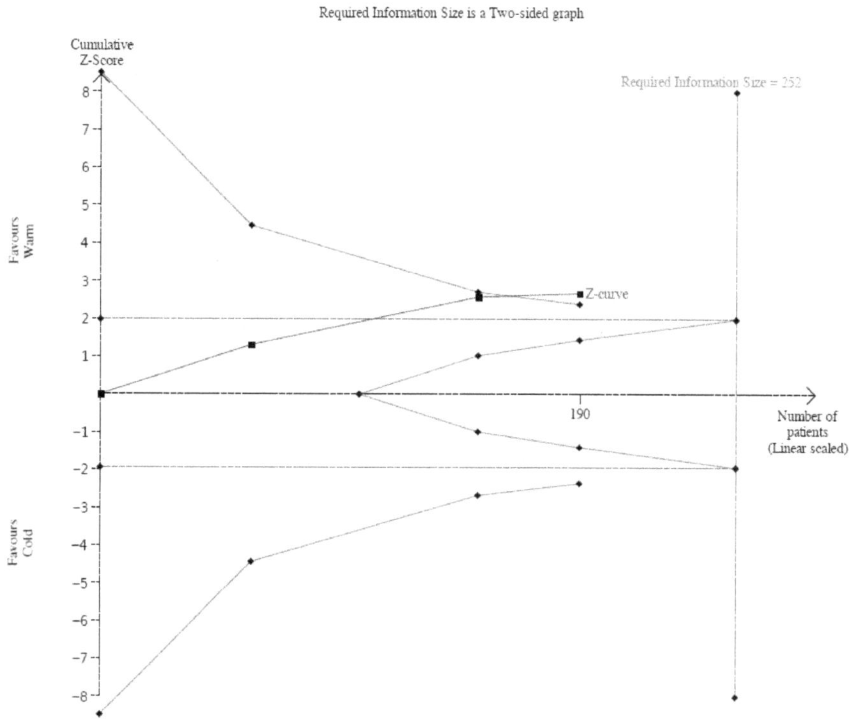

Figura 3. Analise sequencial de estudos para hipotermia.

Baseado na Figura 3, a que conclusão o leitor chega?
Bom, nossa curva Z terminou na região de benefício, certo? Então o soro aquecido está relacionado com menos hipotermia no pós-operatório de nefrolitotripsia percutânea. Nossa amostra foi suficiente. Não precisamos de estudos adicionais.

Faça você mesmo

Agora que entendemos o racional por trás da análise sequencial de estudos, vamos tentar fazer uma análise sequencial de estudos. O primeiro passo é baixar o software do TSA. Está disponível no site https://ctu.dk/tsa/downloads/. Ele pede um breve cadastro e permite o download. Com isso, você baixa o software TSA, bem como o manual de instruções. É comum ter alguma dificuldade para instalar o programa. Geralmente computadores um pouco mais antigos rodam mais facilmente o programa. Ele depende do Java para funcionar adequadamente.

Baixado o programa, você irá abri-lo e deve ter uma tela como esta da Figura 4.

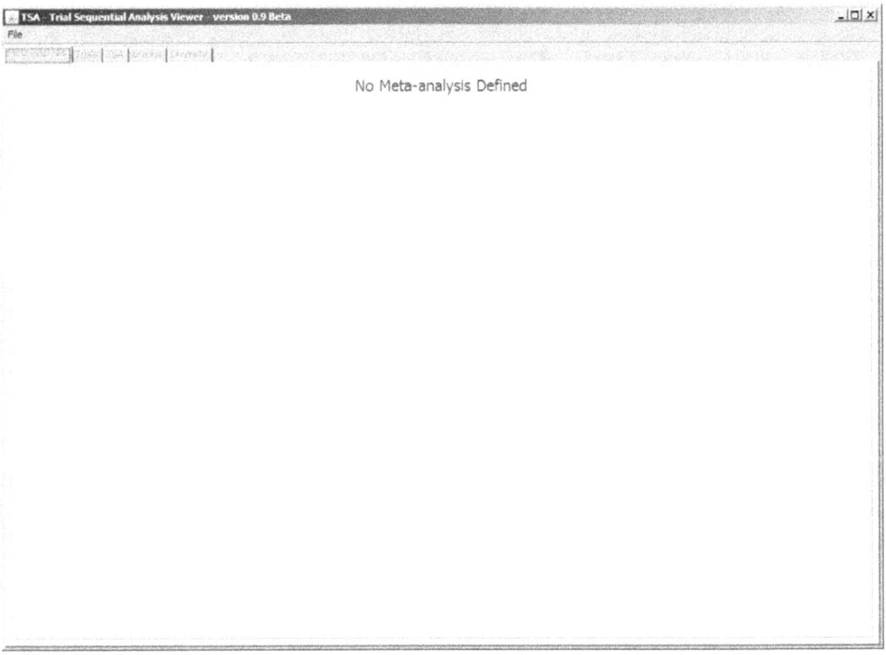

Figura 4. Tela inicial do software TSA.

Você então clica em File (Arquivo) e depois em New Meta-analysis (nova metanálise).

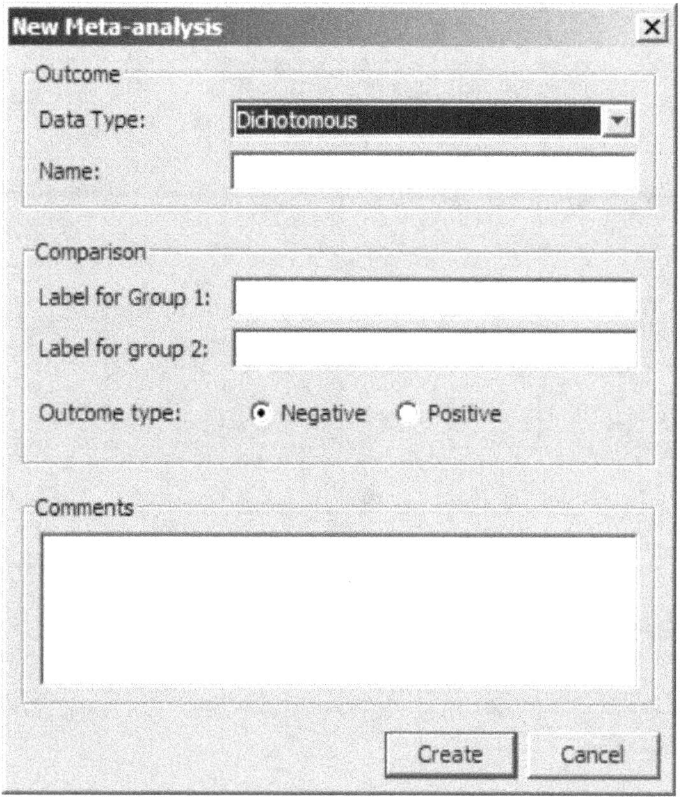

Figura 5. Criando uma nova análise.

Então você escolhe se o desfecho que vai analisar é contínuo ou dicotômico (Figura 5). O nome do gráfico e as legendas para os grupos. Além disso, seleciona se o desfecho é positivo ou negativo. Por exemplo, hipotermia é ruim, então é um desfecho negativo. Depois aperte em Create (Criar)(Figura 6).

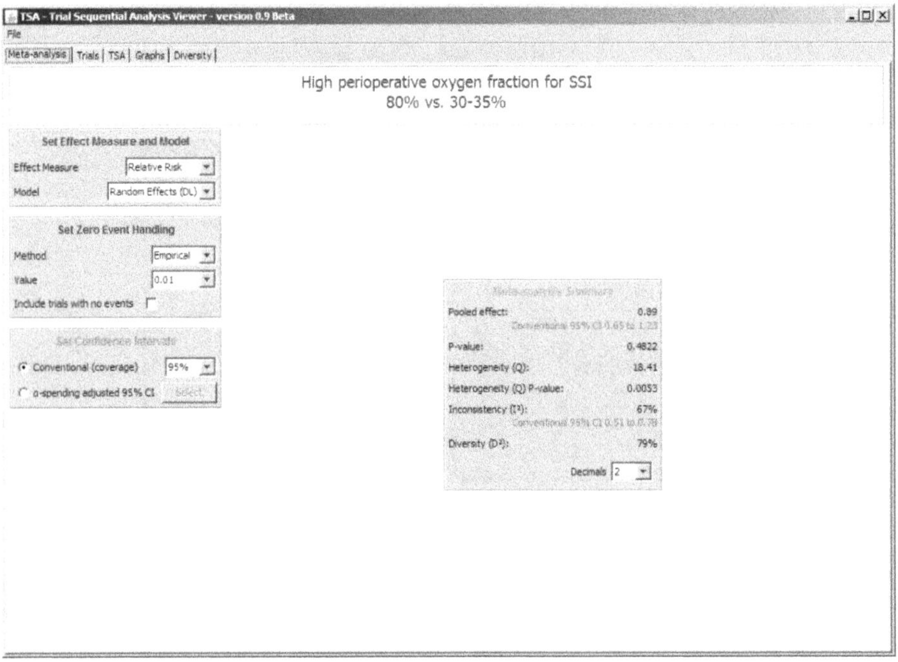

Figura 6. Escolhendo a medida de efeito e o modelo.

Você escolhe a medida de efeito, geralmente risco relativo (RR) ou odds ratio (OR) e o modelo que na quase totalidade das vezes é randômico. Entre os modelos randômicos o mais indicado na maioria das vezes é o DL (DerSimonian and Laird). Você define o intervalo de confiança (geralmente 95%). Agora vá para a aba Trials (Figura 7).

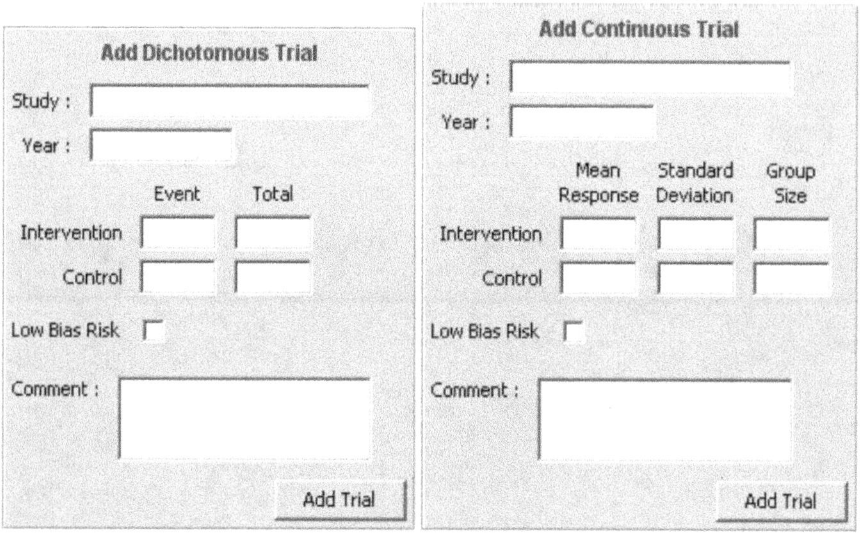

Figura 7. Adicionando estudos de desfecho dicotômico (a esquerda) e continuo (a direita).

Nesta aba você irá incluir os estudos manualmente com o nome, ano de publicação de dados de cada estudo. Você pode incluir a opção de artigos de baixo risco de viés caso queira fazer a análise sequencial de estudos de apenas um subgrupo de estudo. A seguir pressione Add Trial e vá adicionando os estudos até ter colocado todos os estudos necessários. Agora vamos para a aba TSA (Figura 8).

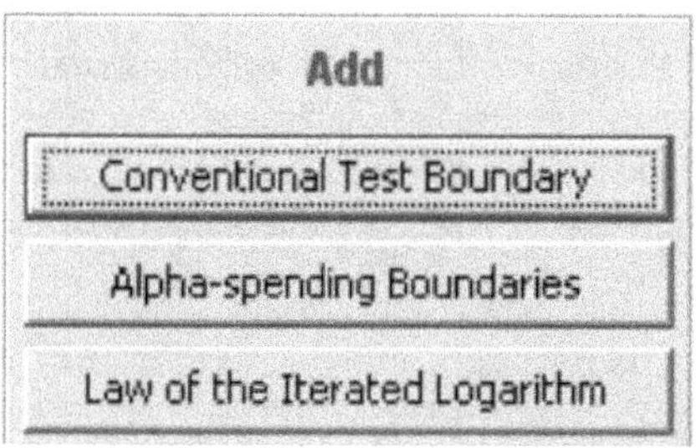

Figura 8. Configurando o TSA.

Na aba TSA, vamos inicialmente definir a amostra necessária estimada. Clique em "Conventional Test Boundary". Então nomeamos essa função de "Amostra necessária estimada", selecionados se a comparada é uni ou bicaudada e definimos o erro tipo I (o padrão é 5%)(Figura 9).

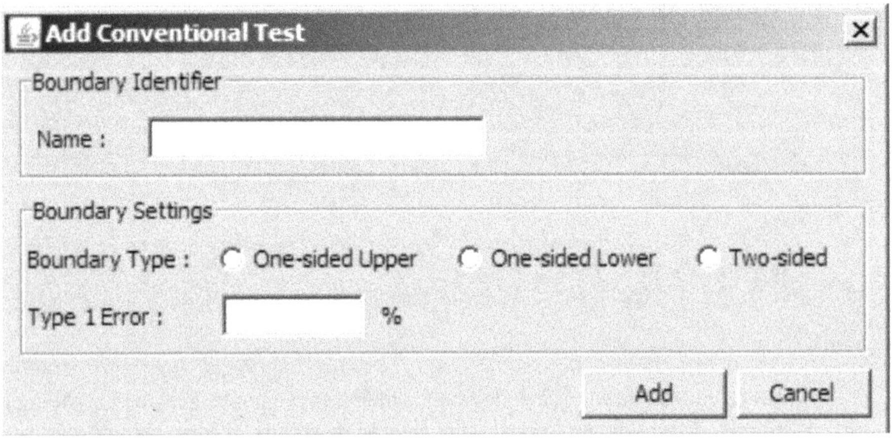

Figura 9. Definindo a amostra necessária estimada.

Feito isso, voltamos ao meu anterior (figura 8) e selecionamos agora “Alpha-spending Boundaries” (Figura 10). Nomeamos a função “Amostra necessária estimada” (em inglês, required information size). Repetimos aqui o que definimos na Figura 9: o teste se é uni ou bicaudado e o erro tipo 1 de 5%. No eixo da informação escolhemos sample size. Ative o botão da cunha interna (Inner wedge). Iremos, então, definir o poder (power) em 80%. Daí é preciso escolher a incidência no grupo controle e no grupo intervenção. Por fim, defina a correção de heterogeneidade com Model Variance Based e clique em adicionar (Add).

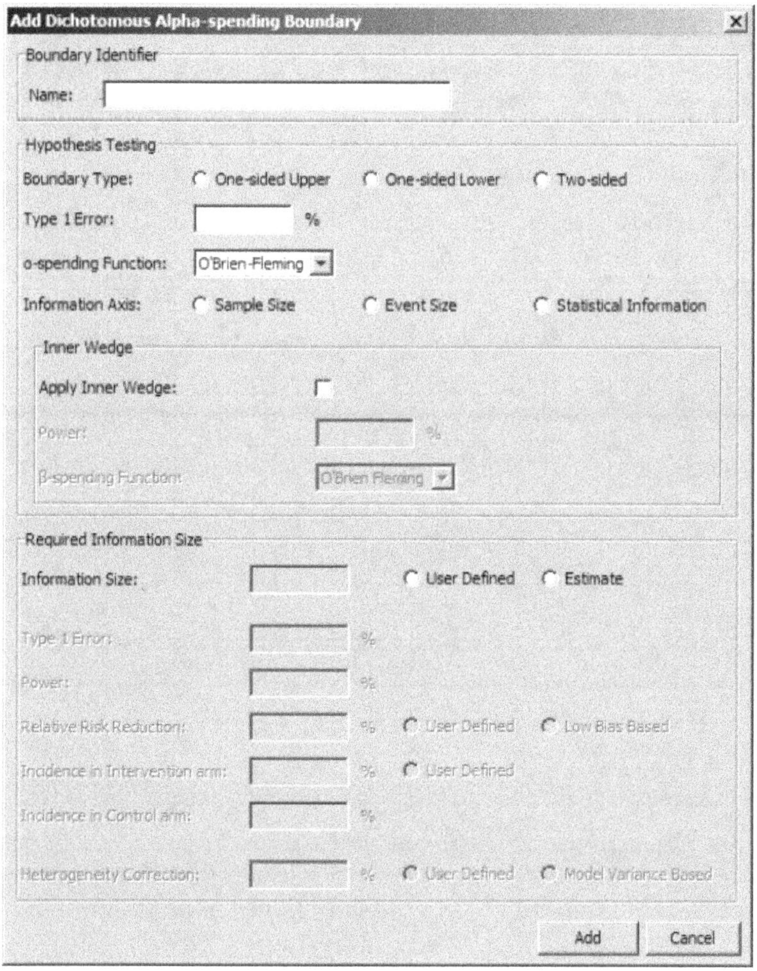

Figura 10. Definindo os parametros da curva Z do TSA.

Agora selecionamos o botão “Perform calculations.”(Figura 11)

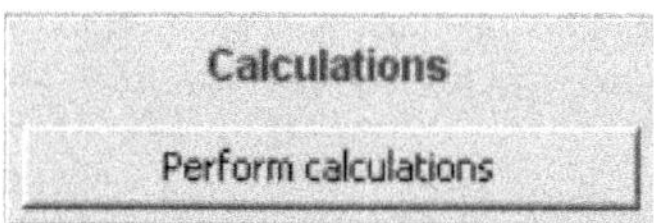

Figura 11. Selecione o botão "perform calculations"

E mudando para a aba Graphs, temos o nosso gráfico do TSA (Figura 12). Podemos editar as cores das linhas, fonte e ícones. Podemos selecionar também se desejamos espaçar os estudos de maneira equidistante entre si ou corrigida pelo tamanho amostral de cada um na opção (“Trial distance”).

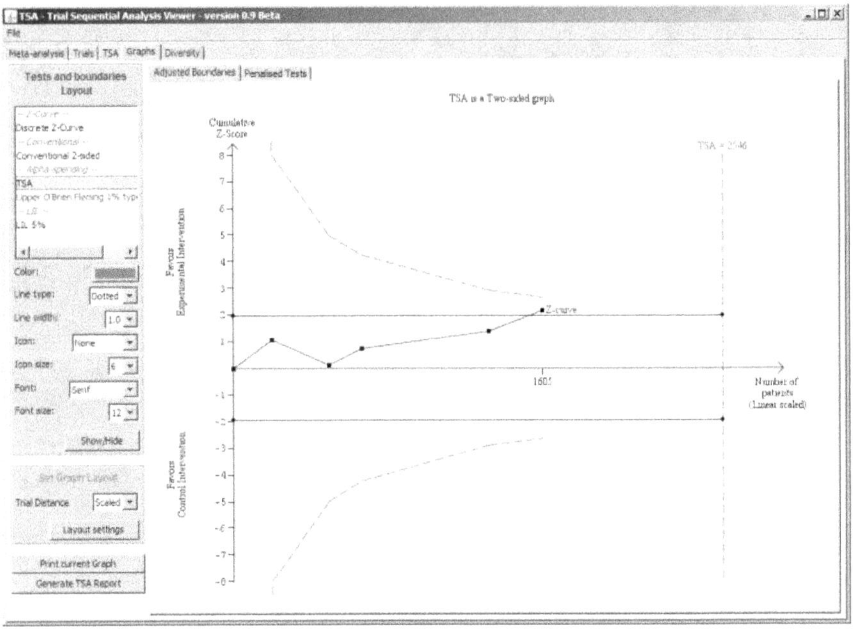

Figura 12. Na aba Graphs, temos acesso ao gráfico da análise sequencial de estudos.

Teste seus conhecimentos

1. Você completou uma metanálise com 4 artigos. Dois desses artigos são RCTs e dois não. É aconselhável realizar uma análise sequencial de estudos? Por que?
2. Você realizou uma metanálise sobre o benefício do uso de diuréticos tiazídicos na recorrência de nefrolitíase e chegou no gráfico de análise de estudos sequenciais abaixo. Pergunta: existe amostra suficiente para chegar a uma conclusão? Em caso afirmativo, qual é essa conclusão?

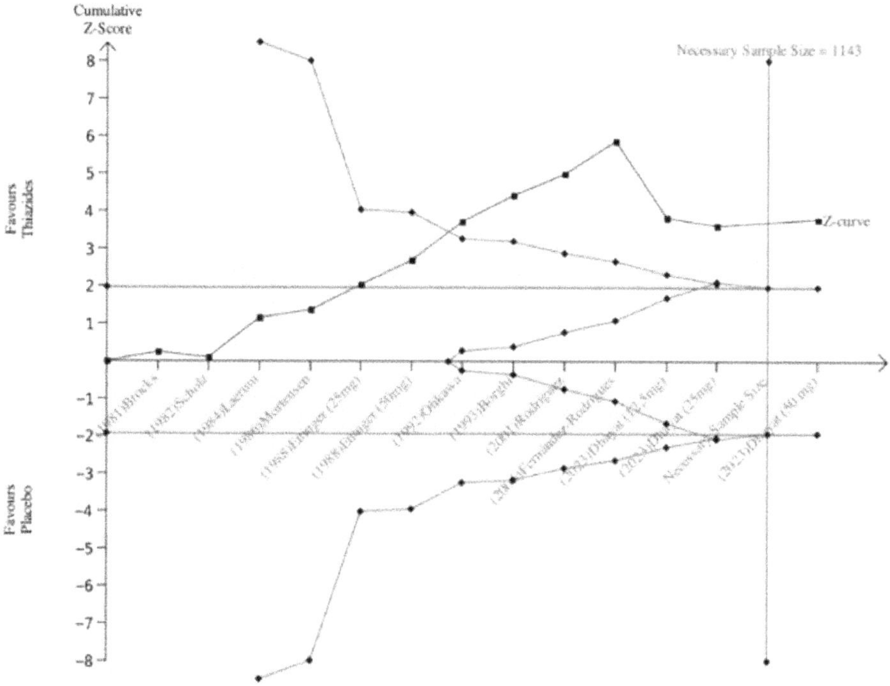

3. Neste outro estudo foi realizada uma metanálise e analise de estudos sequenciais para comparar se a efetividade de se realizar até duas ureterorrenolitotripsias flexíveis (técnica que não usa incisões) seria equivalente a efetividade de nefrolitotripsia percutânea (técnica que envolve uma incisão lombar e punção renal) para tratamento de cálculos renais até 3,5cm. Pergunta: existe amostra suficiente para chegar a uma conclusão? Em caso afirmativo, qual é essa

conclusão?

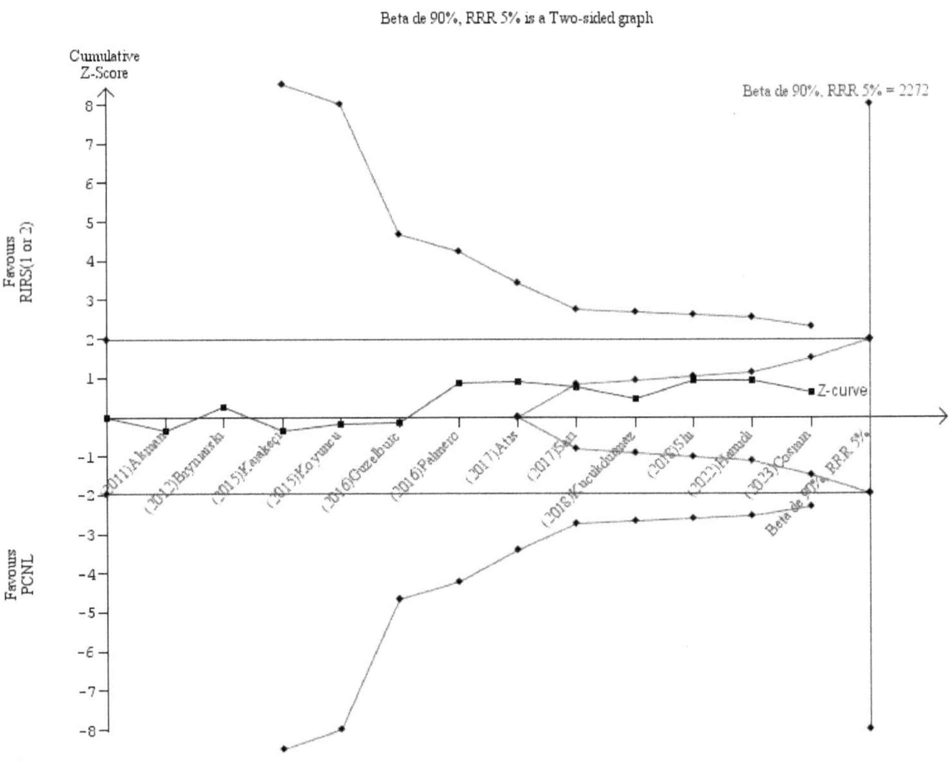
Beta de 90%, RRR 5% is a Two-sided graph
Cumulative
Z-Score
Beta de 90%, RRR 5% = 2272
Favours
RIRS(1 or 2)
Favours
PCNL
Z-curve
(2012)Bryniarski
(2015)Koyuncu
(2016)Palmero
(2017)Atis
Beta de 90%, RRR 5%

Gabarito

5. Não. Pois toda a pesquisa desenvolvida sobre a análise sequencial de estudos se baseia em RCTs. Você pode usar um espremedor de laranja para espremer uma maçã. Pode até ser que saia suco, mas o utensílio não foi feito para isso.
6. Há amostra suficiente para chegar a uma conclusão, pois a curva Z ultrapassou o limite de futilidade (futility boundary), revelando benefício no uso do medicamento.
7. Há amostra suficiente para chegar a uma conclusão, pois a curva Z ultrapassou o limite de futilidade (futility boundary). Como a curva Z se situou na área de cunha interna (inner wedge), podemos checar a conclusão que não há diferença entre as técnicas.

REFERENCIAS

- Jakobsen JC, Wetterslev J, Winkel P, Lange T, Gluud C. Thresholds for statistical and clinical significance in systematic reviews with meta-analytic methods. BMC Medical Res Methodol 2014; 14: 120. View.
- Thomas J, Askie LM, Berlin JA, Elliott JH, Ghersi D, Simmonds M, Takwoingi Y, Tierney JF, Higgins HPT. Chapter 22: Prospective approaches to accumulating evidence. In: Higgins JPT, Thomas J,
- Chandler J, Cumpston M, Li T, Page MJ, Welch VA (editors). Cochrane Handbook for Systematic Reviews of Interventions version 6.1 (updated September 2020). Cochrane, 2020. View.
- Claire R, Gluud C, Berlin I, Coleman T, Leonardi-Bee J. Using Trial Sequential Analysis for estimating the sample sizes of further trials: example using smoking cessation intervention. BMC Medical Research Methodology 2020; 20 (1); 284-284. View.
- Thorlund K, Engstrøm J, Wetterslev J, Brok J, Imberger G, Gluud C (2017). User Manual for Trial Sequential Analysis (TSA) [pdf]. 2nd ed. Copenhagen: Copenhagen Trial Unit, pp. 1-119. Downloadable from ctu.dk/tsa
- De Cassai A, Pasin L, Boscolo A, Salvagno M, Navalesi P. Trial sequential analysis: plain and simple. Korean J Anesthesiol. 2021 Aug;74(4):363-365. doi: 10.4097/kja.20637. Epub 2020 Dec 18. PMID: 33333708; PMCID: PMC8342843.
- Constantinou BT, Benedicto BC, Porto BC, Belkovsky M, Passerotti CC, Artifon EL, Otoch JP, da Cruz JA. PCNL vs. two staged RIRS for kidney stones greater than 20 mm: systematic review, meta-analysis, and trial sequential analysis. Minerva Urol Nephrol. 2024 Feb;76(1):31-41. doi: 10.23736/S2724-6051.23.05577-5. PMID: 38426420.
- Belkovsky M, Passerotti CC, Maia RS, de Almeida Artifon EL, Otoch JP, Da Cruz JAS. Comparing outcomes of single-use vs reusable ureteroscopes: a systematic review

and meta analysis. Urolithiasis. 2024 Feb 28;52(1):37. doi: 10.1007/s00240-024-01537-8. PMID: 38413490.

Capítulo 18. Apresentação de resultados.

Felipe Giraldo Alvarez Gonçalves
Bruno Damico Terada

"Seus resultados não precisam de floreios — precisam de clareza. E, acredite, clareza cabe em poucas linhas."

Considerações iniciais

A escrita de um artigo científico é parte essencial de qualquer pesquisa. Com o tempo, você vai perceber que, apesar das diferenças metodológicas, bons papers compartilham certos padrões de clareza e estrutura. Um deles — e talvez o mais evidente — é a forma como os resultados devem ser apresentados: de maneira objetiva, direta e sem rodeios.

Nas revisões sistemáticas com meta-análise, essa objetividade se torna ainda mais crucial. Afinal, esse tipo de estudo depende de três pilares: a busca sistematizada, a revisão criteriosa e a síntese quantitativa de trabalhos que respondem à mesma pergunta PICOTT. Em outras palavras, revisamos a literatura de forma ampla e organizada (revisão sistemática) e depois condensamos numericamente seus achados em um único conjunto (meta-análise), ampliando a amostra total e o poder estatístico.

Agora, imagine o desastre que seria tentar apresentar o compilado de dezenas de artigos sem clareza e objetividade: o resultado seria uma bagunça ilegível. Felizmente, aqui não há espaço para vaidade — a boa notícia é que não existe alternativa senão optar pelo simples: relatar seus achados de forma breve, limpa e estruturada.

Apresentar resultados é MUITO diferente de discutir resultados

O leitor mais crítico talvez tenha se perguntado, após as considerações iniciais: qual o sentido de simplesmente apresentar resultados de forma objetiva, sem propor teses ou relacioná-los à literatura? A princípio, nenhum — ciência exige interpretação. Mas atenção: neste capítulo, nosso objetivo é ensinar a apresentar resultados, não a discuti-los. A discussão virá depois.

Para deixar claro, vale revisitar a espinha dorsal de qualquer artigo científico:

Introdução

Objetivos

Métodos

Resultados: onde relatamos, com objetividade, o que encontramos

Discussão: onde interpretamos os achados e dialogamos com a literatura

Conclusão

Como já ensinavam os clínicos franceses — *dans la médecine, comme dans l'amour, ni jamais, ni toujours* —, na medicina, no amor e, por licença poética, também nas meta-análises, as palavras "nunca" e "sempre" são inadequadas. Em outras palavras, não existe um modelo rígido e imutável de artigo científico: a estrutura é flexível, ainda que todos os elementos essenciais — introdução, objetivos, métodos, resultados, discussão e conclusão — precisem estar presentes.

O ponto central aqui é simples: você sempre terá espaço para discutir e elaborar seus achados, mas esse espaço se chama **Discussão**. Neste capítulo, a proposta é mais modesta (e talvez mais desafiadora): aprender a **apresentar os resultados de maneira clara, concisa e sem floreios**.

"Now yes": escrevendo a apresentação dos resultados

Você talvez esteja se perguntando por que usamos a expressão *"now yes"* — que, aliás, nenhum anglófono empregaria — no subtítulo deste capítulo. Além de ser uma singela homenagem a um grande cirurgião que nos ensinou a falar isso, também é uma forma lúdica de introduzir uma notícia menos agradável: toda publicação de peso é escrita em inglês. Isso significa que, daqui em diante, inevitavelmente teremos de recorrer a alguns termos na língua estrangeira. Mas não se preocupe: todos eles serão traduzidos ao longo do texto — com exceção, claro, do nosso querido *now yes*.

Study selection and characteristics

O primeiro subtítulo que deve aparecer em seus resultados é aquele que descreve os estudos selecionados — afinal, a meta-análise nada mais é do que a síntese quantitativa dos trabalhos incluídos. Trata-se do **"Study Selection and Characteristics"** (seleção dos estudos e suas características). Aqui, a tarefa é simples: relatar de forma sucinta o processo de triagem, o número final de artigos incluídos e um resumo das principais características demográficas, além de eventuais diferenças relevantes entre intervenção e controle.

Para fins didáticos, utilizaremos como exemplo uma meta-análise de grande população conduzida por nosso grupo, que comparou a eficácia de anti-inflamatórios não esteroidais e opioides para o manejo da dor após ureteroscopias (1):

"After performing our screening, we retrieved 228 articles. Following the deduplication and screening process, 10 articles (REFERENCES) were deemed relevant and included in our analysis (Figure 1/PRISMA flow chart). For a comprehensive overview of the patient demographics across all included studies, please refer to Table 1. Regarding the design

of the included studies, 2 of them were RCTs, while the remaining 8 were non-RCTs. Combining the data from these articles, we analyzed a total of 5,276 patients that were allocated in the opioid-free group and 6,786 patients from the opioid group. The mean age of all patients was 55.4 years old. "

"Após a triagem inicial, encontramos 228 artigos. Depois de remover duplicatas e realizar uma nova triagem, 10 artigos foram considerados relevantes e incluídos na nossa análise (Figura 1/fluxograma PRISMA). Para detalhes completos sobre as características demográficas dos pacientes nos estudos incluídos, veja a Tabela 1. Entre os estudos selecionados, 2 eram ensaios clínicos randomizados (ECRs), e os outros 8 eram não-ECRs. Combinando os dados desses estudos, analisamos um total de 5.276 pacientes no grupo sem opióides e 6.786 pacientes no grupo com opióides. A idade média dos pacientes foi de 55,4 anos."

Repare que descrevemos muito brevemente tanto a seleção dos estudos quanto a demografia do compilado. Nesse parágrafo, não é preciso dizer mais que isso, sobretudo porque as tabelas e figuras já dizem, *per se*, tudo o que está escrito - é por essa razão que podemos tomar a liberdade de referenciá-las, sem precisarmos traduzi-las no corpo do texto. Também é possível, e recomendável a depender dos trials selecionados, acrescentar um parágrafo nesse mesmo subtítulo discorrendo sobre as pequenas diferenças entre eles: o estudo X utilizou o anti-inflamatório acetaminofeno, enquanto o estudo Y utilizou diclofenaco. Repare, por favor, que dissemos "pequenas diferenças" - se forem grandes diferenças, você não tem uma meta-análise; volte 18 capítulos!

Meta-analysis

Descrita a seleção e as características dos estudos, é hora do mais aguardado subtítulo do livro: "Meta-Analysis", onde iremos apresentar, de modo claro e objetivo, os resultados de nossa síntese quantitativa. Nós gostamos de escrever um parágrafo para cada *endpoint* (desfecho) analisado, mas também é aceitável combinar mais de um *outcome* (sinônimo de *endpoint*) no mesmo trecho, desde que apresentem alguma proximidade. Por exemplo, poderíamos unir **visitas relacionadas à dor ao pronto-socorro** e **ligações ao médico relacionadas à dor**. Já outcomes de outra ordem, como incidência de infarto do miocárdio, não caberiam no mesmo parágrafo. (E não, não chegamos a analisar esse desfecho — ainda sabemos um pouco de medicina!)

"The analysis of phone-call rates also favored the opioid-free group, as it has shown that the patients managed postoperatively with NSAIDs had a lower inclination to contacting caretakers for pain (OR 0.60; 95% CI 0.39-0.93; p = 0.02; I^2 = 10%) (Figure 5)."

"A análise das taxas de ligações telefônicas também favoreceu o grupo sem opióides, mostrando que os pacientes tratados com AINEs no pós-operatório tiveram uma menor inclinação a contatar cuidadores por causa da dor (OR 0.60; IC 95% 0.39-0.93; p = 0,02; I^2 = 10%) (Figura 5)."

Estimado leitor, por favor contemple a simplicidade desse parágrafo. Sem rodeios, com extrema clareza: é assim que deve ser. Primeiramente, dizemos qual o outcome analisado (phone calls); depois, dizemos qual foi o grupo favorecido (grupo que ligou menos, ou seja, apresentou menos queixas de dor); por fim, apresentamos a estatística (odds/risk/hazard ratio, intervalo de confiança, valor de p e heterogeneidade) e referenciamos nosso gráfico (forest plot) para o outcome em questão. Uma dica valiosa é sempre apresentar seus endpoints em ordem decrescente de prioridade. Assim, seu outcome primário deverá ser o primeiro - e aquele outcome de baixa confiabilidade, que só é descrito em 20% dos estudos incluídos, deve ser o último.

Para finalizar o subtítulo de **"Meta-Analysis"**, lembre-se de que cada outcome deve, preferencialmente, trazer no próprio texto **quantos estudos** e **quantos pacientes** contribuíram para aquela análise, além de referenciar explicitamente os trabalhos incluídos. Isso não precisa ser prolixo: uma frase curta já resolve. Por exemplo: *"This outcome was reported in 7 studies, including 2,340 patients (REFERENCES)."* Assim, o leitor entende de imediato a base de evidência por trás de cada resultado — e não precisa adivinhar a partir das tabelas ou figuras.

Quality assessment

Now yes, como saideira de nossos resultados, devemos escrever um pequeno parágrafo sobre os riscos de vieses dos estudos incluídos. Basicamente, é importante apresentar quais foram os instrumentos utilizados - se você fez tudo certo, RoB 2 (2) para RCTs e ROBINS-I (3) para não randomizados - e referenciar a figura que compila esses resultados, que poderá aparecer no paper ou no material suplementar. Também gostamos de discorrer sobre os estudos individualmente quando eles são "diferentes", ou seja, quando um estudo apresenta alto risco de viés, ou ainda quando surge um estudo randomizado dentre vários não randomizados.

"The 8 non-RCTs were assessed by Robins-I score. Four of them presented low risk, three had moderate risk, and the Sobel cohort presented a serious risk due to selection of participants into the study (Figure 8A). As for the two RCTs included in this meta-analysis, Bamberger et. al presented an overall score of bias, provided by the Rob-2 tool, that regards some concerns, mainly because of the randomisation process; the Fedrigon trial had low risk of bias, overall. (Figure 8B)."

"Os 8 estudos não randomizados foram avaliados pela pontuação Robins-I. Quatro deles apresentaram baixo risco, três apresentaram risco moderado, e a coorte de Sobel apresentou um risco sério devido à seleção dos participantes para o estudo (Figura 8A). Quanto aos dois randomizados incluídos nesta meta-análise, o estudo de Bamberger et al. apresentou uma pontuação geral de viés, fornecida pela ferramenta Rob-2, indicando algumas preocupações, principalmente relacionadas ao processo de randomização; o ensaio de Fedrigon apresentou baixo risco de viés, no geral. (Figura 8B)."

Repare que, como estamos dizendo ao longo de todo o capítulo, não há nenhum rodeio: a não ser que algum ou alguns estudos sejam destoantes, a figura deve falar mais que o texto. Se houver estudos com características particulares, devemos falar brevemente sobre eles.

Comentários finais

Neste capítulo, você aprendeu (assim esperamos) a apresentar os resultados de sua meta-análise de maneira clara e objetiva. Mais que isso, você aprendeu a fazer isso de modo descomplicado, com rapidez e certa sistematização; você aprendeu que os números praticamente falam por si só - e que, mesmo assim, você poderá falar sobre eles na sua discussão.

A verdade é que reinventar a roda, como diz o ditado, não está entre os objetivos de uma revisão sistemática com meta-análise - acho que podemos levar os créditos por esse novo ditado. Muito pelo contrário, o objetivo é reunir e compilar os resultados de estudos que, talvez, tenham inventado, reinventado ou, até mesmo, reciclado a roda. Por esse motivo, não há razão para buscar o protagonismo: seu nome estará nos guidelines por ter aumentado o poder estatístico, mas não por ter tido a ideia revolucionária.

Portanto, não se incomode por apresentar seus resultados com simplicidade. Os números são o que são, e ponto final.

Teste seus conhecimentos

Assinale verdadeiro ou falso para as afirmações a seguir:

1) Nunca devo usar índices como "odds ratio" ou "Hazard ratio" para apresentar meus resultados;
2) Idealmente, devemos ser bastante prolixos na apresentação de resultados, e mais contidos na discussão;
3) Grandes autores de meta-análise raramente publicam em língua inglesa, pois a apresentação dos resultados é diferente conforme o país da revista.

Gabarito

1) Muito pelo contrário! Uma dose de estatística sempre é bem-vinda - nesse caso, também é necessária;
2) Muito pelo contrário! A apresentação dos resultados deve ser breve e restringir-se a, literalmente, apresentar os números, sem rodeios. Por sua vez, a discussão abre espaço para o desenvolvimento de uma tese que explique os resultados apresentados;

3) Muito pelo contrário! Publicações de peso (quase) sempre são em língua inglesa, e o modo de apresentar seus resultados não deve variar conforme a língua - como dissemos anteriormente, os números são o que são.

Referências bibliográficas

1. TERADA, BD; GONCALVES, FGA. Unveiling the Impact of Opioid-Free Postoperative Regimens in Ureteroscopy: A Comprehensive Systematic Review and Meta-Analysis
2. Sterne JAC, Savović J, Page MJ, Elbers RG, Blencowe NS, Boutron I, Cates CJ, Cheng H-Y, Corbett MS, Eldridge SM, Hernán MA, Hopewell S, Hróbjartsson A, Junqueira DR, Jüni P, Kirkham JJ, Lasserson T, Li T, McAleenan A, Reeves BC, Shepperd S, Shrier I, Stewart LA, Tilling K, White IR, Whiting PF, Higgins JPT.
   RoB 2: a revised tool for assessing risk of bias in randomised trials. *BMJ*. 2019;366:l4898.
   doi:10.1136/bmj.l4898
3. Sterne JA, Hernán MA, Reeves BC, Savović J, Berkman ND, Viswanathan M, Henry D, Altman DG, Ansari MT, Boutron I, Carpenter JR, Chan A-W, Churchill R, Deeks JJ, Hróbjartsson A, Kirkham J, Jüni P, Loke YK, Pigott TD, Ramsay CR, Regidor D, Rothstein HR, Sandhu L, Santaguida PL, Schünemann HJ, Shea B, Shrier I, Tugwell P, Turner L, Valentine JC, Waddington H, Waters E, Wells GA, Whiting PF, Higgins JP.
   ROBINS-I: a tool for assessing risk of bias in non-randomised studies of interventions. *BMJ*. 2016;355:i4919.
   doi:10.1136/bmj.i4919

Capítulo 19. Confecção do manuscrito em uma revisão sistemática e metanálise.

"Writing the manuscript for a systematic review of the literature and meta-analysis"

Nathalie Cordeiro Hobaica

Breno Cordeiro Porto

Como garantir clareza e rigor científico na confecção do manuscrito de uma revisão sistemática e metanálise?

Considerações iniciais

Importância da Escrita Científica

A escrita científica desempenha um papel crucial na comunicação de resultados de pesquisa, especialmente em revisões sistemáticas e metanálises. Manuscritos claros e precisos são essenciais por várias razões:

1. **Transparência e Reprodutibilidade**: Um manuscrito bem redigido permite que outros pesquisadores compreendam exatamente como a revisão foi conduzida e como as conclusões foram alcançadas. Isso facilita a replicação do estudo e a verificação dos resultados.

2. **Credibilidade e Confiança**: A clareza na apresentação dos métodos e resultados aumenta a credibilidade da pesquisa. Revisores e leitores podem avaliar a qualidade do estudo com base em informações bem detalhadas e organizadas.

3. **Disseminação do Conhecimento**: Manuscritos acessíveis e bem escritos são mais facilmente entendidos e utilizados por outros pesquisadores, profissionais de saúde e formuladores de políticas, ampliando o impacto da pesquisa.

4. **Atendimento a Padrões de Publicação**: Publicar em revistas científicas de alto impacto requer a adesão a rigorosos padrões de escrita e formatação.

Manuscritos bem redigidos têm maior probabilidade de serem aceitos para publicação.

Objetivo do Capítulo

Este capítulo tem como objetivo fornecer diretrizes e etapas essenciais para a confecção de um manuscrito de revisão sistemática e metanálise, com foco no público de pós-graduação. Serão abordados os seguintes aspectos:

1. **Estrutura do Manuscrito**: Detalhamento de cada seção do manuscrito, incluindo título, resumo, introdução, métodos, resultados, discussão, conclusão, referências e apêndices.
2. **Dicas de Escrita**: Recomendações para redigir de forma clara e concisa, evitando ambiguidades e jargões desnecessários.
3. **Uso de Ferramentas de Escrita**: Introdução a ferramentas e softwares que podem auxiliar na organização e formatação do manuscrito, como gerenciadores de referências e programas de edição de texto.
4. **Conformidade com Diretrizes de Publicação**: Instruções sobre como seguir diretrizes de publicação específicas, como as do PRISMA (Preferred Reporting Items for Systematic Reviews and Meta-Analyses) e outras normas relevantes.
5. **Revisão e Edição**: Sugestões para revisar e editar o manuscrito, garantindo a correção gramatical, coesão e coerência do texto.

Este capítulo pretende ser um guia prático e abrangente para estudantes de pós-graduação, fornecendo as ferramentas e conhecimentos necessários para a elaboração de manuscritos científicos de alta qualidade em revisões sistemáticas e metanálises.

Orientações para a Confecção do Manuscrito

Título

- **Relevância**: O título é a primeira impressão que os leitores terão do seu trabalho. Ele deve ser claro e conciso, refletindo de maneira precisa o conteúdo e o escopo da revisão. Um título bem formulado ajuda a atrair a atenção dos leitores e a identificar rapidamente o foco da pesquisa.

- **Subtítulo (se aplicável)**: O subtítulo pode ser utilizado para fornecer detalhes adicionais sobre a abordagem ou escopo da revisão, aumentando a especificidade e clareza do título principal.

Exemplo de título

Flank-free modified supine position versus prone position nephrolithotripsy in pediatric population: systematic review and meta-analysis

Resumo ("Abstract")

1. **Introdução**

A introdução do resumo deve contextualizar brevemente o problema de pesquisa, destacando a importância do estudo e o que já é conhecido sobre o assunto. Deve ser clara e sucinta, geralmente em uma ou duas frases.

Instruções:

- **Conhecimento Atual:** Descrever brevemente o que já se sabe sobre o tema.

- **Lacunas ou Controvérsias:** Apontar as áreas onde há falta de conhecimento ou controvérsias.

- **Objetivo do Estudo:** Especificar o objetivo principal da revisão.

Exemplo:

Abstract

Introduction: Percutaneous nephrolithotomy (PCNL) is the treatment of choice for kidney stones greater than 20mm in pediatric patients. The optimal patient positioning, either prone or supine, remains a subject of uncertainty in the existing literature. We aim to compare the efficacy of prone and supine PCNL positioning in the pediatric population.

2. Métodos

A seção de métodos deve resumir os critérios de inclusão dos estudos, as bases de dados pesquisadas, os desfechos de interesse e as técnicas de análise utilizadas. Deve ser clara e permitir que outros pesquisadores possam replicar o estudo.

Instruções:

- **Pergunta PICOTT:** Formular a questão de pesquisa usando o formato PICOTT.
- **Bases de Dados Utilizadas:** Indicar as bases de dados consultadas.
- **Desfechos Avaliados:** Definir os desfechos principais avaliados.
- **Termos Operacionais:** Incluir definições operacionais dos termos-chave.
- **Avaliação da Heterogeneidade:** Explicar como a heterogeneidade foi verificada.
- **Análise Estatística:** Descrever os métodos estatísticos aplicados.
- **Análise de Subgrupos:** Informar se foram realizadas análises de subgrupos.
- **Software Utilizado:** Mencionar o software utilizado nas análises.

Exemplo:

Methods: We conducted a systematic review in PubMed, Embase, Scopus, Cochrane, Web of Science and Google Scholar. We included studies that compared PCNL in prone vs supine positions for pediatric patients. Our primary outcome was stone-free rate (SFR). Secondary outcomes included operative time and complications, assessed with Clavien-Dindo classification.

3. Resultados

Os resultados devem apresentar os principais achados da revisão, incluindo dados quantitativos relevantes. Devem ser claros e diretos, fornecendo uma síntese dos dados coletados.

Instruções:

- **Quantidade de Estudos:** Informar quantos estudos foram incluídos.
- **Número de Participantes:** Especificar o total de participantes e sua distribuição.
- **Características Básicas:** Descrever as principais características dos estudos.
- **Principais Resultados:** Apresentar os resultados principais com medidas de efeito e intervalos de confiança.
- **Resultados de Subgrupos:** Incluir resultados de análises de subgrupos, se aplicável.

Exemplo:

Results: We retrieved 4 articles, with 106 patients in the prone group and 76 patients in the supine group. The mean age of all patients was 9.17 years old. Our findings presented no statistically significant difference in SFR between the two positions (OR 0.69; CI95 0.29, 1.62; p=0.39; I2=0%). Additionally, although not reaching statistical significance, we noted a slight reduction in operative time in the supine position group (MD 7.94; -0.90, 16.78; p=0.08; I2=84%). No difference was observed regarding the total complication rate (OR 0.87; CI95 0.41, 1.83; p=0.71; I2=0%).

4. Conclusão

A conclusão deve resumir os principais resultados e suas implicações, fornecendo recomendações baseadas nos achados da revisão. Deve ser breve, geralmente em uma ou duas frases.

Instruções:

- **Principal Resultado:** Reafirmar o principal achado da revisão.
- **Implicações dos Resultados:** Discutir as implicações práticas e teóricas.
- **Sugestões para Futuras Pesquisas:** Indicar áreas que necessitam de mais investigação.
- **Evitar Exageros:** Não exagerar os resultados ou fazer afirmações não suportadas pelos dados.
- **Clareza e Objetividade:** Ser claro e direto, evitando suposições sem fundamento.

Exemplo:

Conclusion: Our meta-analysis suggests that PCNL performed in the prone position is equivalent to supine PCNL in terms of SFR. As our work had a reduced number of evaluated patients, further studies and comparisons are needed to ratify our work.

5. Palavras-chave

As palavras-chave são termos específicos que ajudam na indexação e busca do manuscrito em bases de dados científicas. Devem ser selecionadas cuidadosamente para refletir os principais tópicos abordados no estudo. A escolha de palavras-chave apropriadas aumenta a visibilidade do trabalho e facilita a sua localização por outros pesquisadores.

- **Seleção de Palavras-chave**: Escolha de termos que sejam amplamente reconhecidos e utilizados na literatura científica relevante, e encontrados no MeSH (Medical Subject Heading), que corresponde a um vocabulário médico controlado e hierarquizado.
- **Número de Palavras-chave**: Normalmente, são recomendadas entre 3 a 6 palavras-chave.

Exemplo:

Keywords: Pediatrics; Percutaneous Nephrolithotomy; Prone position; Supine position.

Introdução

A introdução de um manuscrito para uma revisão sistemática e metanálise deve estabelecer claramente o problema de pesquisa, fornecendo uma visão geral do tema e sua relevância. É essencial abordar os conceitos fundamentais sobre o tema, o estado atual da literatura, as lacunas no conhecimento ou controvérsias, e finalizar com o propósito específico do estudo, contemplando em torno de 4 parágrafos, variando de acordo com a necessidade de cada estudo.

Instruções:

1. **Contexto Geral do Tema:** Apresentar uma visão ampla do tema, definindo os principais conceitos e sua importância.
2. **Estado Atual ou Literatura Existente:** Discutir o conhecimento atual e as práticas predominantes, citando estudos relevantes.
3. **Lacunas no Conhecimento ou Controvérsias:** Identificar áreas onde há falta de conhecimento ou pontos controversos.
4. **Objetivo do Estudo:** Definir claramente os objetivos e as perguntas de pesquisa que a revisão pretende abordar.

Exemplo de Introdução:

Multiple centers have undertaken comparative investigations of the prone and supine positions, primarily in adult populations. Nevertheless, prior to this meta-analysis, no comprehensive study had specifically assessed these positions in pediatric patients. Moreover, despite the well-established indications for PCNL supported by prominent guidelines in the current literature,[3, 4, 10] there is an absence of formal recommendations regarding the optimal patient positioning during PCNL surgery for pediatric patients: should it be supine or prone? Therefore, the absence of specific guidelines, coupled with the scarcity of information on the most effective surgical approach for this specific group of patients, underscore the need for further research.

Thus, the purpose of this study is to conduct a meta-analysis of existing studies that investigate the outcomes associated with prone and supine positions in PCNL for pediatric kidney stones.

Over the past two decades, the incidence of pediatric nephrolithiasis has increased by an estimated 4 to 10% annually.[1] The first pediatric percutaneous nephrolithotomy (PCNL) was performed by Woodside in 1985. Although, the technique has been modified in recent decades to become a less invasive and well-implemented procedure for pediatric nephrolithiasis.[2]

The European Association of Urology (EAU) guidelines endorse PCNL as the primary treatment option for large kidney stones (> 20 mm) and those stones exceeding 10 mm in the lower renal pole.[3] Similarly, the American Urological Association (AUA) concurs with this recommendation, advocating for PCNL and Shock Wave Lithotripsy (SWL) as suitable treatment modalities in symptomatic pediatric patients with a total renal stone burden exceeding 20 mm.[4]

Métodos

1. **Critérios de Elegibilidade:** Os critérios de elegibilidade definem quais estudos serão incluídos ou excluídos da revisão. Esses critérios devem ser claros e específicos para garantir a consistência na seleção dos estudos.

Instruções:

- **Definir População:** Especificar as características da população estudada.
- **Tipo de Estudos:** Indicar os tipos de estudos que serão incluídos (e.g., ensaios clínicos randomizados).
- **Intervenções e Comparadores:** Descrever as intervenções e os comparadores.
- **Desfechos:** Determinar os desfechos de interesse.
- **Limitações Temporais e Linguísticas:** Estabelecer restrições de tempo e idioma, se aplicável.

2. **Estratégia de Busca e Extração de Dados:** A estratégia de busca deve ser abrangente e replicável, garantindo que todos os estudos relevantes sejam identificados. A extração de dados deve ser realizada de forma sistemática e padronizada.

Instruções:

- **Bases de Dados:** Listar as bases de dados pesquisadas (e.g., PubMed, Scopus).
- **Termos de Busca:** Descrever os termos de busca utilizados.
- **Processo de Seleção:** Explicar como os estudos foram selecionados (e.g., triagem por dois revisores independentes).
- **Dados Extraídos:** Indicar os dados extraídos de cada estudo (e.g., características dos participantes, resultados).

3. **Análise dos Desfechos e Subgrupos:** Os desfechos primários e secundários devem ser claramente definidos, e a análise de subgrupos deve ser realizada para explorar a heterogeneidade entre os estudos.

Instruções:

- **Desfechos Primários:** Identificar os desfechos principais de interesse.
- **Desfechos Secundários:** Especificar desfechos adicionais.
- **Análise de Subgrupos:** Descrever como as análises de subgrupos serão realizadas (e.g., por idade, gênero).

4. **Avaliação da Qualidade:** A avaliação da qualidade metodológica dos estudos incluídos é crucial para a validade da revisão. Ferramentas padronizadas devem ser utilizadas para avaliar o risco de viés.

Instruções:

- **Ferramenta de Avaliação:** Indicar a ferramenta utilizada (e.g., Cochrane Risk of Bias).
- **Critérios de Avaliação:** Descrever os critérios específicos avaliados.
- **Procedimentos de Avaliação:** Explicar como a avaliação foi conduzida (e.g., por dois revisores independentes).

5. **Análise Estatística:** A análise estatística deve ser detalhada, incluindo as medidas de associação, a avaliação da heterogeneidade e os modelos estatísticos utilizados.

Instruções:

- **Medidas de Associação:** Indicar as medidas utilizadas (e.g., odds ratio, hazard ratio).

- **Heterogeneidade:** Descrever como a heterogeneidade foi avaliada (e.g., índice I^2).
- **Modelos Estatísticos:** Explicar os modelos utilizados (e.g., efeitos fixos ou randômicos).
- **Software:** Mencionar o software utilizado para a análise (e.g., RevMan, Stata).

Exemplo de Métodos

Search strategy

This systematic review and meta-analysis were performed and reported in accordance with the Cochrane Collaboration Handbook for Systematic Review of interventions and the Preferred reporting Items for Systematic Reviews and Meta-Analysis (PRISMA) Statement guidelines.[11]

We searched MEDLINE, Embase, Scopus, Cochrane, Web of Science and Google Scholar from its inception to September 2023 for comparative trials of prone vs supine PCNL in pediatric patients. Our search strategy was: ("ultra mini percutaneous" OR UMP OR UMPCNL OR "mini-percutaneous" OR "miniaturized percutaneous" OR percutan* OR PNL OR nephrolithotomy) AND (supine OR dorsal OR valdivia OR Galdakao OR "flank free" OR "free modified" OR FFMS) AND (prone OR "split leg" OR ventral) AND (pediatric* OR child* OR paediatrics).

The references from all included studies, previous systematic reviews and meta-analyses were also searched manually for any additional studies. The prospective meta-analysis protocol was registered on PROSPERO under protocol CRD42023449354.

Eligibility criteria for study selection

We included: (1) Randomized trials (RCTs) or non-randomized cohorts (non-RCTs); (2) comparing percutaneous nephrolithotomy, and its variants, in pediatric patients (<18 years old); (3) diagnosed with single or multiple renal or calyx stones (2-3cm). In addition, studies were included only if they reported any of the clinical outcomes of interest.

We excluded studies with (1) adult patients; (2) anatomical abnormalities (e.g. solitary kidney, ureteral or urethral stricture); (3) patients with active urinary tract infection; (4) skeletal anomalies; (5) or patients with bleeding disorders. Additionally, in order to obtain better accuracy of the articles and relevance of the presented data, articles with any of these characteristics were excluded: (a) case report, (b) systematic review, and (c) bibliographic review.

Endpoints and subgroup analysis

The primary endpoint is stone-free rate (SFR) of prone versus supine PCNL. Secondarily we analyzed the operative time and complications (graded by Clavien-Dindo classification).[12]

Statistical analysis

Continuous outcomes are presented as a mean difference (MD) with 95% confidence interval (CI). Dichotomous data are presented as odds ratio (OR) with 95% CI. Pooled estimates were calculated with the random-effects model, considering that the patients came from different populations.

Review Manager 5.4 (The Cochrane Collaboration, Denmark, Copenhagen)[16] was used for statistical analysis.

Data extraction and quality assessment

Two authors (BP and RS) independently extracted the data based on a predefined protocol and disagreements were solved by a third (JC). Risk of bias was assessed in randomized studies using version 2 of the Cochrane Risk of Bias assessment tool (RoB 2).[14] Non-randomized studies were assessed with the Risk of Bias in Non-randomized Studies – of

Interventions tool (ROBINS-I).[15] Two independent authors completed the risk of bias assessment (BP and RS). Disagreements were resolved through a consensus after discussing reasons for discrepancy.

Screening

After deduplication, where we used Endnote online™ 20 (Clarivate, Philadelphia, PA),[13] two independent researchers (BP and RS) screened the studies by title and abstract, and disagreements were solved by a third (JC). Following this process, full text screening was performed.

Resultados

1. **Seleção dos Estudos e Características Basais:** Inicie a seção de resultados com um resumo dos estudos incluídos na revisão. É fundamental apresentar uma visão geral das principais características dos estudos, como o número de participantes, intervenções, comparadores, e desfechos avaliados.

Instruções:

- **Resumo das Características:** Forneça um resumo detalhado das características dos estudos, utilizando uma tabela para destacar informações como o número de participantes, tipo de intervenção, comparadores e desfechos.

- **Descrição Narrativa:** Complementar a tabela com uma descrição narrativa das principais características dos estudos, destacando pontos importantes que podem influenciar os resultados.

2. **Síntese dos Resultados:** Detalhe os principais achados da revisão, utilizando figuras e tabelas para facilitar a compreensão visual. A apresentação dos resultados deve ser clara e estruturada, permitindo que os leitores compreendam facilmente os principais achados.

Instruções:

- **Utilização de Gráficos e Tabelas:** Use gráficos, tabelas e diagramas para ilustrar os resultados de forma clara e visualmente atraente.
- **Descrição Detalhada dos Achados:** Forneça uma descrição detalhada dos principais resultados, destacando as estatísticas relevantes e a significância dos achados.

3. **Análises de Subgrupo e Sensibilidade:** As análises de subgrupo e de sensibilidade são cruciais para explorar a heterogeneidade dos resultados e verificar a robustez dos achados. Estas análises ajudam a identificar variáveis moderadoras e a avaliar o impacto de diferentes características dos estudos nos resultados.

Instruções:

- **Análise de Subgrupos:** Realize análises de subgrupos para explorar a heterogeneidade dos resultados. Diferencie os grupos com base em variáveis relevantes, como idade, gênero e tipo de intervenção.
- **Análise de Sensibilidade:** Execute análises de sensibilidade para testar a robustez dos resultados. Isto pode incluir a exclusão de estudos com alto risco de viés ou a utilização de diferentes modelos estatísticos.

4. **Avaliação da Qualidade:** Descreva como a qualidade metodológica dos estudos foi avaliada. Utilize ferramentas padronizadas para avaliar o risco de viés e a qualidade dos estudos incluídos na revisão.

Instruções:

- **Ferramentas de Avaliação:** Mencione as ferramentas utilizadas para avaliar a qualidade dos estudos (e.g., Cochrane Risk of Bias).
- **Critérios de Avaliação:** Detalhe os critérios específicos avaliados, como randomização, cegamento e completude dos dados.
- **Procedimentos de Avaliação:** Explique como a avaliação foi conduzida, incluindo a participação de revisores independentes.

Exemplo de Resultados

Results

Study selection and characteristics

After performing our screening, we retrieved 290 articles. Following the deduplication and screening process, 4 articles[2, 17-19] were deemed relevant and included in our analysis (Figure 1/PRISMA flow chart). For a comprehensive overview of the patient demographics across all included studies, please refer to Table 1. Regarding the design of the included studies, 1 of them was RCT, while the remaining 3 were non-RCTs. Combining the data from these articles, we analyzed a total of 106 patients in the prone PCNL branch and 76 patients in the supine branch. The mean age of all patients was 9.17 years old. Despite the technique used in all studies being the same, the invasiveness differed a little according to variations in this approach. Said that, while Campobasso (15-20F) conducted surgeries based solely in percutaneous nephrolithotomy, Abouhashem and Hajiyev (12-16F) opted for mini-percutaneous, and Desoky for ultra-mini-percutaneous (6-7.5F).

Meta-analysis

When comparing the overall SFR of prone versus supine, we observed no difference between the two approaches (OR 0.69; CI95 0.29, 1.62; p=0.39; I2=0%). (Figure 2)

Regarding operative time, there was no statistically significant difference between the two techniques (MD 7.94; -0.90, 16.78; p=0.08; I2=84%). (Figure 3)

Finally, when considering the total complication rate, no difference was found between prone and supine assessment (OR 0.87; CI95 0.41, 1.83; p=0.71; I2=0%). (Figure 4)

Quality assessment

The 3 non-RCTs were assessed by Robins-I score. One of them presented low risk, another one moderate risk, and the Campobasso cohort presented a serious risk due to deviations from the intended intervention (Figure 5a). On the other hand, the only RCT trial presented an overall score of bias, provided by the Rob-2 tool, that regards some concerns, mainly because of the randomization process. (Figure 5b)

Discussão

1. **Principais Achados:** A seção de discussão deve iniciar com um resumo dos principais resultados, interpretando os achados e destacando sua relevância no contexto do estudo.

Instruções:

- **Recapitulação dos Resultados:** Forneça um resumo breve dos principais resultados encontrados.
- **Interpretação dos Achados:** Explique o significado dos resultados e sua importância no contexto do estudo.

2. **Comparação com a Literatura:** Comparar os achados do estudo com os resultados de pesquisas anteriores, destacando consistências e discrepâncias.

Instruções:

- **Revisão de Estudos Anteriores:** Compare os resultados com aqueles encontrados em estudos anteriores.
- **Consistências e Discrepâncias:** Discuta onde os resultados são consistentes com a literatura existente e onde diferem.

3. **Implicações Clínicas e Teóricas:** Discutir as implicações práticas e teóricas dos resultados, destacando como os achados podem ser aplicados na prática clínica e quais são as implicações para futuras pesquisas teóricas.

Instruções:

- **Aplicações Práticas:** Explique como os resultados podem ser aplicados na prática clínica.
- **Implicações Teóricas:** Discuta como os resultados contribuem para o conhecimento teórico no campo.

4. **Limitações:** Identifique as limitações do estudo e discuta suas implicações, destacando como essas limitações podem influenciar a interpretação dos resultados.

Instruções:

- **Identificação das Limitações:** Liste as principais limitações do estudo.
- **Implicações das Limitações:** Explique como essas limitações podem afetar os resultados e a interpretação.

5. **Sugestões para Pesquisa Futura:** Proponha áreas para futuras pesquisas, identificando lacunas no conhecimento atual que necessitam de investigação adicional.

Instruções:

- **Identificação de Lacunas:** Identifique áreas que necessitam de mais investigação.
- **Propostas para Estudos Futuros:** Sugira estudos futuros que poderiam abordar essas lacunas.

Exemplo de Discussão

Discussion

Our meta-analysis included 4 studies (Table 1) and aimed to compare prone versus supine PCNL for kidney stones in pediatric patients. The primary outcome assessed in our work was the SFR, and no difference could be found. The operative time and the rate of postoperative complications were also evaluated, and no differences were seen between both techniques.

Nowadays, different guidelines agree that both prone and supine positions in PCNL are equally safe and effective in adults. The International Alliance of Urolithiasis (IAU)[10] does not offer a formal recommendation up to any of both techniques, since SFR, complications and operative time showed no difference in literature studies with an elevated grade of evidence. At the same time, EAU[3] agrees with the no superiority of the prone or supine position but mentions the possible advantages from each approach. While the prone position offers more options for puncture and the possibility to perform multiple percutaneous accesses, supine provides a better cardiovascular and airway control, and allows simultaneous retrograde access to the collecting system.[10,19] Although the vast majority of studies that brought up these conclusions were performed based on adult populations, there is a notable absence of prior evaluations regarding the positioning in pediatric PCNL. This lack of research in the pediatric context justifies the intent of our work.

Our findings revealed that there were no significant differences in SFR between the prone and supine positions, with rates of 81.1% and 86.8%, respectively. This suggests that both positions are equally effective in achieving stone clearance in pediatric patients undergoing PCNL. These results align with current guidelines in the field, which generally conclude that there is no clear superiority of one position over the other in adult patients, reinforcing the necessity to evaluate case-by-case, and the importance to surgeons to perform the approach they are more used and comfortable with.

Operative time, while not statistically significant, showed a tendency towards being shorter in the supine position (MD 7.94, $p=0.08$). This trend is consistent with findings in the literature and can be attributed to the time required for repositioning the patient from supine to prone after anesthetic induction.[2,16,20-23]

Complications following PCNL are a critical consideration. Common complications include wound infection, fever, hematuria, bleeding, urine leakage, and more serious events like ureteral injury, urosepsis and acute renal failure, albeit rare.[24,25] It's worth mentioning that the prone position in PCNL is associated with an increased cardiopulmonary risk, as noted in the literature.[26] Our meta-analysis indicated a complication rate of 20.7% in the prone group and 23.7% in the supine group. It should be noted that because of the small sample of patients, and the fact that there were no patients classified in each grade of Clavien-Dindo in each study here included, we opted for an overall comparison instead of a stratified one.

The comparison of positions in PCNL has been investigated in adults for other authors. Yuan et al.[27] conducted a meta-analysis with 6881 patients assessing prone and supine for PCNL. It was found a higher SFR in the supine group, while all the other outcomes presented no difference. Another study, this one a multicenter randomized controlled trial, performed by Perrela et al.,[28] included 112 patients and showed a similar SFR between both positions and a shorter operative time in supine group, and agreed upon the justification of the increased time caused by the repositioning of the patient.

Our study has limitations. Firstly, we counted with a small sample of patients due to the scarcity of studies in literature. Secondly, a long-term follow up regarding complications, as well as the postoperative hospital stay, were not performed in our analysis due to missing data. Thirdly, it is crucial to acknowledge that the surgeon's preferences regarding positioning may influence the ultimate choice of placement method. Fourthly, associated with the paucity of existing literature on this topic, the four studies included exhibited variations in study design, ranging from RCTs to non-RCT. This diversity, to some extent, may limit the generalizability of the meta-analysis results.

Looking ahead, future research in this area could benefit from comparing PCNL with alternative procedures, as well as conducting controlled studies that consider stone density and caliceal localization. Additionally, assessing postoperative hospital stay could provide valuable insights into the overall morbidity of the procedure, though this was not feasible in our analysis due to data limitations.

Conclusão

Resumo dos Achados

A conclusão deve começar reiterando os principais resultados da revisão sistemática e metanálise, destacando sua relevância e impacto no campo de estudo.

Instruções:

- **Reiterar os Resultados:** Resuma os principais achados de forma clara e concisa.

- **Destacar a Relevância:** Explique a importância dos resultados no contexto do tema de pesquisa.

Recomendações

Com base nos achados da revisão, a conclusão deve fornecer recomendações práticas e sugestões para futuras pesquisas.

Instruções:

- **Recomendações Práticas:** Forneça sugestões baseadas nos resultados, direcionadas a profissionais, policymakers, ou o público-alvo relevante.

- **Sugestões para Pesquisas Futuras:** Identifique áreas onde mais investigação é necessária para aprofundar o entendimento do tema.

Exemplo de Conclusão

Conclusion

In accordance with previous meta-analysis conducted in adult populations, our study demonstrates that prone and supine positions for PCNL in pediatric patients yield similar outcomes in terms of SFR and complications, with a potential advantage of slightly reduced operative time in the supine position. These findings emphasize that both positions have their respective advantages and limitations, and the choice between them should be made based on individual patient characteristics and surgeon expertise.

As this meta-analysis had a reduced number of evaluated patients, and only one RCT, further research and larger-scale RCTs are warranted to validate and expand upon our findings, providing more robust guidance for the optimal choice of patient positioning in pediatric PCNL procedures.

CHECKLIST PRISMA 2020

Função da Ferramenta PRISMA 2020

O checklist PRISMA 2020 é uma ferramenta essencial para a elaboração e relato de revisões sistemáticas e metanálises. Ele fornece diretrizes detalhadas que ajudam os pesquisadores a garantir a transparência, a consistência e a integridade metodológica de suas revisões. A principal função do PRISMA 2020 é garantir que todas as etapas importantes do processo de revisão sistemática sejam adequadamente documentadas e relatadas.

Como o PRISMA 2020 Auxilia na Confecção do Manuscrito

A utilização do checklist PRISMA 2020 ao longo da elaboração do manuscrito de uma revisão sistemática e metanálise proporciona várias vantagens:

1. **Título e Resumo:**
    - **Item 1 (Título):** Identificar o relatório como uma revisão sistemática.
    - **Item 2 (Resumo):** Seguir o checklist específico para resumos do PRISMA 2020.
2. **Introdução:**
    - **Item 3 (Justificativa):** Descrever a justificativa da revisão no contexto do conhecimento existente.
    - **Item 4 (Objetivos):** Fornecer uma declaração explícita dos objetivos ou questões que a revisão aborda.
3. **Métodos:**
    - **Item 5 (Critérios de Elegibilidade):** Especificar os critérios de inclusão e exclusão da revisão e como os estudos foram agrupados para as sínteses.
    - **Item 6 (Fontes de Informação):** Especificar todas as bases de dados, registros, sites, organizações, listas de referências e outras fontes consultadas para identificar estudos.
    - **Item 7 (Estratégia de Busca):** Apresentar as estratégias de busca completas para todas as bases de dados e sites, incluindo filtros e limites usados.

- **Item 8 (Processo de Seleção):** Especificar os métodos usados para decidir se um estudo atendeu aos critérios de inclusão da revisão.
- **Item 9 (Processo de Coleta de Dados):** Especificar os métodos usados para coletar dados dos relatórios.
- **Item 10 (Itens de Dados):** Listar e definir todos os desfechos e variáveis para os quais foram buscados dados.
- **Item 11 (Avaliação do Risco de Viés):** Especificar os métodos usados para avaliar o risco de viés nos estudos incluídos.
- **Item 12 (Medidas de Efeito):** Especificar as medidas de efeito usadas na síntese ou apresentação dos resultados.
- **Item 13 (Métodos de Síntese):** Descrever os processos usados para decidir quais estudos eram elegíveis para cada síntese e métodos para preparar os dados.
- **Item 14 (Avaliação do Risco de Viés devido à Faltas de Relatórios):** Descrever métodos usados para avaliar o risco de viés devido a resultados ausentes.
- **Item 15 (Avaliação da Certeza):** Descrever métodos usados para avaliar a certeza (ou confiança) no corpo de evidências para um desfecho.

4. **Resultados:**

- **Item 16 (Seleção dos Estudos):** Descrever os resultados do processo de busca e seleção, preferencialmente usando um diagrama de fluxo.
- **Item 17 (Características dos Estudos):** Citar cada estudo incluído e apresentar suas características.
- **Item 18 (Risco de Viés nos Estudos):** Apresentar avaliações do risco de viés para cada estudo incluído.

- **Item 19 (Resultados dos Estudos Individuais):** Para todos os desfechos, apresentar para cada estudo um resumo das estatísticas e uma estimativa de efeito e sua precisão.
- **Item 20 (Resultados das Sínteses):** Apresentar os resultados de todas as sínteses estatísticas realizadas, incluindo estimativas de síntese e sua precisão, e medidas de heterogeneidade.
- **Item 21 (Viés de Relato):** Apresentar avaliações do risco de viés devido a resultados ausentes para cada síntese avaliada.
- **Item 22 (Certeza da Evidência):** Apresentar avaliações de certeza (ou confiança) no corpo de evidências para cada desfecho avaliado.

5. **Discussão:**

   - **Item 23 (Discussão):** Fornecer uma interpretação geral dos resultados no contexto de outras evidências, discutir limitações dos estudos incluídos e do processo de revisão, e discutir as implicações dos resultados para a prática, política e futuras pesquisas.

6. **Outras Informações:**

   - **Itens 24 a 27:** Fornecer informações sobre o registro e protocolo da revisão, apoio financeiro e não financeiro, interesses concorrentes dos autores, e disponibilidade de dados, códigos e outros materiais utilizados na revisão.

Exemplo de Aplicação:

Ao utilizar o PRISMA 2020, um pesquisador pode assegurar que todas as etapas críticas, desde a formulação da pergunta de pesquisa até a interpretação dos resultados, sejam meticulosamente documentadas e relatadas. Isso aumenta a transparência do estudo, facilita a replicação por outros pesquisadores, e melhora a qualidade geral da revisão sistemática.

PRISMA 2020 Checklist

Section and Topic	Item #	Checklist item	Location where item is reported
TITLE			
Title	1	Identify the report as a systematic review.	
ABSTRACT			
Abstract	2	See the PRISMA 2020 for Abstracts checklist.	
INTRODUCTION			
Rationale	3	Describe the rationale for the review in the context of existing knowledge.	
Objectives	4	Provide an explicit statement of the objective(s) or question(s) the review addresses.	
METHODS			
Eligibility criteria	5	Specify the inclusion and exclusion criteria for the review and how studies were grouped for the syntheses.	
Information sources	6	Specify all databases, registers, websites, organisations, reference lists and other sources searched or consulted to identify studies. Specify the date when each source was last searched or consulted.	
Search strategy	7	Present the full search strategies for all databases, registers and websites, including any filters and limits used.	
Selection process	8	Specify the methods used to decide whether a study met the inclusion criteria of the review, including how many reviewers screened each record and each report retrieved, whether they worked independently, and if applicable, details of automation tools used in the process.	
Data collection process	9	Specify the methods used to collect data from reports, including how many reviewers collected data from each report, whether they worked independently, any processes for obtaining or confirming data from study investigators, and if applicable, details of automation tools used in the process.	
Data items	10a	List and define all outcomes for which data were sought. Specify whether all results that were compatible with each outcome domain in each study were sought (e.g. for all measures, time points, analyses), and if not, the methods used to decide which results to collect.	
	10b	List and define all other variables for which data were sought (e.g. participant and intervention characteristics, funding sources). Describe any assumptions made about any missing or unclear information.	
Study risk of bias assessment	11	Specify the methods used to assess risk of bias in the included studies, including details of the tool(s) used, how many reviewers assessed each study and whether they worked independently, and if applicable, details of automation tools used in the process.	
Effect measures	12	Specify for each outcome the effect measure(s) (e.g. risk ratio, mean difference) used in the synthesis or presentation of results.	
Synthesis methods	13a	Describe the processes used to decide which studies were eligible for each synthesis (e.g. tabulating the study intervention characteristics and comparing against the planned groups for each synthesis (item #5)).	
	13b	Describe any methods required to prepare the data for presentation or synthesis, such as handling of missing summary statistics, or data conversions.	
	13c	Describe any methods used to tabulate or visually display results of individual studies and syntheses.	
	13d	Describe any methods used to synthesize results and provide a rationale for the choice(s). If meta-analysis was performed, describe the model(s), method(s) to identify the presence and extent of statistical heterogeneity, and software package(s) used.	
	13e	Describe any methods used to explore possible causes of heterogeneity among study results (e.g. subgroup analysis, meta-regression).	
	13f	Describe any sensitivity analyses conducted to assess robustness of the synthesized results.	
Reporting bias assessment	14	Describe any methods used to assess risk of bias due to missing results in a synthesis (arising from reporting biases).	
Certainty assessment	15	Describe any methods used to assess certainty (or confidence) in the body of evidence for an outcome.	

Section and Topic	Item #	Checklist item	Location where item is reported
RESULTS			
Study selection	16a	Describe the results of the search and selection process, from the number of records identified in the search to the number of studies included in the review, ideally using a flow diagram.	
	16b	Cite studies that might appear to meet the inclusion criteria, but which were excluded, and explain why they were excluded.	
Study characteristics	17	Cite each included study and present its characteristics.	
Risk of bias in studies	18	Present assessments of risk of bias for each included study.	
Results of individual studies	19	For all outcomes, present, for each study: (a) summary statistics for each group (where appropriate) and (b) an effect estimate and its precision (e.g. confidence/credible interval), ideally using structured tables or plots.	
Results of syntheses	20a	For each synthesis, briefly summarise the characteristics and risk of bias among contributing studies.	
	20b	Present results of all statistical syntheses conducted. If meta-analysis was done, present for each the summary estimate and its precision (e.g. confidence/credible interval) and measures of statistical heterogeneity. If comparing groups, describe the direction of the effect.	
	20c	Present results of all investigations of possible causes of heterogeneity among study results.	
	20d	Present results of all sensitivity analyses conducted to assess the robustness of the synthesized results.	
Reporting biases	21	Present assessments of risk of bias due to missing results (arising from reporting biases) for each synthesis assessed.	
Certainty of evidence	22	Present assessments of certainty (or confidence) in the body of evidence for each outcome assessed.	
DISCUSSION			
Discussion	23a	Provide a general interpretation of the results in the context of other evidence.	
	23b	Discuss any limitations of the evidence included in the review.	
	23c	Discuss any limitations of the review processes used.	
	23d	Discuss implications of the results for practice, policy, and future research.	
OTHER INFORMATION			
Registration and protocol	24a	Provide registration information for the review, including register name and registration number, or state that the review was not registered.	
	24b	Indicate where the review protocol can be accessed, or state that a protocol was not prepared.	
	24c	Describe and explain any amendments to information provided at registration or in the protocol.	
Support	25	Describe sources of financial or non-financial support for the review, and the role of the funders or sponsors in the review.	
Competing interests	26	Declare any competing interests of review authors.	
Availability of data, code and other materials	27	Report which of the following are publicly available and where they can be found: template data collection forms; data extracted from included studies; data used for all analyses; analytic code; any other materials used in the review.	

Questões

1. Qual é a principal função da ferramenta PRISMA 2020 na elaboração de manuscritos de revisão sistemática e metanálise?

a) Facilitar a coleta de dados

b) Garantir a transparência e a consistência metodológica

c) Aumentar a visibilidade do artigo

d) Melhorar a qualidade das figuras e tabelas

2. Quais são as três seções principais de um resumo em uma revisão sistemática e metanálise?

a) Introdução, Métodos e Resultados

b) Introdução, Discussão e Conclusão

c) Objetivos, Métodos e Referências

d) Resultados, Discussão e Referências

3. Qual é a importância de utilizar uma tabela para apresentar as características dos estudos incluídos na seção de resultados?

a) Facilitar a leitura dos revisores

b) Evitar a necessidade de descrever cada estudo individualmente

c) Fornecer uma visão clara e estruturada das informações principais

d) Todos os itens acima

4. Explique a importância de incluir análises de subgrupos e de sensibilidade em uma revisão sistemática e metanálise. Dê exemplos de como essas análises podem influenciar a interpretação dos resultados.

5. Descreva como a seção de discussão de uma revisão sistemática e metanálise deve abordar as limitações do estudo. Inclua exemplos de tipos de limitações que podem ser encontradas e explique por que é importante discuti-las abertamente no manuscrito.

6. Assinale com Verdadeiro ou Falso:

- A utilização de ferramentas padronizadas para avaliar o risco de viés nos estudos incluídos é opcional em revisões sistemáticas e metanálises. ( )
- A seção de métodos de uma revisão sistemática deve incluir uma descrição das bases de dados pesquisadas e dos critérios de inclusão dos estudos. ( )
- A análise de subgrupos em uma metanálise é utilizada para explorar possíveis fontes de heterogeneidade nos resultados. ( )
- Na conclusão de um manuscrito de revisão sistemática, é importante evitar fazer afirmações que não são suportadas pelos dados. ( )
- A justificativa para a revisão no contexto do conhecimento existente deve ser incluída na seção de resultados. ( )
- É desnecessário mencionar o software utilizado nas análises estatísticas de uma revisão sistemática e metanálise. ( )

Gabarito

1. **b) Garantir a transparência e a consistência metodológica**

- **Explicação:** A ferramenta PRISMA 2020 é essencial para garantir que todas as etapas importantes do processo de revisão sistemática sejam adequadamente documentadas e relatadas, promovendo transparência e consistência.

2. **a) Introdução, Métodos e Resultados**
    - **Explicação:** Essas são as três seções principais de um resumo que ajudam a contextualizar o problema de pesquisa, descrever os métodos utilizados e apresentar os principais resultados da revisão.

3. **d) Todos os itens acima**
    - **Explicação:** Utilizar uma tabela para apresentar as características dos estudos facilita a leitura, evita a necessidade de descrever cada estudo individualmente e fornece uma visão clara e estruturada das informações principais.

4. **Importância das Análises de Subgrupos e de Sensibilidade:**
    - **Análises de Subgrupos:** Permitem explorar a heterogeneidade dos resultados, identificando variáveis moderadoras (e.g., idade, gênero) que podem influenciar os achados. Por exemplo, um estudo pode mostrar que uma intervenção é mais eficaz em mulheres do que em homens.
    - **Análises de Sensibilidade:** Testam a robustez dos resultados ao excluir estudos com alto risco de viés ou ao utilizar diferentes modelos estatísticos. Isso ajuda a confirmar se os resultados são consistentes e confiáveis.

5. **Resposta Esperada:**

A seção de discussão de uma revisão sistemática e metanálise deve identificar e discutir de forma aberta e detalhada as limitações do estudo. Isso é crucial para fornecer um contexto apropriado para os resultados e para orientar a interpretação dos achados.

Pontos a serem abordados:

- **Identificação das Limitações:** Liste as principais limitações, como a heterogeneidade dos estudos incluídos, a qualidade metodológica dos estudos, o risco de viés, e a variabilidade nas definições dos desfechos.
- **Exemplos de Limitações:**
  - **Heterogeneidade:** Explicar como a variabilidade entre os estudos (e.g., diferenças nas populações estudadas, intervenções, métodos de coleta de dados) pode ter influenciado os resultados.
  - **Qualidade Metodológica:** Discutir a qualidade dos estudos incluídos e como estudos com maior risco de viés podem afetar a robustez das conclusões.
  - **Risco de Viés:** Mencionar possíveis fontes de viés, como seleção inadequada dos estudos ou viés de publicação.
  - **Definições Variáveis:** Comentar sobre a variabilidade nas definições dos desfechos entre os estudos incluídos, que pode dificultar a comparação direta dos resultados.
- **Importância de Discutir as Limitações:**
  - **Transparência:** Discutir as limitações de forma aberta aumenta a transparência do estudo e a confiança nos resultados apresentados.
  - **Orientação para Futuros Estudos:** Identificar limitações ajuda a orientar futuras pesquisas, indicando áreas onde melhorias metodológicas são necessárias.

- **Interpretação Precisa:** Permitir que os leitores interpretem os resultados com uma compreensão completa dos fatores que podem ter influenciado os achados, evitando conclusões precipitadas ou exageradas.

Exemplo de Resposta:

A seção de discussão deve abordar as limitações do estudo de maneira detalhada. Um exemplo comum de limitação é a heterogeneidade dos estudos incluídos, que pode resultar em variabilidade significativa nos resultados devido a diferenças nas populações estudadas e nas intervenções aplicadas. Além disso, a qualidade metodológica dos estudos deve ser discutida, especialmente quando há risco de viés. Por exemplo, estudos com métodos inadequados de randomização ou cegamento podem afetar a robustez das conclusões. Discutir essas limitações de forma transparente aumenta a confiança nos resultados e fornece orientação valiosa para futuras pesquisas, ajudando a identificar áreas que necessitam de mais investigação e melhorias metodológicas.

6. **Resposta Esperada:**

1. A utilização de ferramentas padronizadas para avaliar o risco de viés nos estudos incluídos é opcional em revisões sistemáticas e metanálises. **Falso**
    - **Explicação:** A utilização de ferramentas padronizadas para avaliar o risco de viés é essencial em revisões sistemáticas e metanálises para garantir a qualidade metodológica dos estudos incluídos.
2. A seção de métodos de uma revisão sistemática deve incluir uma descrição das bases de dados pesquisadas e dos critérios de inclusão dos estudos. **Verdadeiro**
    - **Explicação:** A seção de métodos deve detalhar as fontes de dados e os critérios utilizados para selecionar os estudos, assegurando transparência e replicabilidade.
3. A análise de subgrupos em uma metanálise é utilizada para explorar possíveis fontes de heterogeneidade nos resultados. **Verdadeiro**

- **Explicação:** As análises de subgrupos ajudam a identificar variáveis que podem influenciar os resultados, explorando a heterogeneidade entre os estudos incluídos.

4. Na conclusão de um manuscrito de revisão sistemática, é importante evitar fazer afirmações que não são suportadas pelos dados. **Verdadeiro**

    - **Explicação:** A conclusão deve ser clara e objetiva, evitando exageros ou suposições sem fundamento, para manter a credibilidade do estudo.

5. A justificativa para a revisão no contexto do conhecimento existente deve ser incluída na seção de resultados. **Falso**

    - **Explicação:** A justificativa para a revisão deve ser incluída na introdução, onde se contextualiza o problema de pesquisa e se destaca a relevância do estudo.

6. É desnecessário mencionar o software utilizado nas análises estatísticas de uma revisão sistemática e metanálise. **Falso**

    - **Explicação:** É importante mencionar o software utilizado nas análises estatísticas para garantir a transparência e permitir que outros pesquisadores possam replicar as análises.

Referências

Adicionar curso do Rhanderson e curso da unicamp (isso é possível? / como citar?)

Adicionar prone vs supine

1. **Moher, D., Liberati, A., Tetzlaff, J., Altman, D. G., & The PRISMA Group. (2009). Preferred reporting items for systematic reviews and meta-analyses: The**

PRISMA statement. PLoS Medicine, 6(7), e1000097.
DOI: 10.1371/journal.pmed.1000097

2. **Higgins, J. P. T., Thomas, J., Chandler, J., Cumpston, M., Li, T., Page, M. J., & Welch, V. A. (Eds.). (2019). Cochrane Handbook for Systematic Reviews of Interventions version 6.0 (updated July 2019). Cochrane.**
Available from: Cochrane Handbook

3. **Liberati, A., Altman, D. G., Tetzlaff, J., Mulrow, C., Gøtzsche, P. C., Ioannidis, J. P., Clarke, M., Devereaux, P. J., Kleijnen, J., & Moher, D. (2009). The PRISMA statement for reporting systematic reviews and meta-analyses of studies that evaluate healthcare interventions: explanation and elaboration. PLoS Medicine, 6(7), e1000100.**
DOI: 10.1371/journal.pmed.1000100

4. **Page, M. J., McKenzie, J. E., Bossuyt, P. M., Boutron, I., Hoffmann, T. C., Mulrow, C. D., Shamseer, L., Tetzlaff, J. M., Akl, E. A., Brennan, S. E., Chou, R., Glanville, J., Grimshaw, J. M., Hróbjartsson, A., Lalu, M. M., Li, T., Loder, E. W., Mayo-Wilson, E., McDonald, S., ... Moher, D. (2021). The PRISMA 2020 statement: an updated guideline for reporting systematic reviews. PLoS Medicine, 18(3), e1003583.**
DOI: 10.1371/journal.pmed.1003583

5. **Shamseer, L., Moher, D., Clarke, M., Ghersi, D., Liberati, A., Petticrew, M., Shekelle, P., Stewart, L. A., & PRISMA-P Group. (2015). Preferred reporting items for systematic review and meta-analysis protocols (PRISMA-P) 2015: elaboration and explanation. BMJ, 349, g7647.**
DOI: 10.1136/bmj.g7647

6. **Higgins, J. P. T., & Green, S. (Eds.). (2011). Cochrane Handbook for Systematic Reviews of Interventions version 5.1.0 [updated March 2011]. The Cochrane Collaboration.**
Available from: Cochrane Handbook

7. **Egger, M., Smith, G. D., & Altman, D. G. (Eds.). (2008). Systematic Reviews in Health Care: Meta-Analysis in Context (2nd ed.). BMJ Books.** ISBN: 978-0-7279-1488-8

8. **Borenstein, M., Hedges, L. V., Higgins, J. P. T., & Rothstein, H. R. (2009). Introduction to Meta-Analysis. John Wiley & Sons.** DOI: 10.1002/9780470743386

9. **Higgins, J. P. T., & Altman, D. G. (2008). Assessing risk of bias in included studies. In J. P. T. Higgins & S. Green (Eds.), Cochrane Handbook for Systematic Reviews of Interventions (pp. 187-241). John Wiley & Sons.** DOI: 10.1002/9780470712184.ch8

10. **Garg, A. X., Hackam, D., & Tonelli, M. (2008). Systematic review and meta-analysis: when one study is just not enough. Clinical Journal of the American Society of Nephrology, 3(1), 253-260.** DOI: 10.2215/CJN.01430307

Capítulo 20. Submissão de artigo

"Manuscript submission"

Bruno Damico Terada

Felipe Giraldo Alvarez Gonçalves

Agora que meu trabalho já está todo pronto, o que devo fazer para apresentá-lo ao mundo?

Considerações iniciais

Meu caro leitor, primeiramente, gostaria de parabenizá-lo por chegar até aqui. Alcançar o último capítulo deste livro significa que você completou uma meta-análise do início ao fim, cuidando de todos os detalhes, desde a concepção até a escrita. Certamente, você percebeu que o caminho é árduo, mas, ao não desistir, também entendeu que o resultado final é extremamente gratificante e recompensador. Produzir um bom trabalho científico vai além de apenas concluir um projeto: é uma oportunidade de inserir seu nome na comunidade científica e contribuir, mesmo que de forma modesta, para o avanço do Saber. Agora, a etapa final é justamente apresentar seu estudo ao mundo.

Neste capítulo, abordaremos as duas principais maneiras de fazê-lo: apresentações em congressos e publicação em revista. Embora sejam modalidades distintas, inclusive quanto ao processo de submissão, ambas são extremamente importantes. A apresentação em congressos precede a publicação e é uma forma eficaz de expor seu estudo, suas ideias e de se apresentar ao meio acadêmico. Por outro lado, a publicação imortaliza seu trabalho, e permite que ele seja lido por qualquer pessoa, em qualquer lugar do mundo e a qualquer momento, contribuindo para o avanço da ciência. Portanto, tenha sempre em mente que ambas as modalidades se complementam e são igualmente fundamentais, cada uma à sua maneira.

Para concluir nossas considerações iniciais, é importante destacar que, apesar das diferenças nas formas de submissão para congressos e revistas, há um aspecto comum que deve ser sempre considerado: conheça as regras! Cada congresso ou revista possui especificações próprias para a submissão de trabalhos, como o número de caracteres ou palavras, quantidade máxima de autores, documentos necessários, entre outros. Embora exista um padrão geral, não são raras as divergências e especificidades. Por isso, é fundamental conhecer bem as diretrizes do local para o qual você está enviando seu estudo e adequá-lo a elas. Todos os congressos e jornais têm sites onde essas informações estão disponíveis. Leia-as com atenção e siga-as rigorosamente. Neste capítulo, abordaremos aspectos comumente encontrados na maioria das regras de submissão. No entanto, lembre-se de que não há lugar melhor para aprender como submeter um trabalho do que o próprio site do evento ou da revista para o qual você está enviando.

Apresentação em congressos

Um trabalho pode ser apresentado em diversos congressos indefinidamente, até que seja publicado - após isso, não mais. Portanto, se você deseja levar seu estudo para congressos, faça-o antes de sua publicação, seja esperando um pouco mais antes de submetê-lo a uma revista, seja no período entre a submissão e o aceite dela. Agora, vamos explorar o processo de submissão em si.

Um bom primeiro passo é fazer uma seleção de congressos de seu interesse, para que você consiga se organizar quanto aos prazos e datas. Todas essas informações estão presentes no site oficial de cada evento, em que você também encontrará as regras específicas de submissão. Como mencionamos anteriormente, leia e siga as instruções com atenção.

Quando pensamos em congressos, a submissão de trabalhos costuma ser bem menos complexa do que para publicação. Isso porque você não precisa enviar o estudo completo, apenas o abstract. Para isso, você terá que se adequar às exigências do congresso, tanto na forma de organização do abstract, quanto no limite de caracteres ou palavras. Atente-se, pois o mais comum é a divisão em "Introduction", "Materials and Methods", "Results" e "Conclusion", mas eventualmente pode ser um pouco diferente, incluindo tópicos como "Background" (em substituição a "Introduction"), "Objectives" ou "Discussion". Siga à risca o que for pedido.

Para o processo de submissão em si, na maioria dos casos isso se faz pelo próprio site do congresso. Em geral, existe uma aba para a submissão de trabalhos, em que você cria uma conta ou se inscreve no evento para poder acessar e submeter os seus. De acordo com as regras, você saberá o limite máximo de trabalhos que podem ser submetidos por um mesmo autor - se houver - e se o responsável pela submissão deve ser obrigatoriamente o primeiro autor, ou se co-autores também o podem fazer. Na grande maioria dos casos, não há limites de submissões e qualquer autor pode ser responsável por elas.

Uma vez na aba de submissão, há alguns espaços pré-definidos para serem preenchidos. Sobre o autor responsável pela submissão, são pedidos mais dados, como nome completo, endereço de e-mail, telefone para contato, endereço, filiação, entre outros. Para demais autores, geralmente são pedidos apenas nomes completos, filiação e endereços de e-mail. Conheça esses dados, e atente-se também para o limite de número de autores. Por fim, coloque a autoria na ordem correta, já que é assim que aparecerá nos anais e certificados do evento e não poderá ser alterada após o aceite.

Completadas as informações sobre autores, você deverá preencher com o título de seu trabalho e, então, o abstract. Finalmente, lembre-se de revisar todas as informações para evitar erros, e está tudo pronto para ser submetido. Em uma boa parte dos congressos, ainda são permitidas alterações no abstract enviado até o prazo final de submissão, mas não mais após isso.

Além disso, alguns congressos permitem que seja enviada uma ou mais imagens durante a submissão. Em geral, cada imagem corresponde a um número determinado de palavras ou caracteres, e você não é obrigado a mandar alguma, se não quiser. Pensando em meta-análises, enviar a imagem do forest plot relativo a um dos desfechos da sua pesquisa costuma valer a pena, pois é uma maneira visual e intuitiva de apresentar seus resultados. Mas lembre-se de que isso não substitui um abstract bem escrito, com resultados bem descritos. Considere a possibilidade de enviar uma imagem, quando permitido.

Com relação à apresentação em si, existem inúmeros modelos, que variam conforme o congresso em questão. Pôster, apresentação oral e apresentação plenária são as modalidades mais comuns, mas existe grande variabilidade entre os diferentes eventos. Em muitos deles, há várias formas de apresentação, e você deve escolher qual a sua preferência durante a submissão. Mas vale sempre lembrar que a banca avaliadora tem o direito de redirecionar a modalidade de acordo com seu julgamento, independentemente do que o autor tiver selecionado. Conheça as regras do congresso, para que você possa escolher bem a forma de apresentação de sua preferência e saiba aquela que se enquadra melhor em seus objetivos. A confecção e envio da apresentação, seja pôster ou slides, só são feitos após o trabalho ter sido aceito. Portanto, não se preocupe com isso durante a submissão - para ela, você somente precisará do abstract de seu estudo.

Publicação em revista científica

Diferentemente de apresentações, um trabalho completo pode ser publicado somente uma vez, em uma única revista. Além disso, outra distinção notável é que, para a publicação, é necessário que todo o paper seja enviado, juntamente com alguns outros documentos. Naturalmente, o processo de submissão é mais longo e trabalhoso, e vamos nos aprofundar nele.

Assim como no nosso tópico anterior, é ideal que você tenha definido os jornais para os quais você gostaria de enviar seu trabalho, elencando uma ordem de prioridades e preferências. Mas atenção! Você somente pode submeter o trabalho em uma revista de cada vez. A submissão concomitante em diversos periódicos é considerada má conduta científica, já que você só poderá publicar em um deles. A ideia de ter uma lista de possibilidades é interessante, porque nem sempre o estudo é aceito de primeira, e, com isso, deve-se ter mais possibilidades em mente. Jamais submeta em mais de uma revista antes de haver recebido uma negativa da primeira.

Quando você souber o jornal para o qual quer enviar seu trabalho, entre em seu site oficial. Hoje em dia, todas as grandes revistas têm um processo de submissão online, que você consegue acessar a partir do site. Procure a aba relativa às submissões. Nela, você irá encontrar todas as informações a respeito dos documentos necessários e normas para a submissão, bem como a plataforma para enviar seu trabalho digitalmente.

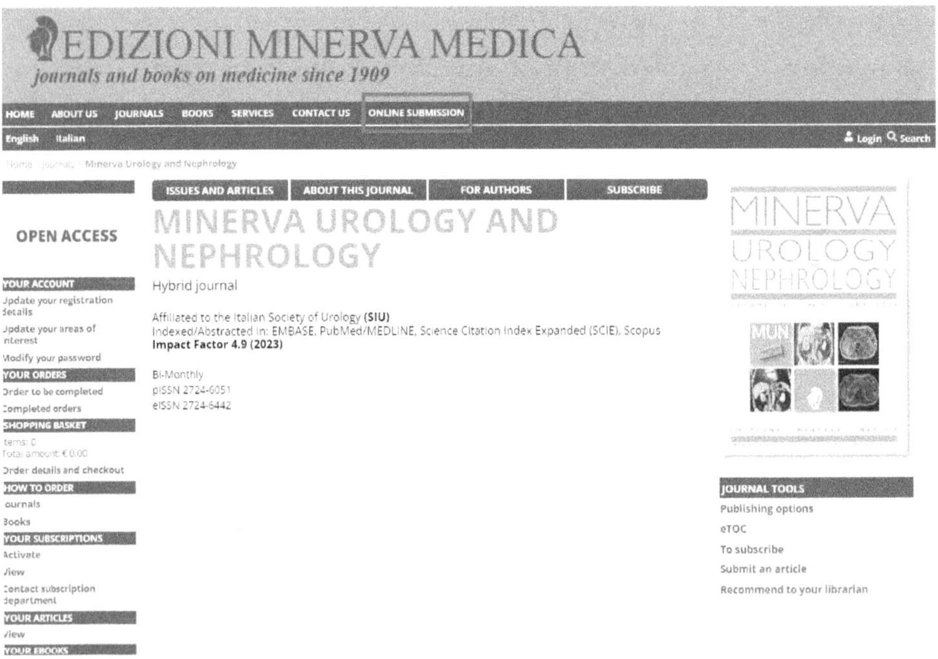

Figura 1. Imagem da página inicial do site da revista "Minerva Urology and Nephrology". Note, em destaque, a aba de submissão de artigos online.

Uma vez que estiver na aba de submissão, você deverá criar um login (caso seja sua primeira vez submetendo no periódico) e, assim, terá acesso à área para autores. Lá, você encontrará os campos para a submissão de cada documento exigido. Como reforçamos diversas vezes neste capítulo, é essencial que você submeta seu artigo conforme as regras específicas da revista. Contudo, há alguns documentos que são pedidos por muitas delas e, por isso, valem a pena ser abordados aqui.

Normalmente, quando estamos escrevendo o artigo, o fazemos de forma única, certo? Título, autores, abstract, corpo do texto, imagens, referências, tudo junto num mesmo documento. E, para o processo de escrita, isso realmente é ideal, já que permite melhor organização e articulação das informações. Porém, uma boa parte dos jornais pede que esses dados sejam enviados de uma maneira separada. Costumeiramente, um dos documentos necessários é a chamada **Title Page**. Trata-se de uma única página contendo apenas o título do trabalho, os autores e suas filiações. Depois, separadamente, eles pedem o **Manuscript**: contém apenas o título do trabalho, o abstract e o corpo do texto, sem autoria, imagens nem tabelas. Então, vêm as **Figures** e **Tables**, onde você deverá submeter todas as imagens e todas as tabelas, respectivamente, com suas legendas - mas sem o restante do texto. Cada revista costuma ter regras próprias quanto à configuração e formatação desses documentos, mas a divisão muito frequentemente é feita dessa maneira.

Há, ainda, a **Cover Letter**, exigida por vários periódicos. Ela não faz parte do artigo propriamente dito, nem aparecerá na publicação - mas faz parte do processo de submissão. Trata-se de uma carta formal cujo destinatário é o editor-chefe da revista. Nela, você deve brevemente apresentar seu trabalho, explicando um pouco sobre seus objetivos, a importância do tema pesquisado e eventuais outras informações que você considerar pertinentes. Ademais, é de bom tom discorrer sucintamente sobre os motivos que te fazem procurar aquela revista específica, seja, por exemplo, por sua relevância, ou por ser um tema nela recorrente.

No caso de revisões sistemáticas e meta-análises, muitos jornais também pedem o envio do **PRISMA Checklist**. Existe um template produzido pelo próprio PRISMA, disponível para ser baixado no site: https://www.prisma-statement.org/prisma-2020-checklist . Ele nada mais é do que uma planilha na qual você deve incluir a correspondência entre os tópicos exigidos pelo PRISMA guideline e as páginas do seu manuscrito onde aparece cada um deles. Como um bom checklist, isso permite que você e o revisor verifiquem se todos os pontos preconizados pelo PRISMA foram feitos corretamente, e facilita a identificação de cada um deles no corpo do texto.

Por fim, algumas revistas permitem que seja publicado o **Supplementary Material**, que deve ser enviado durante a submissão. Devido ao limite de tamanho do paper, determinado por cada jornal, às vezes não é possível que todas as informações, especialmente imagens, gráficos e tabelas, sejam contempladas na publicação. Por isso, alguns disponibilizam a possibilidade de haver a publicação conjunta de materiais suplementares, em que você pode incluir tais informações.

Teste seus conhecimentos

1. Quais os principais documentos necessários para a submissão de um artigo para publicação em revista científica?

a. Title page, Manuscript, Supplementary Material

b. Cover Letter, Manuscript, Figures

c. Title page, Manuscript, Cover Letter

d. PRISMA Checklist, Manuscript, Tables

2. Assinale as afirmações a seguir como verdadeiras (V) ou falsas (F):

a. ( ) A submissão para congressos geralmente requer o envio do estudo completo.

b. ( ) Um trabalho científico pode ser apresentado em diversos congressos mesmo após ser publicado em uma revista.

c. ( ) É considerada má conduta submeter o mesmo trabalho simultaneamente para várias revistas.

d. ( ) A submissão de um trabalho para um jornal envolve o envio de documentos, geralmente feitos de forma separada. Entre eles, destacam-se o manuscrito, cover letter, PRISMA checklist, figuras, entre outros.

e. ( ) Se um trabalho tiver sido apresentado em congressos anteriormente, ele não poderá ser aceito para publicação em periódico.

Gabarito

1. C

É claro que, durante a submissão do seu trabalho, todos os documentos pedidos pela revista são importantes para o aceite. Porém, os documentos que mais são pedidos costumam ser Title page, Manuscript e Cover Letter. Isso porque são informações essenciais para a publicação: título do trabalho, autores, texto completo. A Cover Letter também é muito importante, já que é uma forma de se comunicar diretamente com o editor, explicando suas motivações e o racional por trás de seu trabalho.

2. a. (F) Na grande maioria dos casos, a submissão para congressos requer apenas o abstract.

b. (F) O trabalho somente pode ser apresentado em congressos até sua publicação. Em muitos congressos, inclusive, isso faz parte das regras de submissão, de maneira explícita.

c. (V) .

d. (V)

e. (F) Um trabalho que foi apresentado em congressos pode ser aceito para publicação. Uma coisa não impacta na outra.

Referências

- https://authorservices.taylorandfrancis.com/publishing-your-research/making-your-submission/
- https://blog.reedsy.com/how-to-submit-a-manuscript/
- Cook DJ, Mulrow CD, Haynes RB. Systematic reviews: synthesis of best evidence for clinical decisions. Ann Intern Med1997;126:376–80.

Capítulo 21 – Metanálise de Rede

"Network meta-analysis"

Pedro Averbach

José Arnaldo Shiomi da Cruz

O que fazer quando tenho mais que duas intervencões para comparar na minha metanálise?

A metanálise de rede, também chamada de metanálise de múltiplas comparações, representa um avanço metodológico em relação à metanálise tradicional. Enquanto a abordagem clássica permite comparar apenas duas intervenções de cada vez — por exemplo, tratamento A versus tratamento B —, a metanálise de rede é capaz de integrar e comparar simultaneamente diversas opções terapêuticas, mesmo quando nem todas foram confrontadas diretamente em ensaios clínicos. Esse recurso é particularmente valioso em áreas da medicina em que há várias alternativas de tratamento disponíveis, mas nem sempre os estudos clínicos fornecem comparações diretas entre todas elas.

O raciocínio é simples: se existe um ensaio clínico que compara A com B e outro que compara B com C, é possível, por meio da metanálise de rede, estimar de forma indireta o efeito de A versus C. A combinação de evidências diretas (ensaios que testaram comparações específicas) e indiretas (inferidas a partir de comparadores comuns) gera um panorama global mais rico e permite não apenas comparar, mas também **hierarquizar** as intervenções em termos de eficácia e segurança.

Na prática clínica, imagine o cenário da hiperplasia prostática benigna, em que coexistem múltiplas opções terapêuticas, como alfa-bloqueadores, inibidores da 5-alfa-redutase, fitoterápicos e técnicas cirúrgicas minimamente invasivas. Poucos ensaios clínicos colocam todas essas alternativas frente a frente. A metanálise de rede possibilita reunir os resultados fragmentados e construir um **mapa completo das evidências**, identificando quais terapias tendem a oferecer maior benefício, mesmo que certas comparações nunca tenham sido realizadas diretamente.

Do ponto de vista estatístico, existem duas grandes abordagens para conduzir uma metanálise de rede: a **frequentista** e a **bayesiana**. A análise frequentista utiliza métodos clássicos de regressão multivariada e modelos de efeitos aleatórios para calcular estimativas pontuais e intervalos de confiança. Ela é amplamente usada e aceita, mas apresenta algumas limitações, especialmente quando o número de estudos disponíveis é pequeno. Já a abordagem bayesiana parte de probabilidades iniciais (priors) e as atualiza à medida que incorpora os resultados observados, produzindo distribuições posteriores (posteriors) que oferecem estimativas probabilísticas mais intuitivas. Nesse contexto, a metanálise bayesiana em rede permite dizer, por exemplo, que "há 85% de probabilidade de a terapia A ser superior à terapia B", enquanto a abordagem frequentista se restringiria a intervalos de confiança ao redor da medida de efeito.

Um dos elementos mais característicos da metanálise de rede é o **diagrama em rede**. Nesse gráfico, cada nó representa uma intervenção, e cada linha (aresta) representa uma comparação direta entre dois tratamentos em ensaios clínicos. Quanto mais espessa a linha, maior o número de estudos disponíveis para aquela comparação. Esse tipo de representação visual ajuda a compreender quais comparações são bem suportadas por evidência direta e quais dependem mais de inferência indireta.

Outro recurso importante é o **forest plot da rede**, que mostra os resultados das comparações múltiplas, com estimativas de efeito e seus intervalos de credibilidade (quando se usa Bayes) ou intervalos de confiança (no caso frequentista). Ele funciona como uma versão expandida do forest plot tradicional, exibindo não apenas uma comparação, mas uma matriz inteira de comparações entre diversas intervenções.

Para hierarquizar os tratamentos, a metanálise de rede frequentemente utiliza o **SUCRA (Surface Under the Cumulative Ranking Curve)**. Esse índice traduz em uma escala de 0 a 100% a probabilidade cumulativa de cada intervenção ocupar as primeiras posições em termos de eficácia ou segurança. Por exemplo, em um cenário de tratamentos para hiperplasia prostática benigna, pode-se encontrar que um alfa-bloqueador específico tenha SUCRA de 85%, indicando forte probabilidade de estar entre as melhores opções, enquanto o fitoterápico pode apresentar SUCRA de apenas 20%, sugerindo eficácia inferior.

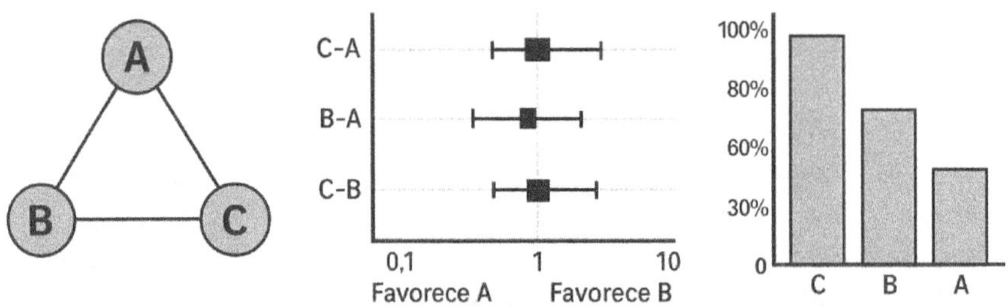

Diagrama em rede — Forest plot da rede — Gráfico SUCRA

As vantagens dessa técnica são claras: integrar comparações múltiplas, combinar evidências diretas e indiretas, e oferecer rankings quantitativos das opções terapêuticas. No entanto, também existem limitações. A metanálise de rede é estatisticamente complexa, exige consistência entre os diferentes braços de evidência (as chamadas suposições de transitividade e consistência) e pode ser fortemente afetada por viés se os estudos diferirem muito em suas populações, intervenções ou metodologias. Além disso, análises bayesianas requerem maior capacidade computacional e conhecimento técnico para escolha dos priors e interpretação das distribuições posteriores.

Em resumo, a metanálise de rede é hoje uma das ferramentas mais sofisticadas da medicina baseada em evidências. Ela oferece uma visão abrangente e comparativa do cenário terapêutico, algo impossível de alcançar apenas com metanálises tradicionais de dois braços. Seja pela via frequentista ou bayesiana, quando aplicada com rigor metodológico e transparência, torna-se um recurso essencial para orientar decisões clínicas complexas e políticas de saúde em contextos com múltiplas opções de tratamento.

Teste seus conhecimentos

1. Qual a principal diferença entre a metanálise tradicional e a metanálise de rede?
2. O que são evidências diretas e indiretas em uma metanálise de rede?
3. Cite uma aplicação prática da metanálise de rede em urologia.
4. Quais são as principais limitações dessa técnica?
5. O que significa hierarquização das intervenções?

Respostas comentadas

1. A tradicional compara duas intervenções; a de rede compara múltiplas intervenções simultaneamente.

2. Evidência direta: comparações feitas em ensaios clínicos. Evidência indireta: comparações inferidas a partir de um comparador comum.

3. Comparação de diferentes medicamentos e técnicas cirúrgicas para hiperplasia prostática benigna.

4. Complexidade estatística, necessidade de consistência entre estudos e risco de viés por diferenças metodológicas.

5. É a ordenação das intervenções de acordo com sua eficácia ou segurança.

Gabarito

1. Tradicional = duas intervenções; Rede = múltiplas intervenções.
2. Diretas = ensaios clínicos; Indiretas = comparações inferidas.
3. Ex.: terapias para HBP.
4. Complexidade, consistência, viés.
5. Ranking de eficácia/segurança.

Referências

Cipriani A, Higgins JPT, Geddes JR, Salanti G. Conceptual and technical challenges in network meta-analysis. Ann Intern Med. 2013;159(2):130–137.

Salanti G. Indirect and mixed-treatment comparison, network, or multiple treatments meta-analysis: many names, many benefits, many concerns for the next generation evidence synthesis tool. Res Synth Methods. 2012;3(2):80–97.
Hutton B, Salanti G, Caldwell DM, et al. The PRISMA extension statement for reporting of systematic reviews incorporating network meta-analyses of health care interventions: checklist and explanations. Ann Intern Med. 2015;162(11):777–784.

Capítulo 22 – Metanálise Bayesiana

"Bayesian meta-analysis."

José Arnaldo Shiomi da Cruz

Matheus Proença da Silva

O que fazer quando tenho muito poucos estudos para minha metanalise, mas tenho alguma noção de programação?

Existe um desafio clássico que ilustra de maneira simples a diferença entre o raciocínio frequentista — que corresponde ao senso comum mais aceito — e o raciocínio bayesiano. Esse desafio é chamado de **problema de Monty Hall**. Nele, você precisa escolher uma entre três portas, sabendo que atrás de uma delas há um carro e atrás das outras duas, cabras. Obviamente, você quer o carro. Após sua escolha inicial, o apresentador, que conhece a posição do prêmio, abre uma das portas restantes e mostra uma cabra. Em seguida, ele pergunta: **você quer manter sua escolha ou trocar de porta?**

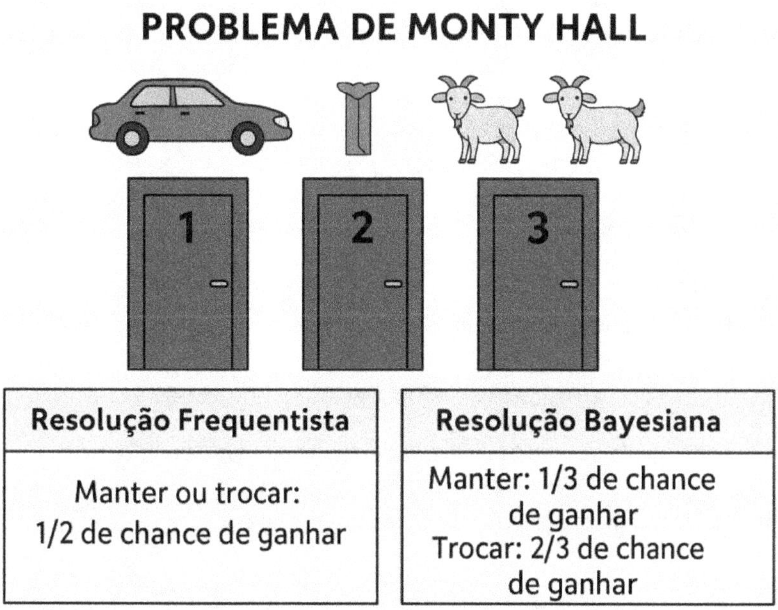
PROBLEMA DE MONTY HALL
1
2
3
Resolução Frequentista
Manter ou trocar:
1/2 de chance de ganhar
Resolução Bayesiana
Manter: 1/3 de chance de ganhar
Trocar: 2/3 de chance de ganhar

A resolução frequentista tradicional tende a raciocinar da seguinte forma: agora restam duas portas fechadas, uma com o carro e outra com uma cabra. Logo, a probabilidade seria de 50% para cada opção. Esse é o chamado **raciocínio ingênuo frequentista**, baseado em repetições hipotéticas infinitas do experimento, mas que ignora a informação nova que surgiu quando o apresentador abriu a porta.

A análise bayesiana, por outro lado, atualiza as probabilidades à medida que novas informações são reveladas. O fato de o apresentador ter mostrado uma cabra em uma porta altera as chances das outras duas. Nesse raciocínio, a probabilidade de ganhar o carro **se você mantiver a porta inicial** permanece em 1/3, enquanto a probabilidade **se você trocar** passa para 2/3. Em outras palavras, a estratégia ótima é sempre trocar.

Esse exemplo ilustra bem a diferença entre **metanálises frequentistas e bayesianas**. A abordagem frequentista responde à pergunta: *"qual a probabilidade de observarmos esses dados se a hipótese nula fosse verdadeira?"*. Já a abordagem bayesiana combina a evidência observada com informações prévias (**priors**) e produz uma **distribuição posterior**, que expressa diretamente a probabilidade do efeito de interesse.

Na prática das revisões sistemáticas, a metanálise bayesiana é especialmente útil em situações com **poucos estudos disponíveis**. A própria **Cochrane** recomenda considerar métodos bayesianos quando há menos de dez artigos incluídos em uma revisão, pois a abordagem frequentista pode ter baixo poder estatístico nesse cenário. O uso de **priors informativos** ajuda a estabilizar as estimativas e evita conclusões enganosas. Esses priors podem ser construídos a partir de estudos anteriores, dados observacionais ou mesmo consenso de especialistas. Se bem escolhidos, trazem robustez; se mal definidos, podem enviesar os resultados — daí a necessidade de transparência na sua definição.

Outro diferencial da metanálise bayesiana é a forma de comunicar os resultados. Enquanto a abordagem frequentista se limita a intervalos de confiança, muitas vezes de interpretação confusa para o clínico, a abordagem bayesiana permite expressões mais intuitivas, como: *"existe 90% de probabilidade de o tratamento reduzir o risco em pelo menos 20%"*. Essa comunicação direta da probabilidade facilita a tomada de decisão no dia a dia clínico.

Do ponto de vista técnico, a metanálise bayesiana exige maior capacidade computacional e softwares específicos. Tradicionalmente, utilizam-se **WinBUGS**, **JAGS** e **Stan**, mas atualmente o ambiente **R** é a principal ferramenta, com pacotes como **bayesmeta**, **rstan** e **brms**, que permitem implementar modelos hierárquicos complexos com flexibilidade.

Entre as vantagens da abordagem bayesiana destacam-se:

- a interpretação probabilística intuitiva dos resultados;
- a possibilidade de incorporar evidências externas de forma explícita;
- maior estabilidade em cenários com amostras pequenas.

Entre as desvantagens, estão:

- a dependência da escolha dos priors, que pode enviesar os achados se feita de forma inadequada;

- a complexidade estatística e computacional, que representa uma barreira para muitos pesquisadores;

- a necessidade de softwares e conhecimento especializado.

Em resumo, a **metanálise bayesiana funciona como a decisão de trocar de porta no problema de Monty Hall**: à medida que novas informações surgem, ela atualiza o conhecimento e fornece respostas mais realistas em cenários de incerteza. Quando conduzida com rigor metodológico, transparência na escolha dos priors e uso adequado das ferramentas computacionais, a metanálise bayesiana é uma técnica poderosa e cada vez mais valorizada na medicina baseada em evidências.

Teste seus conhecimentos

1. Qual a principal diferença entre a metanálise frequentista e a bayesiana?
2. O que são priors e por que são importantes?
3. Cite uma vantagem clínica da metanálise bayesiana.
4. Quais softwares são mais utilizados para análises bayesianas?
5. Qual a principal limitação da abordagem bayesiana?

Respostas comentadas

1. A frequentista calcula probabilidades condicionadas à hipótese nula; a bayesiana calcula probabilidades do efeito considerando evidência prévia e dados atuais.

2. Priors são informações prévias sobre o efeito; influenciam os resultados e devem ser escolhidos com critério.

3. Possibilidade de afirmar probabilidades intuitivas, como '90% de chance de benefício clínico relevante'.

4. WinBUGS, JAGS e Stan são os mais comuns.

5. Escolha dos priors pode enviesar resultados; demanda maior capacidade computacional.

Gabarito

1. Frequentista = p-valor; Bayesiana = probabilidade do efeito.
2. Priors = informações prévias.
3. Interpretação intuitiva das probabilidades.
4. WinBUGS, JAGS, Stan.
5. Priors mal definidos e demanda computacional.

Referências

Spiegelhalter DJ, Abrams KR, Myles JP. Bayesian Approaches to Clinical Trials and Health-Care Evaluation. John Wiley & Sons, 2004.
Sutton AJ, Abrams KR. Bayesian methods in meta-analysis and evidence synthesis. Stat Methods Med Res. 2001;10(4):277–303.
Dias S, Welton NJ, Sutton AJ, Ades AE. Evidence synthesis for decision making 1: introduction. Med Decis Making. 2013;33(5):597–606.

www.ingramcontent.com/pod-product-compliance
Lightning Source LLC
LaVergne TN
LVHW050845051026
849532LV00006BA/2114